Monthly Book

Medical Rehabilitation

編集企画にあたって………

　我が国の高齢化率は 28% を超え，世界のどの国も経験のない未曾有の超高齢社会を突き進んでいる．摂食嚥下障害の臨床現場でも肌で感じる変化がある．まず第一に，嚥下障害患者が年々増えている．20 年近く嚥下障害の臨床を行っているが，その間，右肩上がりに増加している．第二の変化は，嚥下障害患者の高年齢化である．嚥下障害患者のボリューム層が前期高齢者から後期高齢者に移りつつある．第三に原因疾患の変化である．私の施設では 10 年前は原因疾患のトップが脳血管障害であった．最近は，高齢者の呼吸器疾患，循環器疾患が増えている．筋力低下，低栄養に代表されるフレイル，サルコペニアをベースにもつ高齢者が誤嚥性肺炎や心不全を発症し，嚥下障害を合併することと関係があると思っている．これを裏付けるかのごとく，死亡原因の第 7 位を占める誤嚥性肺炎は増加傾向にある．高齢心不全患者も増加している．

　このようなパラダイムシフトともいえる状況下で，摂食嚥下機能の評価ならびにリハビリテーション治療のニーズはかつてないほど高まっていると感じている．そして摂食嚥下領域のエビデンスの構築も進んでいる．治療は評価なくして成り立たない．正しく評価したデータは適切な治療を提供できるのみにとどまらず，蓄積し分析することで新たなエビデンスを生み出すパワーを秘めている．そのため，精度が高く（信頼性），適切であり（妥当性），多くの場合日常臨床のなかで評価することを考えると時間的・経済的に実用的（効率性）な評価スケールが望まれる．すでに多くの機能評価が摂食嚥下リハビリテーション医療現場で用いられているが，個々の施設でみればその数が限られているだけでなく，多職種で結果を共有するには至ってない．

　本書「これでナットク！摂食嚥下機能評価のコツ」では，摂食嚥下リハビリテーション治療に欠かすことができない“評価”に焦点を絞った．問診，スクリーニング，栄養評価から機器を用いた評価まで，摂食嚥下に関連するあらゆる評価法を網羅している．機器を用いた評価としては，スタンダードな嚥下内視鏡検査，嚥下造影検査から，筋電図，超音波，そして近年登場した嚥下 CT，高解像度マノメトリーまで臨床現場で利用する主要な機器について解説している．そしてこれらの評価法を実際にどのようなタイミングで利用するのかを知っていただくため，ケーススタディも用意した．嚥下機能評価に 30 項を割き，詳細かつ系統的に網羅した書籍は，私が知る限り，本書がはじめてである．

　本書は摂食嚥下障害の第一線で活躍されているエキスパートにご執筆頂いた．これから嚥下臨床に携わろうと思っている方，嚥下臨床にかかわったものの実際何をどのように評価をすれば良いのか疑問に感じている方，また，嚥下機能評価をもう一度系統的に整理して勉強したい方に，ぜひ手に取って堪能して頂きたい．明日からの臨床に役立つ新たな発見が，必ずあるはずである．本書が嚥下障害の臨床・研究に日夜取り組んでおられるすべての読者の皆様の一助になることを願っている．

2019 年 8 月
青柳陽一郎

Contents

これでナットク！
摂食嚥下機能評価のコツ

編集／藤田医科大学准教授　青柳陽一郎

Monthly Book

MEDICAL REHABILITATION No. 240 / 2019.9 目次

編集主幹／宮野佐年　水間正澄

Writers File

ライターズファイル（50音順）

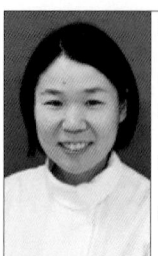

粟飯原けい子
（あいはら けいこ）

2009 年	神戸医療福祉専門学校須磨校卒業 城東中央病院
2013 年	藤田保健衛生大学病院（現：藤田医科大学病院）
2018 年	同大学大学院（現：藤田医科大学大学院）保健学研究科修士課程修了
2018 年	同大学病院（現：藤田医科大学病院）リハビリテーション部，副主任
2019 年	藤田医科大学大学院保健学研究科博士後期課程入学

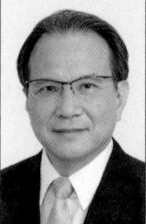

太田喜久夫
（おおた きくお）

1983 年	三重大学卒業
1986 年	東京大学医学部附属病院リハビリテーション部，医員
1991 年	東京都リハビリテーション病院
1992 年	帝京大学市原病院リハビリテーション科，助手
1998 年	国立長寿医療研究センター老人ケア研究部リハビリテーション研究室，室長
2000 年	厚生連松阪中央総合病院リハビリテーション科，医長
2006 年	同，部長
2011 年	藤田保健衛生大学医療科学部リハビリテーション学科，教授
2013 年	国際医療福祉大学病院リハビリテーション科，教授藤田保健衛生大学大学院保健学研究科，客員教授
2018 年	藤田医科大学医学部ロボット技術活用地域リハビリ医学，教授

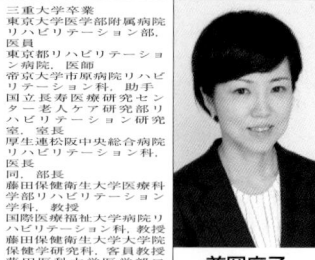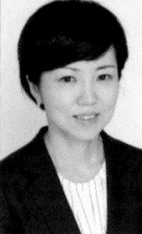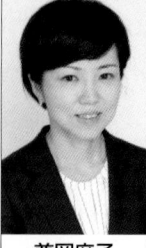

兼岡麻子
（かねおか あさこ）

1998 年	東京女子大学卒業
2000 年	国立障害者リハビリテーションセンター学院卒業
2000 年	埼玉県立小児医療センター・川崎市南部地域療育センター・のぞみ発達クリニック・越谷市ことばの治療相談室（兼務）
2005 年	新潟大学医歯学総合病院総合リハビリテーションセンター
2009 年	東京大学医学部附属病院リハビリテーション部
2011 年	休職，ボストン大学大学院留学
2012 年	同大学大学院修士課程修了
2015 年	復職
2016 年	東京大学大学院博士課程修了

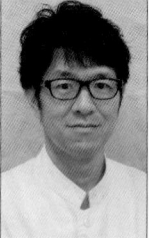

青柳陽一郎
（あおやぎ よういちろう）

1993 年	京都府立医科大学卒業横須賀米海軍病院，インターン
1994 年	慶應義塾大学リハビリテーション科入局
1998 年	アルバータ大学神経科学センター留学
2002 年	同センター博士課程修了
2004 年	川崎医科大学リハビリテーション医学教室，講師
2011 年	藤田保健衛生大学リハビリテーション医学I講座，准教授

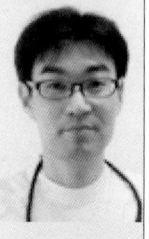

大野木宏彰
（おおのき ひろあき）

1996 年	三重大学人文学部社会科学科卒業
2004 年	大阪医療福祉専門学校言語聴覚士学科卒業
2004 年	京丹後市立弥栄病院リハビリテーション科
2007 年	岐阜赤十字病院リハビリテーション科部
2014 年	小笠原訪問看護ステーション，技師長

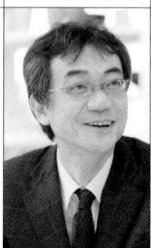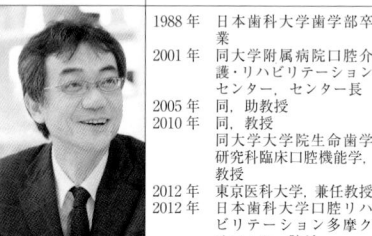

菊谷 武
（きくたに たけし）

1988 年	日本歯科大学歯学部卒業
2001 年	同大学附属病院口腔介護・リハビリテーションセンター，センター長
2005 年	同，教授
2010 年	同大学大学院生命歯学研究科臨床口腔機能学，教授
2012 年	東京医科大学，兼任教授
2012 年	日本歯科大学口腔リハビリテーション多摩クリニック，院長

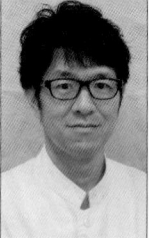

稲本陽子
（いなもと ようこ）

1999 年	南山大学卒業
2001 年	日本聴能言語福祉学院卒業
2001 年	刈谷豊田総合病院リハビリテーション科
2006 年	米国 Johns Hopkins 大学留学
2010 年	藤田保健衛生大学病院リハビリテーション部同大学大学院保健学研究科修士課程修了
2011 年	同大学医療科学部リハビリテーション学科，講師
2014 年	同大学医学部大学院博士課程修了
2015 年	同大学医療科学部リハビリテーション学科，准教授
2019 年	藤田医科大学保健衛生学部リハビリテーション学科，教授

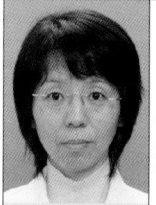

小口和代
（おぐち かずよ）

1991 年	名古屋大学卒業佐久総合病院内科
1994 年	渥美病院内科
1996 年	藤田保健衛生大学リハビリテーション医学講座，助手
2000 年	刈谷豊田総合病院リハビリテーション科
2002 年	同，医長
2005 年	同，部長

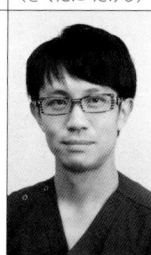

國枝顕二郎
（くにえだ けんじろう）

2008 年	岐阜大学医学部卒業聖隷三方原病院，初期研修医
2010 年	浜松市リハビリテーション病院リハビリテーション科
2011 年	聖隷三方原病院リハビリテーション科・内科
2012 年	東北大学内部障害学分野・浜松市リハビリテーション病院リハビリテーション科
2013 年	聖隷浜松病院リハビリテーション科
2015 年	浜松市リハビリテーション病院リハビリテーション科
	東京医科歯科大学大学院卒業

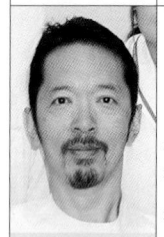

井上 誠
（いのうえ まこと）

1994 年	新潟大学歯学部卒業同大学第一口腔外科入局同大学大学院歯学研究科入学
1998 年	同修了（博士（歯学））同大学口腔生理学講座，助手
1999～2001 年	英国レスター大学留学
2003 年	スウェーデンウメオ大学
2004 年	新潟大学医歯学総合病院摂食嚥下機能回復部，講師
2006 年	同大学大学院医歯学総合研究科摂食嚥下障害学分野，助教授
2008 年	同研究科摂食嚥下リハビリテーション学分野，教授

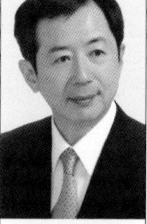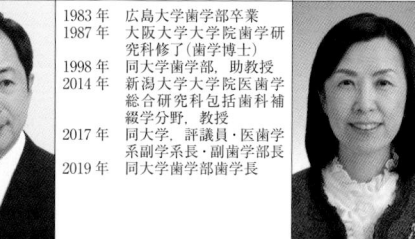

小野高裕
（おの たかひろ）

1983 年	広島大学歯学部卒業
1987 年	大阪大学大学院歯学研究科修了（歯学博士）
1998 年	同大学歯学部，助教授
2014 年	新潟大学大学院医歯学総合研究科包括歯科補綴学分野，教授
2017 年	同大学，評議員・医歯学系副学系長・副病院長
2019 年	同大学歯学部歯学長

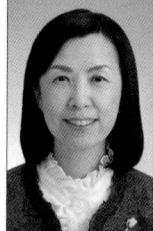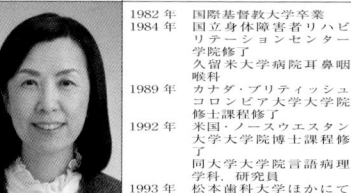

倉智雅子
（くらち まさこ）

1982 年	国際基督教大学卒業
1984 年	国立身体障害者リハビリテーションセンター学院修了久留米大学病院耳鼻咽喉科
1989 年	カナダ・ブリティッシュコロンビア大学大学院修士課程修了
1992 年	米国・ノースウエスタン大学大学院博士課程修了同大学大学院言語病理学科，研究員
1993 年	松本歯科大学ほかにて非常勤講師
2007 年	新潟リハビリテーション大学院大学（現：新潟リハビリテーション大学大学院），教授
2018 年	国際医療福祉大学成田保健医療学部言語聴覚学科，教授

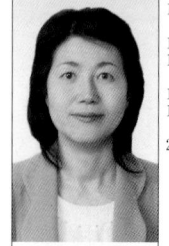

巨島文子
（おおしま ふみこ）

1989 年	浜松医科大学医学部医学科卒業
1989 年	同大学第一内科
1990 年	東京都老人医療センター感染症科
1992 年	横浜労災病院神経内科
1996 年	京都第一赤十字病院神経内科
2017 年	諏訪赤十字病院リハビリテーション科，部長

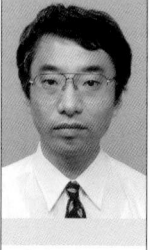

加賀谷 斉
（かがや ひとし）

1988 年	東北大学卒業
1994 年	秋田大平療育園
1995 年	秋田大学附属病院，助手米国 Case Western Reserve 大学留学
1997 年	市立秋田総合病院リハビリテーション科，医長
2001 年	同，科長
2006 年	藤田保健衛生大学医学部リハビリテーション医学I講座，助教授
2007 年	同，准教授
2012 年	同大学病院医療連携福祉相談，副部長（兼任）
2016 年	同大学医学部リハビリテーション医学I講座，教授

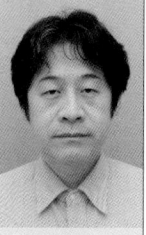

栗林志行
（くりばやし しこう）

2000 年	富山医科薬科大学卒業群馬大学第1内科
2001 年	足利赤十字病院内科
2002 年	桐生厚生総合病院内科
2003 年	群馬大学医学部附属病院第1内科，医員
2004 年	沼田病院内科
2006～09 年	米国ウィスコンシン医科大学留学
2009 年	沼田病院内科
2011 年	国立がん研究センター中央病院内視鏡科任意研修
2012 年	沼田病院消化器内科
2013 年	群馬大学医学部附属病院消化器・肝臓内科，助教

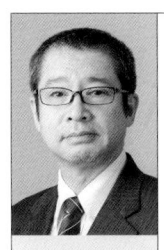

近藤和泉
（こんどう いずみ）

1982 年	弘前大学卒業
1988 年	London, Bobath Center 脳性麻痺児の神経発達学的治療コース修了
1995 年	弘前大学附属脳神経疾患研究施設リハビリテーション部門，助教授
1996〜97 年	Canada, McMaster 大学，Foreign Researcher
2006 年	輝山会記念病院，副院長
2008 年	藤田保健衛生大学藤田記念七栗研究所リハビリテーション研究部門，教授
2010 年	国立長寿医療研究センター
2018 年	同センター，副院長

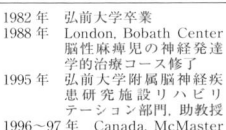
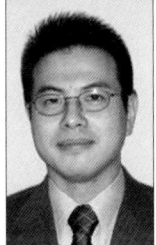

二藤隆春
（にとう たかはる）

1995 年	大阪大学卒業 東京大学医学部耳鼻咽喉科入局 竹田綜合病院耳鼻咽喉科
1998 年	国立病院東京災害医療センター耳鼻咽喉科
1999 年	武蔵野赤十字病院耳鼻咽喉科
2001 年	東京大学医学部耳鼻咽喉科，助手
2009 年	同，講師
2019 年	埼玉医科大学総合医療センター耳鼻咽喉科，准教授

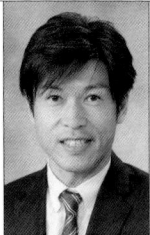

松尾浩一郎
（まつお こういちろう）

1999 年	東京医科歯科大学歯学部卒業
1999 年	同大学院高齢者歯科学分野
2002 年	ジョンズホプキンス大学医学部リハビリテーション講座，研究員
2005 年	同，講師
2008 年	松本歯科大学障害者歯科学講座，准教授
2013 年	藤田保健衛生大学医学部歯科，教授
2018 年	藤田医科大学医学部歯科・口腔外科学講座，教授

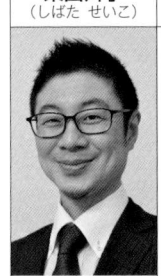

柴田斉子
（しばた せいこ）

1994 年	東京女子医科大学医学部卒業
1998 年	藤田保健衛生大学医学部リハビリテーション医学講座，助手
1999〜2000 年	JohnsHopkins 大学リハビリテーション科留学
2001 年	藤田保健衛生大学医学部リハビリテーション医学講座，助教
2003 年	八尾はあとふる病院，医長
2006 年	関西医科大学リハビリテーション科，医員
2010 年	藤田保健衛生大学医学部リハビリテーション医学 I 講座，助教
2012 年	同，講師
2018 年	藤田医科大学医学部リハビリテーション医学 I 講座，臨床准教授

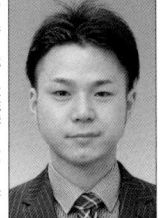

兵頭政光
（ひょうどう まさみつ）

1983 年	愛媛大学卒業 同大学耳鼻咽喉科
1986 年	愛媛県立伊予三島病院耳鼻咽喉科
1990 年	愛媛大学医学部附属病院，助手
1995〜96 年	スウェーデン，カロリンスカ研究所ストックホルム南病院留学
1998 年	愛媛大学医学部附属病院，講師
2000 年	同大学医学部，助教授
2007 年	同，准教授
2008 年	高知大学医学部，教授

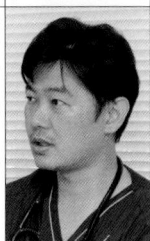

山脇正永
（やまわき まさなが）

1988 年	東京医科歯科大学卒業 同大学神経内科研修医
1992 年	米国Virginia 州立大学医学部留学
1996 年	埼玉県総合リハビリテーションセンター内科
1998 年	東京医科歯科大学神経内科，助手・講師
2003 年	同大学臨床教育研修センター，講師
2011 年	京都府立医科大学総合医療・医学教育学，教授

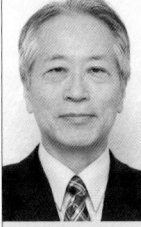

谷口裕重
（たにぐち ひろしげ）

2004 年	愛知学院大学歯学部卒業
2008 年	新潟大学医歯学総合研究科博士課程卒業 同大学医歯学総合研究科摂食嚥下リハビリテーション学分野，助教
2010 年	同大学医歯学総合病院摂食嚥下機能回復部，講師
2012 年	Johns Hopkins 大学リハビリテーション講座留学
2015 年	藤田保健衛生大学医学部歯科，講師
2017 年	同大学医学部歯科・口腔外科，講師
2018 年	朝日大学障害者歯科学分野，准教授

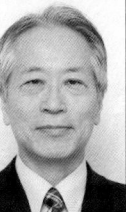

蛭牟田 誠
（ひるむた まこと）

2011 年	鹿児島医療技術専門学校言語聴覚療法学科卒業
2011 年	博悠会温泉病院リハビリテーション部
2015 年	藤田保健衛生大学病院（現：藤田医科大学病院）リハビリテーション部
2017 年	藤田医科大学ばんたね病院リハビリテーション部

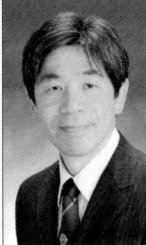

吉村芳弘
（よしむら よしひろ）

2001 年	熊本大学医学部卒業，熊本リハビリテーション病院リハビリテーション科
2013 年	熊本リハビリテーション病院リハビリテーション科
2014 年	同病院栄養管理部，部長・NST チェアマン
2015 年	同病院リハビリテーション科，副部長

中藤流以
（なかとう るい）

2007 年	川崎医科大学卒業
2009 年	香川県済生会病院内科
2012 年	川崎医科大学消化管内科
2017 年	同大学大学院修了
2018 年	同大学検査診断学（内視鏡・超音波），講師
2019 年	同大学リハビリテーション科

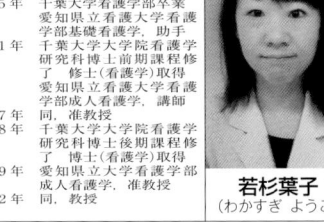

深田順子
（ふかだ じゅんこ）

1987 年	愛知県立看護短期大学卒業 名古屋第一赤十字病院
1991 年	日本赤十字愛知短期大学成人看護学，助手
1995 年	愛知県立看護大学卒業 愛知県立看護大学看護学部基礎看護学，助手
2001 年	千葉大学大学院看護学研究科博士前期課程修了 修士（看護学）取得 愛知県立看護大学看護学部成人看護学，講師
2007 年	同，准教授
2008 年	千葉大学大学院看護学研究科博士後期課程修了 博士（看護学）取得
2009 年	愛知県立大学看護学部成人看護学，准教授
2012 年	同，教授

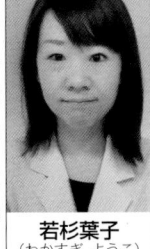

若杉葉子
（わかすぎ ようこ）

2004 年	東京医科歯科大学歯学部歯学科卒業 同大学大学院医歯学総合研究科高齢者歯科学分野入局
2008 年	同大学大学院医歯学総合研究科博士課程修了 同大学歯学部附属病院高齢者歯科学講座，医員 大阪大学歯学部附属病院顎口腔機能治療部，医員
2011 年	東京医科歯科大学歯学部附属病院高齢者歯科学講座，非常勤講師
2013 年	
2014 年	同，助教
2017 年	医療法人社団悠翔会悠翔会在宅クリニック歯科診療部

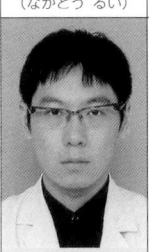

西谷春彦
（にしたに はるひこ）

2014 年	川崎医科大学卒業
2016 年	同大学リハビリテーション医学教室，臨床助教

Key Words Index

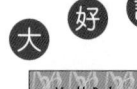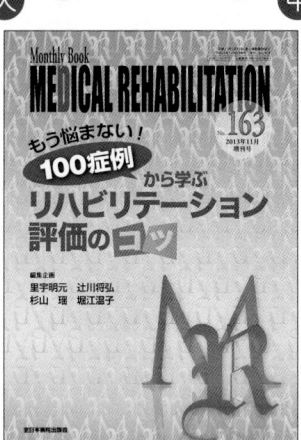
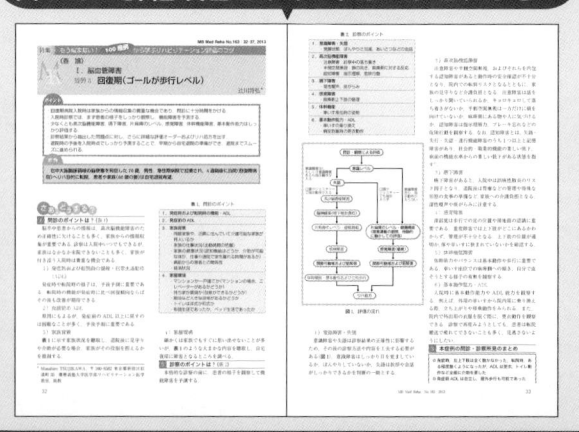
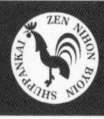

MB Med Reha **No.240**：1-3, 2019

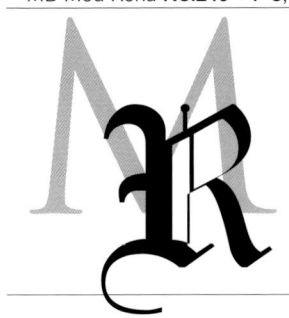

特集／これでナットク！摂食嚥下機能評価のコツ

Ⅰ. 総論
なぜ評価が必要か？

青柳陽一郎[*1]　才藤栄一[*2]

Abstract　多面的な障害を扱うリハビリテーション医学分野の評価の考え方は，国際障害分類モデルにおける impairment（機能障害），disability（能力低下），handicap（社会的不利）という3つの障害の階層構造をベースにしている．リハビリテーション医療を円滑に進めるには治療者同士の密なコミュニケーションやカンファレンスが不可欠であり，その中心に評価が介在する．すなわち評価は，職種内あるいは多職種間の共通言語といえる．摂食嚥下リハビリテーション分野の評価には，問診・診察，スクリーニング，そして必要に応じて行う嚥下造影検査，嚥下内視鏡検査をはじめとした機器を用いた検査結果が含まれる．嚥下造影検査，嚥下内視鏡検査は，単純な評価に留まらず，食形態，姿勢や嚥下手技の検討を行うため，治療指向的といえる．計測・評価データは名義尺度，順序尺度，間隔尺度，比例尺度に分けることができる．データを蓄積し適切に統計解析することは，学問の発展にも寄与する．

Key words　リハビリテーション医学（rehabilitation medicine），評価（evaluation），チーム医療（team medicine），統計解析（statistical analysis），嚥下障害（dysphagia）

リハビリテーション医学における評価のルーツ

　国際疾病分類（International Classification of Disease；ICD）が ICD-10 から約30年ぶりに改訂され，2018年に ICD-11 が公表され話題になっている．我が国でも ICD-11 の適用が進むであろう．ICD は世界保健機関（World Health Organization；WHO）が作成する国際的に統一した基準で定められた死因および疾病の分類である．一方，今日のリハビリテーション医学で使う評価のルーツは，1980年に WHO が ICD の補助分類として制定した国際障害分類（International Classification of Impairments, Disability and Handicaps；ICIDH）の考え方をベースにしている[1]．ICIDH では疾病の諸帰結が，impairment（機能障害），disability（能力低下），handicap（社会的不利）という

3つの障害の階層構造を示した点で，多面的な障害を扱うリハビリテーション医学の本質に合致し，リハビリテーション医学分野では広く浸透した．さらに環境についての評価が可能で医学モデルと社会モデルのいずれにも適用できる分類として，2001年に国際生活機能分類（International Classification of Functioning, Disability and Health；ICF）が，ICIDH の改定版として採択され，普及しつつある．摂食嚥下評価スケールの多くはスクリーニング，検査に関するものであり，機能障害レベルの評価に相当する．摂食状況に関連する評価は能力低下レベルの評価に相当する．

なぜ評価が重要か？

　「チーム医療」はリハビリテーション医療を円滑に進めるためのキーワードである．チーム医療に

[*1] Yoichiro AOYAGI, 〒470-1192　愛知県豊明市沓掛町田楽ヶ窪 1-98　藤田医科大学医学部リハビリテーション医学Ⅰ講座，准教授
[*2] Eiichi SAITOH, 同講座，教授・同大学，学長

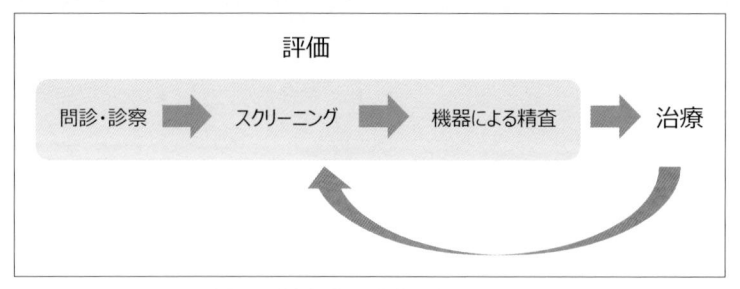

図 1. 摂食嚥下障害評価の流れ

は治療者同士の密なコミュニケーションが不可欠であり，日頃の情報交換を目的とした会話から定期カンファレンスまで必要になる．それらを介して，評価内容が伝達され，治療方針が決定される．多忙な摂食嚥下障害の日常臨床において，その評価内容の伝達は簡潔かつ客観的，もしくは少なくとも半定量的であるべきである．例えば症例カンファレンスでこのような会話はどうだろうか？

> **看護師**：栄養状態は悪く，見た感じは痩せています．入院前は問題なく食べていたようですが，現在は経口摂取が不十分なため点滴で補っています．
>
> **言語聴覚士**：水を飲んでもらったところ，むせはないのですが，飲んだ後に呼吸が乱れ，声質の変化もありました．ゼリーやプリンではむせや呼吸の変化はなく，スムースに連続して嚥下可能でした．
>
> **リハビリテーション科医師**：嚥下造影検査では，飲み込みに時間がかかり，嚥下反射惹起時間が遅い印象がありました．一部の食形態で誤嚥がみられましたが，とろみを付加すれば大丈夫で，全粥は問題なく摂取できました．

　患者の状態が的確に把握でき，方針が立てられたと言えるだろうか？　確かにおおよその嚥下状態は把握できるが，主観的かつ冗長で不完全なやり取りである．痩せているかどうかの判断は主観によって違う．どの程度経口摂取できているのかも，このやり取りからでは十分に捉えることができない．確立された検査や評価法の数値や客観的なスケールを用いないと，正常か異常か，異常であればどの程度異常なのかを判断することは難しい．

　適切な評価スケールを用いれば，上記のカンファレンス内容はこのようにブラッシュアップされる．

> **看護師**：血清アルブミン値が 3.1 g/dl，BMI が 18.1，入院前は常食を摂取していましたが，現在は ESS 3 で点滴で補っています．
>
> **言語聴覚士**：MWST は 3 で，フードテストでは 5 です．
>
> **リハビリテーション科医師**：本日の嚥下造影検査では，咽頭への送り込みが 2（注：緩慢，複数回に分け少量ずつ送り込む）で，PAS は液体 3 ml で 7，薄いとろみで 2，全粥では 1 でした．

　どうだろう？　評価スケールを用いることにより，簡潔で正確なやり取りとなる．摂食嚥下リハビリテーション分野に限ったことではないが，適切な評価スケールは，効率的な情報伝達を可能とし，チーム医療の中核となる共通言語の役割を果たす．

評価から治療へ

　計測と評価は意味合いが異なる．計測は，一定の規則に従って対象や事象に数値を割り当てることである．計測したデータは，身長・体重，検査値など直接測定可能な物理化学的特性を持ったもの，人間の知能，機能など直接測定不可能な仮想的に決められた特性を持ったものに分けることができる．評価は，それらのデータに意義づけをすることである．

　摂食嚥下分野の評価には，問診・診察，スクリーニング，そして必要に応じて行う嚥下造影検査，嚥下内視鏡検査をはじめとした諸々の機器を用いた検査のデータが含まれる（**図 1**）．嚥下造影検査，嚥下内視鏡検査は，単純な評価に留まらず，食形態，姿勢や嚥下手技の検討も行うため，治療指向的といえる．これらのデータに基づき，患者の障害を改善できる方法を選択し，治療計画を作

成する．計画では目標と期間を設定し，その計画に即して治療に取り組む．設定期間に合わせて，再度計測・評価を行い，治療法の効果判定，新たな問題点の抽出をする．そして治療法の継続の可否，新たな治療法を検討する．

1．データの種類と統計，検定法

計測，評価のデータは，主に以下のように分類することができる（**表1**）．

1）名義尺度

カテゴリ分類など便宜上数値や文字を割り当てたものをいう．数値自体に意味はなく，例えば血液型や患者 ID などがある．

2）順序尺度

順序を表す数値であり，数値の大小で良好か不良かを示唆するが，等間隔ではない．リハビリテーション分野で順序尺度を用いる評価法は多い．例えば，徒手筋力テスト（manual muscle test；MMT），機能的自立度評価法（Functional independence measure；FIM），摂食嚥下障害臨床的重症度分類（dysphagia severity scale；DSS）などである．統計解析には，ノンパラメトリカル手法が用いられる．

3）間隔尺度

数値が等間隔ではあるが，比例関係はなく，0 を起点としていない．温度や時刻などが一例である．統計解析には，パラメトリカル手法を用いることが可能である．

4）比例尺度

数値が等間隔かつ比例関係があり，0 を起点としている．身長，体重，人数，握力や歩行速度など，

表 1. データ（尺度）の種類と特徴

	違い	大小	間隔	比例
名義尺度	○	×	×	×
順序尺度	○	○	×	×
間隔尺度	○	○	○	×
比例尺度	○	○	○	○

リハビリテーション分野においてよく使用される．

収集したデータは整理し，積極的に活用したい．リハビリテーション医学で扱う評価スケールの多くは順序尺度であり，統計処理や解釈には慎重を要する．統計解析する際には，前述のデータの種類および集団（変数）の数，そして集団同士に対応があるか，ないかによって検定法を選択する必要がある．代表的な検定法の選択を**表2**に示す．

計測・評価したデータは，患者 1 人ひとりへ適切な治療を提供できるのみにとどまらず，蓄積し分析することで新たなエビデンスを生み出すことをも可能にする．そのため評価スケールの選択は重要である．精度が高く（信頼性），適切であり（妥当性），多くの場合日常臨床の中で評価することを考えると時間的・経済的に実用的な（効率性），評価スケールであるべきだ．日々の正確な評価，そして適切な統計解析は，摂食嚥下リハビリテーションひいては医学・医療の発展にも寄与する．

文 献

1) 千野直一：リハビリテーション医学総論. 千野直一（監修），椿原彰夫ほか（編集），現代リハビリテーション医学. 改訂第4版, pp. 1-20, 金原出版, 2017.
Summary リハビリテーション医学の代表的な教科書の第 1 章で，歴史から評価・診断まで総論的な内容が網羅されている.

表 2. データ（尺度）と代表的な検定法の選択

集団（変数）の数 ＼ 尺度		名義尺度	順序尺度	間隔・比例尺度
2つの集団（変数）	対応がある	X^2検定	Wilcoxon 検定	t 検定
	対応がない	X^2検定	Mann-Whitney の U 検定	t 検定
3つ以上の集団（変数）	対応がある	X^2検定	Friedman 検定	1 要因：一元配置分散分析
	対応がない	X^2検定	Kruskal-Wallis 検定	2 要因：二元配置分散分析
相関		連関係数	Spearman 順位相関	Pearson 積率相関

MB Med Reha **No.240**：4-9, 2019

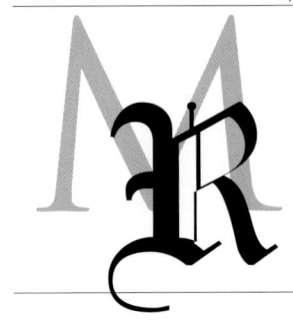

特集／これでナットク！摂食嚥下機能評価のコツ

Ⅱ. 診察とスクリーニング
摂食嚥下障害を疑う患者の何をみる？

巨島文子*

Abstract　摂食嚥下障害を疑った場合，通常ではその評価や対応を行う．さらに嚥下障害の病態を理解して治療するためには，その原因を確認することが重要である．原疾患の治療により改善する場合がある．薬剤が原因の場合には薬剤を中止することで改善することもある．原疾患により治療方針が異なり，嚥下動態は異なるため，その病態を調べて対応する．逆に原因が判明していない場合には原疾患の精査を行う．嚥下障害を主訴として来院した場合には嚥下障害の病態が原疾患の診断に役立つことがある．問診や簡単な神経所見および認知機能の診察をすることが原疾患の理解につながり，診断に役立つ．ここでは神経疾患を中心に解説する．

Key words　摂食嚥下障害(dysphagia)，神経筋疾患(neuromuscular disease)，神経学的所見(neurological examination)，認知機能(cognitive function)，スクリーニング(screening test)

はじめに

摂食嚥下障害の原因や病態を理解することは評価や治療をするうえで重要である．原疾患により嚥下動態は異なるため，病態に即した治療方針を立てることが可能となる．また，原疾患の治療により嚥下障害が改善することもある．薬剤が原因の場合にはそれを中止することで改善することもある．嚥下障害を主訴として来院した場合には嚥下障害の病態が原疾患の診断に役立つことがある．嚥下障害の治療のみならず，問診や簡単な神経所見および認知機能の診察をすることが原疾患の理解や診断に役立つ．必要であれば専門科に相談する．

嚥下障害と神経学的所見

まず，嚥下に関する病歴を聴取して嚥下機能の評価や検査を行い，病態を把握する．原疾患を考慮しながら認知機能，神経所見を確認して治療計画を立てる(**表 1**)[1)2)]．

1. 問　診

病歴，既往歴，肺炎，服薬内容などを聴取する．むせ，咳嗽，痰，音声の変化，食事量，食べ方の変化，食事内容や時間，体重減少，嗜好や食文化，介助方法などを確認する．質問紙や嚥下問診票(他稿参照)を用いると良い．また，人工栄養など栄養摂取法についても確認する．薬剤により医原性に嚥下障害をきたす場合があるので確認する[3)](**表 2**)．

脳卒中や神経筋疾患など摂食嚥下障害の原因となる疾患を**表 1**に示す[4)]．精神疾患ではうつで食欲低下することがあり，嚥下障害をきたす服薬歴に注意する．認知症は意欲の低下，食物に対する認知障害，摂食行動に対する注意力の低下などが問題となる．アルツハイマー病，血管性認知症，レビー小体型認知症，前頭側頭葉変性症などが

---

* Fumiko OSHIMA, 〒 392-8510　長野県諏訪市湖岸通り 5-11-50　諏訪赤十字病院リハビリテーション科, 部長

表 1. 摂食嚥下障害の原因と疾患

A　器質性嚥下障害
1.　搬送路の異常と周辺病変の圧迫による嚥下障害
炎症，腫瘍，腫瘤，外傷，異物，奇形，瘢痕狭窄
2.　運動障害性嚥下障害
(1) 口腔機能障害，口腔咽頭の感覚障害，唾液減少
(2) 咽頭・食道の異常
・嚥下反射の異常
偽性球麻痺
舌咽・迷走神経求心路の障害
嚥下中枢の異常
・筋力低下
下位運動ニューロンの障害
脳血管障害，運動神経疾患，多発神経炎，筋萎縮性側索硬化症など
筋疾患，多発筋炎，皮膚筋炎，ミオパチー，重症筋無力症
・蠕動障害・deglutitive inhibition*の障害
上部食道括約筋の異常，神経筋疾患
B　機能性嚥下障害(搬送路にも搬送機構にも異常のないもの)
(1) 嚥下時痛をきたす疾患：急性咽喉頭炎・多発性口内炎など
(2) 心因性：ヒステリー・拒食症など

*deglutitive inhibition：蠕動運動を推進する機構で，食塊後方部の収縮運動
に対して食塊前方部では弛緩して圧差を作ることで食物推進をはかる.

4大認知症として知られている[5]．原疾患により嚥下動態が異なる．治療可能な認知症として正常圧水頭症，慢性硬膜下血腫，脳腫瘍，神経感染症，甲状腺機能低下症，下垂体機能低下症，一酸化炭素中毒，ビタミン B_{12} 欠乏症，血糖の異常，せん妄，うつ，薬物の副作用などを鑑別する．一方，認知症で用いられる鎮静薬や向精神薬などは嚥下反射が低下して不顕性誤嚥を引き起こすことがある.

2. 診　察

嚥下機能に関する診察とともに高次脳機能および身体診察など簡単な神経学的診察を行う．まず，意識レベルと高次脳機能を評価する．次に摂食・咀嚼・嚥下にかかわる脳神経系の診察および身体診察を行う.

1）意識レベルと認知機能

意識レベルと認知機能(失語・失行・失認)などを評価する[6]．神経心理検査としては MMSE (mini-mental state examination)，改訂版長谷川式簡易知能評価スケールなどを行う.

2）脳神経系

嚥下機構は孤束核，疑核など延髄神経核・網様体・嚥下関連ニューロンが複雑に関与している.

表 2. 摂食嚥下障害をきたす薬剤

1.　意識レベルや注意力を低下させる作用
抗不安薬・催眠剤・抗うつ薬・抗精神病薬
抗てんかん薬・抗ヒスタミン薬(古典的)
筋弛緩薬
2.　唾液分泌低下
抗コリン薬・三環系抗うつ薬
3.　運動機能低下，錐体外路症状
定型抗精神薬・消化性潰瘍治療薬
筋弛緩薬
4.　粘膜障害
化学療法・非ステロイド系抗炎症薬・抗菌剤

上喉頭神経などの入力から延髄神経核，延髄網様体の嚥下関ニューロンが複雑に関与してパターン形成器により制御されている[7]．三叉神経，顔面神経，舌咽神経，迷走神経，副神経，舌下神経などを介して嚥下関連筋群に至る．嚥下にかかわる脳神経系について診察する.

歯牙と義歯の有無を確認し開閉口や咀嚼機能をみる(主に三叉神経).

頬筋・口輪筋など，顔面筋の診察を行う(主に顔面神経)．歯を見せて口角を引く，口をとがらせる，頬を膨らませる，息を吹くなどをさせる．顔面麻痺があると口角から食物がこぼれるだけでなく口腔内圧を上昇させることができず，口腔から咽頭への移送が困難となる．健側を用いた嚥下方法を選択する際に役立つ.

・軟口蓋反射　palatal reflex 　　左右の前口蓋弓をこすったときに軟口蓋が挙上する ・咽頭反射　pharyngeal reflex 　　咽頭後壁をこすったときに軟口蓋が挙上する ・絞扼反射　gag reflex 　　舌根部，咽頭後壁をこすって咽頭収縮，軟口蓋挙上，舌の後退が起こる ・嘔吐反射　emetic reflex 　　嘔吐が実際に起こる ・嚥下反射　swallowing reflex 　　咽頭部に食塊や液体が入ったときに嚥下運動の出力が起こる ・カーテン徴候（図1） 　　咽頭後壁が病巣側から健側に引かれる現象である．

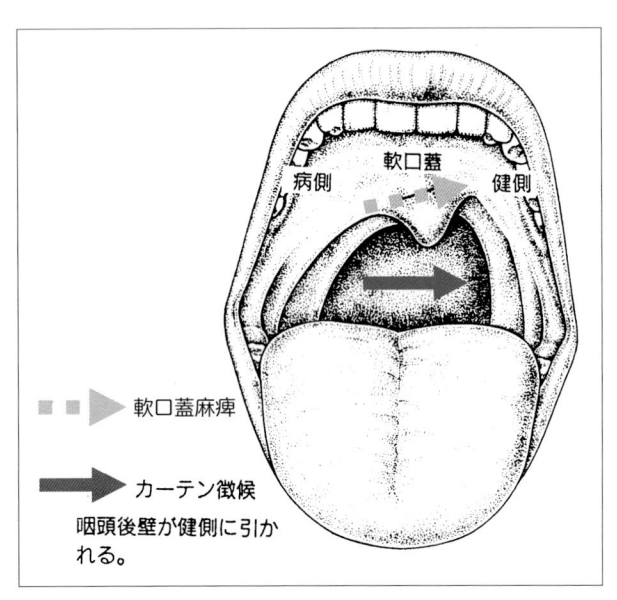

図 1. 咽喉頭麻痺

発声時に軟口蓋の挙上と軟口蓋反射をみる（**表3，図1**）．これは脳血管障害で嚥下反射とともに低下することが多い．診察時には嘔吐反射に注意する．軟口蓋麻痺があると鼻咽腔閉鎖不全をきたす．頬を膨らませようとすると鼻から息が漏れ，開鼻声になって鼻から食べ物が出てくることがある．この場合，鼻息鏡などで鼻漏出を確認する．この所見は筋力低下を示す筋疾患などでみられる．カーテン徴候は咽頭収縮に左右差がある場合に咽頭後壁が病巣側から健側に引かれる現象である（**表3，図1**）．短音を繰り返して発声すると検出しやすい．声帯麻痺を合併していることが多く嗄声を確認する．声帯麻痺があると，排痰が困難となるので注意する（主に舌咽神経・迷走神経）．

僧帽筋，胸鎖乳突筋の筋力を確認する（主に副神経）．

舌の萎縮や運動をみる．まず，安静時の舌のボリュームをみる．舌の萎縮や不随意運動，前後・左右・上下方向の舌の動きをみる．挺舌運動は主に外舌筋で行われる粗大な運動である．核上性麻痺では挺舌時に舌は麻痺側に偏移する．核下性麻痺では舌の萎縮とともに線維束性収縮がみられる．舌の所見から障害部位の情報が得られる（主に舌下神経）．

甲状軟骨を触診して安静時喉頭位置と喉頭挙上距離を確認する．高齢者では安静時喉頭位置が下垂していることが多い．

3）音声の評価

口腔や咽頭，喉頭は発声・構音機能も担っており，嚥下障害には音声障害，構音障害を合併することが多い．嗄声，開鼻声，咽頭残留音などに注意する．

4）姿　勢

姿勢は嚥下機能・排痰・呼吸機能にも関連し，体位変換能力の低下は肺炎発症にかかわる．頸部や体幹の機能障害や失調・不随意運動，姿勢の異常は嚥下機能の低下につながり，ひいては排痰・呼吸機能にも関連する．首垂れ，頸部後屈や腰曲がりなどを確認して姿勢調整を行う．

5）運動機能

筋緊張，筋力低下（麻痺），失調などを診察する[8]．

a）筋緊張：筋トーヌスは四肢の関節を他動的に動かし，その関節運動にかかわっている協働筋と拮抗筋の筋緊張を検者が感じて評価する．関節を急速に伸展させた場合に抵抗を感じるが緩徐な運動ではみられない場合に痙縮と呼び，脳卒中な

どでみられる．また，持続的に抵抗が大きい鉛管様筋強剛や断続的に抵抗を示す歯車様筋強剛はパーキンソン病などの錐体外路疾患でみられる．

b）筋　力：徒手筋力テスト，握力で評価する方法があるが，簡単には Barré 徴候や Mingazzini 肢位で麻痺を確認する．

c）不随意運動：不随意運動が摂食嚥下運動に影響を与えていないかを確認する．振戦，ミオクローヌス，ジスキネジアなど，種類は多い．治療可能な不随意運動もある．

振戦はほぼ一定のリズムで主動筋と拮抗筋が交代性かつ周期性に収縮する．安静時振戦はパーキンソン病にみられる．姿勢時振戦は甲状腺機能異常，肝性脳症などでもみられる．コップで水を飲むときや箸で細かいものを掴むときに出現する．

ミオクローヌスは突発性で持続の短い不規則な不随意筋収縮で四肢や体幹，顔面の他，軟口蓋，咽頭，喉頭にもみられる．咽喉頭ミオクローヌスは嚥下機能に関係するので注意する．

線維束性収縮（fasciculation）は筋束に生じるぴくぴくとした筋攣縮であり，随意的な筋収縮の後に筋を弛緩させたり，軽く筋を叩いたりすると誘発されやすい．筋萎縮性側索硬化症（ALS）など，下位ニューロンの障害があると生じる．舌に所見がみられた場合には四肢の筋肉で確認する．

d）失　調：運動失調のうち，小脳失調について述べる．発話では不明瞭，断すう性，爆発性などの失調性構音障害がみられる．上肢では指鼻指試験，急速回内外試験を行い，運動がスムースかをみる．下肢は臥位では膝踵試験，立位歩行が可能であれば Mann's posture（足の踵に半対側のつま先を当てて直線状に立つ）や継ぎ足歩行を行う．運動失調があれば脊髄小脳変性症などを鑑別する．

6）嚥下反射と咳反射

気道を防護する機構に嚥下反射と咳反射がある．咳反射は肺炎や脳卒中で閾値が上昇して不顕性誤嚥につながる．出力系の評価のみならず，咳反射，喉頭感覚などの感覚入力についても評価する[9]．

7）全身状態

呼吸機能や加齢の変化は嚥下機能に影響を与えるので注意が必要である．嚥下は呼吸と連動しており，排痰，呼吸機能も評価する．また，栄養評価も重要である．

簡易検査（スクリーニングテスト）

反復唾液嚥下テスト（repetitive saliva swallowing test；RSST），改訂水飲みテスト，食物テストなどがある．咳テスト，簡易嚥下誘発試験や頚部聴診法も有用である[1)2)]．各々のスクリーニングテストの意味を理解して評価をしながら，病態を理解する．嚥下反射の惹起性をみるには RSST，簡易嚥下誘発テストが有用である．喉頭感覚を調べるには咳テストを用いる（詳細は他稿を参照）．

神経疾患と病態の見方

摂食嚥下障害は様々な原因により生じる（**表1**）[7]．原因となる疾患により嚥下障害の病態が異なるので疾患の特徴に合わせて評価や治療を行う．原疾患については進行性か非進行性か，治療が可能であるか，急性，亜急性，慢性，寛解増悪を繰り返すかなどを確認する．また，甲状腺機能異常や代謝性疾患など治療可能な疾患を見逃さない．薬剤の副作用や経鼻経管カテーテルなどで医原性に嚥下障害をきたすこともあるので注意する（**表2**）[4)]．

嚥下動態については進の分類が理解しやすい（**表4**）[10)]．

1．脳卒中（多発性脳梗塞：偽性球麻痺）

偽性球麻痺とは延髄神経核の上位ニューロンの障害によって生じる症候である．嚥下動態は口腔期障害および嚥下反射の惹起遅延があるが，咽頭期嚥下運動は保たれていることが多い．スクリーニングテストとして RSST，水飲みテストを施行する．嚥下反射の惹起遅延があり，水飲みテストではむせる可能性が高く，トロミ付き水飲みテストを用いる方法もある[11)]．

表 4. 嚥下障害の病態

位相(phase)　食塊の口腔から咽頭，食道への移動の状態
期(stage)　中枢神経系からの嚥下運動出力の時間的推移
(1) 口腔期障害
(2) 咽頭期障害(進の分類)
　　1. 惹起遅延型　皮質および皮質延髄路の障害　偽性球麻痺
　　2. 停滞型　球麻痺
　　　Stage の進行に対して phase が停滞，咽頭期嚥下運動の異常
　　　嚥下パターンの出力の異常　下位脳幹・網様体の障害
　　　嚥下の出力低下・脱落による異常　運動神経疾患・嚥下関連筋の障害
　　3. 惹起不全型　咽喉頭知覚の脳幹への入力の低下

2．脳卒中：延髄外側症候群(Wallenberg 症候群)

　延髄神経核の障害による球麻痺である．典型例は片側の咽喉頭麻痺であり，カーテン徴候や声帯麻痺を認める(図1)．重症例では嚥下反射惹起不全や嚥下パターンの異常もみられる[12]．

　スクリーニングテストとしては RSST，水飲みテストを施行する．水飲みテストでは姿勢調整を行い，食道入口部の通過側を確認する．喉頭感覚の低下がみられて不顕性誤嚥をきたすことがあり検査による評価を勧める．

3．筋疾患(筋炎など)

　筋力低下をきたす疾患では咀嚼が困難で固形物が食べにくいとの訴えがみられる．嚥下関連筋群の筋力低下をきたす．咀嚼筋，顔面筋，舌筋などの筋力低下により口腔機能が低下する．咽頭期では軟口蓋麻痺，鼻咽腔閉鎖不全，咽頭収縮不全，喉頭挙上不全，輪状咽頭筋弛緩不全をきたすことがある[13]．

　スクリーニングでは筋力低下のため，水飲みテストでむせが検出されない場合がある．咽頭残留をみるためには咽頭残留音を聴取する．鼻咽腔閉鎖不全をみるには開鼻声や鼻漏出(鼻息鏡)などを確認する．

4．パーキンソン症候群

　振戦，筋強剛などパーキンソニズムの所見をみた場合，まず，原因となる薬剤の投薬歴がないかを確認する(表2)．

　パーキンソン病では食事の姿勢や食物を口に運ぶ動作を確認する．舌の不随意運動など口腔機能障害をきたし，口腔から咽頭への移送が不良で咽頭期では嚥下反射の惹起不全，喉頭挙上不全，咽頭収縮不全，誤嚥，喉頭侵入，咽頭残留を認める．喉頭感覚が低下して不顕性誤嚥をきたす．水飲みテストでむせが誘発されないことがある．酸素飽和度や咳テストなどを併用すると良い[14)15]．

5．高齢者

　認知機能の低下や脳血管障害などを合併しやすい．口腔機能の低下や嚥下反射が遅延して誤嚥を生じやすい．筋肉量が減少して嚥下関連筋群や呼吸筋，頭頚部筋の筋力が低下することもある．加齢や栄養不良，原疾患によりサルコペニアを認め，さらに嚥下機能の低下をきたすこともあるので注意する[16)17]．

おわりに

　摂食嚥下障害を疑ったら原因と病態を考えるように心がけることが診療のコツである．問診や簡単な神経所見および認知機能の診察をすることが原疾患の理解につながり，診断に役立つと考える．多職種で協働して評価し，治療することが重要である．

文　献

1) 巨島文子：嚥下障害の原因疾患．標準的神経治療：神経疾患に伴う嚥下障害，日本神経治療学会治療指針作成委員会(編)，：神経治療学，31(4)：435-470，2014.

2) 日本摂食嚥下リハビリテーション学会医療検討委員会：摂食嚥下障害の評価【簡易版】2015 改訂．日摂食嚥下リハ会誌，19(2)：179-186, 2015.

3) Lynette LC, et al：中枢神経系に悪影響を及ぼす薬剤．金子芳洋，土肥敏博(訳)，薬と摂食・嚥下障害，pp.31-180，医歯薬出版，2007.

4) Goyal RK：Dysphagia. Joseph Loscalzo(ed), Har-

rison's Principles of Internal Medicine, 17th Ed, pp. 217-219, Mc Graw Hill Medical, 2008.

5) 認知症疾患診療ガイドライン」作成委員会：認知症疾患　診療ガイドライン2017. 医学書院, 2017.

6) 橋本　衛ほか：認知症. 武田克彦, 村井俊也（編）, 高次脳機能障害の考え方と画像診断, pp. 269-300, 中外医学社, 2016.

7) Jean A：Brain Stem Control of Swallowing：Neuronal Network and Cellular Mechanisms. *Physiological Rev*, 81：929-969, 2001.

8) 水野美邦（編著）：神経学的診察法. 神経内科ハンドブック, pp. 1-96, 医学書院, 2016.

9) 海老原　覚：誤嚥による咳嗽. 日本胸部臨床, 74 (11)：1217-1226, 2015.

10) 進　武幹：嚥下の神経機序とその異常. 耳鼻, 40：239-422, 1994.

11) 横関恵美, 巨島文子ほか：急性期脳梗塞による嚥下障害における改訂水飲みテストと1％とろみつき水飲みテストの併用法の有用性について. 脳卒中, 39：12-8, 2017.

12) Oshima F, et al：Prediction of dysphagia severity：an investigation of the dysphagia patterns in patients with lateral medullary infarction. *Intern Med*, 52(12)：1325-1331, 2013.

13) 山本敏之：筋炎・筋疾患. 摂食嚥下リハビリテーション第3版. 医歯薬出版, 2016.

14) パーキンソン病診療ガイドライン2018. 医学書院, 2018.

15) 山本敏之：こうしよう, パーキンソン症候群の摂食・嚥下障害. アルタ出版, 2014.

16) Nishikubo K：Quantitative evaluation of age-related alteration of swallowing function：Video-fluoroscopic and manometric studies. *Auris Nasus Larynx*, 42(2)：134-138, 2015.

17) Fujishima I, et al：Sarcopenia and dysphagia：Position paper by four professional Organizations Geriatr Gerontol Int, 19(2)：91-97, 2019.

MB Med Reha **No.240**：**10-15**, 2019

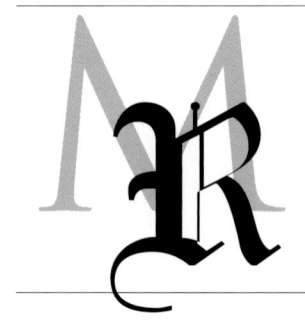

特集／これでナットク！摂食嚥下機能評価のコツ

Ⅱ. 診察とスクリーニング
質問紙

深田順子*

　Abstract　問診は，どのような障害をどのくらいの可能性で患者が有しているのか推論を始める段階であり，問診の質が次のスクリーニング検査や高度な診断検査の選択肢を左右することとなる．質問紙を用いた問診は，看護師をはじめとするコメディカルが，意図的に系統的に，一定の水準で医師が行う問診の一部を実施することができる．
　摂食嚥下障害について問診で使用されている質問紙には，聖隷式嚥下質問紙，嚥下障害リスク評価尺度改訂版，EAT-10 などがある．これらの開発された質問紙は，至適基準である嚥下造影などによって精度を確認しているが，100％の精度の質問紙はなく，その対象も様々である．したがって，質問紙を使用する際は，妥当性，信頼性が確認された対象を明確にし，さらに妥当性，信頼性，精度の範囲を理解して使用することが必要である．

　Key words　摂食嚥下障害(dysphagia)，問診(medical interview)，質問紙(questionnaire)，敏感度(sensitivity)，特異度(specificity)

はじめに

　摂食嚥下障害患者は，「飲み込みにくい」「むせる」などの摂食嚥下障害の症状を主訴とする場合だけでなく，肺炎，低栄養，脱水を主訴として摂食嚥下障害が発見されることも少なくない．そのため，患者および家族などの介護者から詳細に現病歴，既往歴などの病歴を聴取し，問診を行う必要がある．**表1**に病歴，摂食嚥下障害の誘因，摂食嚥下障害を疑う症状，栄養状態・呼吸状態などの全身症状を示す．

　問診は，診断プロセスの最初のステップであり，患者やその家族などとの会話を介して，診断に必要な情報を系統的に収集し，その情報と医学的知識とを照合させ，情報を解釈し，推論をまとめ，診断の方向づけを行う．具体的には問診の内容から摂食嚥下障害(リスク)の有無，摂食嚥下障害の重症度，原因と思われる要因，誘因と思われる要因などを推論する．そのため問診の質が，次のスクリーニング検査や高度な診断検査の選択肢を左右することとなる．診断に必要な摂食嚥下障害に関連した症状を意図的に系統的に聴取する方法として質問紙がある．質問紙を用いた方法は，非侵襲的な方法であり，看護師をはじめとするコメディカルが，意図的に系統的に，一定の水準で医師が行う問診の一部を実施することができる．

　質問紙を用いた問診の質問項目は，どこに問題があるのかを推論するために，「飲み込みにくい」「むせる」という症状だけではなく，先行期・口腔期・準備期・咽頭期・食道期の嚥下障害に関連した症状や二次的障害である低栄養・脱水・肺炎などの全身症状を系統的に問診していく必要がある．また，患者の自覚症状の訴えがなくとも食事を一緒にする家族などの介護者が発見することもある．そのため，患者の自覚症状と家族などの介護者が観察によって発見できる他覚症状について

---

* Junko FUKADA, 〒 463-8502 愛知県名古屋市守山区上志段味東谷　愛知県立大学看護学部，教授

表 1. 聴取すべき病歴，摂食嚥下障害の誘因，摂食嚥下障害を疑う症状，全身症状

病歴(現病歴・既往歴) 摂食嚥下障害の原因疾患	摂食嚥下障害の誘因	摂食嚥下障害を疑う症状	全身症状 (栄養状態，呼吸状態など)
・脳血管障害(脳梗塞，脳出血など) ・頭部外傷 ・頭頸部腫瘍(手術療法，薬物療法，放射線療法の有無を含む) ・神経・筋疾患(パーキンソン病，筋萎縮性側索硬化症，筋ジストロフィー，重症筋無力症，多発性硬化症など) ・消化器疾患(胃切除，食道切除後も含む) ・呼吸器疾患(肺炎の既往を含む) ・内分泌疾患(ステロイドミオパチー，糖尿病など) ・心因性疾患(うつ病，心身症など) ・認知症	・意識障害 ・覚醒状態 ・気管切開 ・気管切開カニューレ ・経鼻経管栄養チューブ ・薬物療法(抗不安薬，抗精神病薬，抗うつ薬，抗パーキンソン病薬，抗コリン薬，交感神経抑制薬，抗ヒスタミン薬，利尿薬など) ・食事環境 ・食事の姿勢(体位) ・一口量 ・食事介助の方法	・食べ物が認知できない ・味がわからない ・咀嚼に時間がかかる ・飲み込みにくい ・飲み込むのに水分が必要である ・水(液体)を飲むとむせる ・ご飯(固形物)を飲むとむせる ・のどにつかえる ・のどに残る感じがする ・声がかすれる ・胸やけがする ・食事時間の延長 ・食事内容・嗜好の変化 ・食べ方の変化	・体重減少，るい痩 ・食事摂取量減少 ・水分摂取量減少 ・脱水症状(粘膜・皮膚乾燥，尿量減少，便秘など) ・微熱の持続，湿性咳 ・痰の量の増加

質問紙を用いて問診を行うことが必要である.

さらに，質問紙を用いた問診は，反復唾液嚥下テスト，改訂水飲みテストなどのスクリーニング検査や嚥下造影，嚥下内視鏡などの診断検査に進めていくスクリーニング(ふるい分け)の役割がある．そのために，質問項目である自覚症状や他覚症状は，妥当性・信頼性・再現性が確保されなければならない．さらに，嚥下造影などを至適基準としたカット・オフ・ポイントを設定した敏感度や特異度などの精度が確認されていることが必要である．至適基準とは，ゴールドスタンダードともいい，病態や疾病の存在を明確に定義するために用いられる診断基準，真の診断を下すための基準をいう．カット・オフ・ポイントとは，検査測定値の分布に基づいて陽性・陰性(異常・正常)を判定する際に判別点として利用する値である．言い換えれば判別点から上の値は陽性，下の値は陰性とみなす際の点をいう．判別点を高くとりすぎれば軽度の嚥下障害のある人を見逃すことになる.

国内で開発され，精度が確認されている質問紙には，聖隷式嚥下質問紙[1]，嚥下障害リスク評価尺度改訂版[4]および嚥下障害リスク他者評価尺度[5]，Eating Assessment Tool-10(EAT-10)日本語版[6]がある.

聖隷式嚥下質問紙[1](表 2)

聖隷式嚥下質問紙[1]は，脳血管障害慢性期患者を対象に，嚥下障害をスクリーニングするために開発された尺度である．15項目から構成され，肺炎の既往，栄養状態，口腔・咽頭・食道機能，声門防御機能などが反映された構造である.

評価方法は，ここ2～3年の嚥下の状態について「A：重い症状，頻度の多い症状」「B：軽い症状，頻度が少ない症状」「C：症状なし」の3段階尺度で評価する．「A」は実際に日常生活に支障がある，「B」は気になる程度という基準で問診を進める．嚥下障害の有無の判定は，15項目のいずれかに1つでも「A」に回答があった場合を「嚥下障害があり」と判断する．「B」にいくつ回答があっても「嚥下障害の疑い」ないし「臨床上問題ないレベル」と判断する.

至適基準とした嚥下造影で「嚥下障害あり」と判断された数に対して，質問紙で「嚥下障害あり」と判断した数の割合を示す感度(敏感度)は92.0%である．嚥下造影で「嚥下障害なし」と判断した数に対して，質問紙で「嚥下障害なし」と判断した数の割合を示す特異度は90.1%である．感度と特異度が高い質問紙であり，Cronbach's α 係数は0.85

表 2. 聖隷式嚥下質問紙

	あなたの嚥下（飲み込み，食べ物を口から食べて胃まで運ぶこと）の状態についていくつかの質問をいたします． 　ここ，2，3年のことについてお答え下さい． いずれも大切な症状ですので，よく読んでABCのいずれかに丸をつけて下さい．			
1	肺炎と診断されたことがありますか？	A. 繰り返す	B. 一度だけ	C. なし
2	やせてきましたか？	A. 明らかに	B. わずかに	C. なし
3	物が飲み込みにくいと感じることがありますか？	A. しばしば	B. ときどき	C. なし
4	食事中にむせることがありますか？	A. しばしば	B. ときどき	C. なし
5	お茶を飲み込むときにむせることがありますか？	A. しばしば	B. ときどき	C. なし
6	食事中，食後，それ以外のときにものどがゴロゴロ（痰がからんだ感じ）することがありますか？	A. しばしば	B. ときどき	C. なし
7	のどに食べ物が残る感じがすることがありますか？	A. しばしば	B. ときどき	C. なし
8	食べるのが遅くなりましたか？	A. たいへん	B. わずかに	C. なし
9	硬い物が食べにくくなりましたか？	A. たいへん	B. わずかに	C. なし
10	口から食べ物がこぼれることがありますか？	A. しばしば	B. ときどき	C. なし
11	口の中に食べ物が残ることがありますか？	A. しばしば	B. ときどき	C. なし
12	食べ物や酸っぱい液が胃からのどに戻ってくることがありますか？	A. しばしば	B. ときどき	C. なし
13	胸に食べ物が残り，つまった感じがすることがありますか？	A. しばしば	B. ときどき	C. なし
14	夜，咳で眠れなかったり目覚めることがありますか？	A. しばしば	B. ときどき	C. なし
15	声がかすれてきましたか？（がらがら声，かすれ声）	A. たいへん	B. わずかに	C. なし
	15項目のうち「A」と回答した項目があれば，嚥下障害ありと判断する．			

（文献1より）

で信頼性が確保された質問紙である．さらに，聖隷式嚥下質問紙の妥当性を検証するために30 ml水飲みテストの結果との関連について検討した結果[2]，窪田らの30 ml水飲みテスト[3]の異常所見と「お茶を飲むときにむせることがありますか？」「やせてきましたか？」「食事中や食後それ以外のときにものどがゴロゴロすることがありますか」の3項目が有意に関連し，それぞれのオッズ比は11.96，10.75，3.80であったことが報告されている．

嚥下障害リスク評価尺度改訂版[4]および
嚥下障害リスク他者評価尺度[5]（表3）

　嚥下障害リスク評価尺度改訂版[4]は，地域で生活する高齢者を対象に，嚥下障害リスクを自覚症状からスクリーニングするために開発された尺度である．23項目から構成され，その内訳は咽頭期の嚥下障害（No. 1～7），誤嚥（No. 8～12），準備・口腔期の嚥下障害（No. 13～20），食道期の嚥下障害（No. 21～23）の4つの構造からなる．

　評価方法は，ここ3か月くらいの食事中に出現する症状の頻度について4段階評定で尋ね，「いつもある」：3点，「時々ある」：2点，「まれにある」：1点，「ほとんどない」：0点として合計得点を求め，6点以上を「嚥下障害リスクあり」と判定する．

　至適基準とした嚥下造影で「嚥下障害リスクあり」と判断された数に対して，カット・オフ・ポイントを合計得点6点以上として「嚥下障害リスクあり」と判断した数の割合を示す感度（敏感度）は57.1%である．嚥下造影で「嚥下障害リスクなし」と判断した数に対して，質問紙で合計得点が6点未満で「嚥下障害リスクなし」と判断した数の割合を示す特異度は56.0%である．Cronbach's α係数は0.92で信頼性が確保された質問紙である．

　また，No. 2，7～14，17，18，20の12項目は，嚥下障害リスク他者評価尺度[5]として使用できる．準備・口腔・咽頭期の嚥下障害，誤嚥の2つの構造からなる．同様に合計得点を求め，3点以

表 3. 嚥下障害リスク評価尺度改訂版

あなたのここ3か月くらいの食事中に出現する症状についておたずねします。次の症状がどれくらいあったか「いつもある」「時々ある」「まれにある」「ほとんんどない」の中から1つ選んで○をつけてください。

No.	質問項目	3点	2点	1点	0点
1	水分や食べ物が鼻にあがる	いつもある	時々ある	まれにある	ほとんどない
2	食べ物をいつまでも飲み込まずに噛んでいる	いつもある	時々ある	まれにある	ほとんどない
3	水分が飲み込みにくい	いつもある	時々ある	まれにある	ほとんどない
4	ご飯が飲み込みにくい	いつもある	時々ある	まれにある	ほとんどない
5	食べ物がのどにひっかかる感じがする	いつもある	時々ある	まれにある	ほとんどない
6	食べ物がのどに残る感じがする	いつもある	時々ある	まれにある	ほとんどない
7	食事中や食後に濁った声に変わる	いつもある	時々ある	まれにある	ほとんどない
8	水分や食べ物が口に入ったとたんにむせたりせきこんだりする	いつもある	時々ある	まれにある	ほとんどない
9	水分や食べ物を飲み込む時にむせたりせきこんだりする	いつもある	時々ある	まれにある	ほとんどない
10	水分や食べ物を飲み込んだ後にむせたりせきこんだりする	いつもある	時々ある	まれにある	ほとんどない
11	水分を飲み込むときにむせる	いつもある	時々ある	まれにある	ほとんどない
12	ご飯を飲み込むときにむせる	いつもある	時々ある	まれにある	ほとんどない
13	噛むことが困難である	いつもある	時々ある	まれにある	ほとんどない
14	硬い食べ物を避け，軟らかい食べ物ばかり食べる	いつもある	時々ある	まれにある	ほとんどない
15	口がパサパサしていると感じる	いつもある	時々ある	まれにある	ほとんどない
16	パサパサ，モサモサした食べ物は飲み込みにくい	いつもある	時々ある	まれにある	ほとんどない
17	口から食べ物がこぼれる	いつもある	時々ある	まれにある	ほとんどない
18	ことばが明瞭でない	いつもある	時々ある	まれにある	ほとんどない
19	食べ物を飲み込んだ後に舌の上に食べ物が残る	いつもある	時々ある	まれにある	ほとんどない
20	食べるのが遅くなる	いつもある	時々ある	まれにある	ほとんどない
21	食べ物や酸っぱい液が胃からのどに戻ってくる	いつもある	時々ある	まれにある	ほとんどない
22	食べ物が胸につかえる感じがする	いつもある	時々ある	まれにある	ほとんどない
23	胸やけがする	いつもある	時々ある	まれにある	ほとんどない

下位尺度は，No.1～7が咽頭期の嚥下障害，No.8～12が誤嚥，No.13～20が準備・口腔期の嚥下障害，No.21～23が食道期の嚥下障害の4つで構成される。
「いつもある」：3点，「時々ある」：2点，「まれにある」：1点，「ほとんどない」：0点とし，23項目の合計得点を算出する。
その合計得点が6点以上を嚥下障害リスクありとする。
No.2，7～14，17，18，20の12項目は，家族など他者が評価できる他者評価項目である。「いつもある」：3点，「時々ある」：2点，「まれにある」：1点，「ほとんどない」：0点とし，12項目の合計得点を算出する。その合計得点が3点以上を嚥下障害リスクありとする。

（文献4より改変）

上を「嚥下障害リスクあり」と判定する。嚥下造影の結果を至適基準とした敏感度は58.3%，特異度は50.0%である。Cronbach's α 係数は0.89で，信頼性が確保された質問紙である。

　嚥下障害リスク評価尺度改訂版，他者評価尺度はともに敏感度と特異度が60%以下で精度は高いとは言えないため，フードテストなどの検査と併せて使用すると良い。

Eating Assessment Tool-10(EAT-10) 日本語版[6]（表4）

　Eating Assessment Tool-10(EAT-10)日本語版[6]は，2008年Belafskyらが開発したEating Assessment Tool-10(EAT-10)10項目[7]について翻訳，逆翻訳の整合性の工程および予備テストを2回行い，日本語版の翻訳を完成させている。

表 4. Eating Assessment Tool-10(EAT-10)日本語版

以下の問題について，あなたはどの程度経験されていますか					
	問題なし				ひどく問題
1　飲み込みの問題で，体重が減少した	0	1	2	3	4
2　飲み込みの問題が，外食に行くための障害になっている	0	1	2	3	4
3　液体を飲み込むときに，余分な努力が必要だ	0	1	2	3	4
4　固形物を飲み込むときに，余分な努力が必要だ	0	1	2	3	4
5　錠剤(じょうざい)を飲み込むときに，余分な努力が必要だ	0	1	2	3	4
6　飲み込むことが苦痛だ	0	1	2	3	4
7　食べる喜びが飲み込みによって影響を受けている	0	1	2	3	4
8　飲み込むときに，食べ物がのどに引っかかる	0	1	2	3	4
9　食べるときに咳が出る	0	1	2	3	4
10　飲み込むことはストレスが多い	0	1	2	3	4

（文献 8 より一部改変）

　評価方法は，飲み込みの問題の経験を，「0 点：問題なし」から「4 点：ひどく問題」の 5 段階評定で尋ねる．そして，EAT-10 日本語版が実施できない場合，もしくは EAT-10 日本語版が実施できて 10 項目の合計点が 3 点以上を「摂食嚥下機能の問題を認める可能性が高い」と判定する．

　至適基準とされる嚥下造影による精度の確認はされていないが，臨床的重症度分類(dysphagia severity scale：DSS)[9]を至適基準として用いて敏感度，特異度を確認している．DSS は，7：正常範囲，6：軽度問題，5：口腔問題，4：機会誤嚥，3：水分誤嚥，2：食物誤嚥，1：唾液誤嚥の 7 段階で重症度判定する．DSS が 1〜6 の「軽度問題」以下であれば「摂食嚥下障害あり」と判断し，DSS が 1〜4 の「機会誤嚥」以下であれば「誤嚥あり」と判断し，それらの数に対して，カット・オフ・ポイントを合計得点 3 点以上とした数の割合を示す感度(敏感度)は各々，52.2%，75.8%である．DSS で「摂食嚥下障害なし」「誤嚥なし」と判断した数に対して，合計得点 2 点未満の割合を示す特異度は各々 89.7%，74.9%である．顕在化された臨床症状「誤嚥」に対する感度・特異度は 70%以上と高いが，不顕性誤嚥を早期に発見するには呼吸器系の身体診査なども併せて使用すると良い．Cronbach's α 係数は 0.95 で，信頼性が確保された質問紙である．

まとめ

　質問紙を用いた問診は，摂食嚥下機能評価に用いるばかりでなく，摂食嚥下リハビリテーションチーム内での摂食嚥下機能についての情報共有や，訓練効果の評価に使用することもできる．また，筆者は，嚥下障害リスク評価尺度改訂版が咽頭期の嚥下障害，誤嚥，準備・口腔期の嚥下障害，食道期の嚥下障害の 4 つの構造になっているため，地域高齢者に対して，構造毎に摂食嚥下機能低下を予防する方法やリハビリテーション内容を示し，介護予防教育として使用している．

文　献

1) 大熊るりほか：摂食・嚥下障害スクリーニングのための質問紙の開発．日摂食嚥下リハ会誌，**6**(1)：3-8，2002.
　Summary 聖隷式嚥下質問紙の信頼性・妥当性の検証についての論文である．

2) 大熊るり，藤島一郎：摂食・嚥下障害スクリーニングのための聖隷式嚥下質問紙と 30 ml 水飲みテストの関連．日摂食嚥下リハ会誌，**16**(2)：192-197，2012.
　Summary 聖隷式嚥下質問紙の妥当性を検証するために 30 ml 水飲みテストの関連を検討した結果が示された論文である．

3) 窪田俊夫ほか：脳血管障害における麻痺性嚥下障害スクリーニングテストとその臨床応用について．総合リハ，**10**(2)：271-276，1982.
　Summary 30 ml 水飲みテストについて示された

論文である.

4) 深田順子ほか：高齢者における嚥下障害リスクに対するスクリーニングシステムに関する研究. 日摂食嚥下リハ会誌, **10**(1)：31-42, 2006.
   Summary 嚥下障害リスク評価尺度改訂版の信頼性・妥当性の検証についての論文である.

5) 深田順子ほか：高齢者における嚥下障害リスクに対する他者評価尺度に関する研究. 日摂食嚥下リハ会誌, **10**(3)：220-230, 2006.
   Summary 嚥下障害リスク他者評価尺度の信頼性・妥当性の検証についての論文である.

6) 若林秀隆, 栢下　淳：摂食嚥下障害スクリーニング質問紙票 EAT-10 の日本語版作成と信頼性・妥当性の検証. 静脈経腸栄養, **29**(3)：871-876, 2014.

   Summary EAT-10 の日本語版作成と信頼性・妥当性の検証についての論文である.

7) Belafsky PC, et al：Validity and reliability of the Eating Assessment Tool(EAT-10). *Ann Otol Rhinol Laryngol*, **117**(12)：919-924, 2008.
   Summary EAT-10 の日本語版のもととなった論文である.

8) 若林秀隆：EAT-10. 才藤栄一, 植田耕一郎(監修), 摂食嚥下リハビリテーション第3版, p. 128, 医歯薬出版, 2016.

9) 才藤英一：平成 11 年厚生科学研究費補助金(長寿科学総合研究事業)「摂食・嚥下障害の治療・対応に関する統合的研究」総括報告書. pp. 1-17, 1999.

MB Med Reha **No.240**：**16-20**, 2019

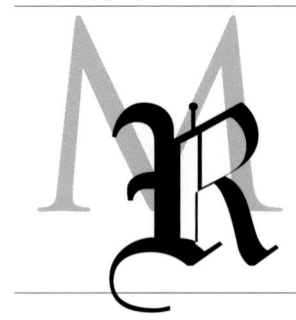

特集／これでナットク！摂食嚥下機能評価のコツ

Ⅱ．診察とスクリーニング
水飲みテスト

倉智雅子*

　Abstract　水飲みテストは古くから広く臨床現場で実施されているスクリーニングテストで，簡便でありながら信頼性は高い．日本では 3 m*l* の水を利用する改訂水飲みテスト（MWST）と 30 m*l* の水飲みテストがよく知られており，フードテストと併用されることが多い．海外では，少量の水（5 m*l*）から開始するものの，コップ飲みを含める検査や 20 m*l* まで量と粘性を増やす検査のほか，多めの水（90～100 m*l*）の連続嚥下を評価する方法が推奨されている．水を飲み干す嚥下の速さや中断の有無を，嚥下後の声質の変化やむせ／咳の有無と組み合わせることで誤嚥の検出力が向上することが知られており，過去の研究では，水飲みテストが誤嚥を検出する感度は 70～90％，特異度は 60～90％と報告されている．改訂水飲みテストに合格した患者に対しては，病態に合わせて 90～100 m*l* の水飲みテストの追加導入を検討することも有用である．

　Key words　水飲みテスト（water swallowing test），改訂水飲みテスト（modified water swallowing test），フードテスト（food test），嚥下（swallowing），スクリーニング（screening）

はじめに

　水は流動性が高く誤嚥しやすい物質であるが，誤嚥した際の有害性は他の物質よりも低いため，水飲みテストは嚥下障害（特に誤嚥）の有無を調べるスクリーニングテスト（簡易検査）として広く用いられてきた．簡便であるだけでなく，嚥下機能評価法として有用性も認められている[1]．ここでは，国内外で使用されている代表的な水飲みテストの種類と最新の知見を概説し，フードテストについても言及する．

水飲みテスト

1．水飲みテストの種類
1）少量の水（5 m*l* 以下）を利用する水飲みテスト

　誤嚥のリスクを最小限に抑える目的で少量の水

表 1．3 m*l* 水飲みテスト（改訂水飲みテスト：MWST）

手続き	① 冷水 3 m*l* を口腔底に注ぎ嚥下を指示する ② 嚥下後，反復嚥下を 2 回行わせる ③ 評価基準が 4 以上なら最大 2 施行繰り返す ④ 最低点を評点とする
判定基準	1．嚥下なし，むせる　and/or 呼吸切迫 2．嚥下あり，呼吸切迫（不顕性誤嚥の疑い） 3．嚥下あり，呼吸良好，むせる　and/or 湿性嗄声 4．嚥下あり，呼吸良好，むせない 5．4 に加え，反復嚥下が 30 秒以内に 2 回可能

（文献 2 より）

を用いる検査は少なくない．我が国で最もよく知られているのが 3 m*l* を使う改訂水飲みテスト（modified water swallowing test；MWST）[2]で（表1，図1），誤嚥の同定に高い信頼性がある[3]．海外には，小さじ 1 杯（5 m*l*）の嚥下を複数回評価

* Masako KURACHI，〒 286-8686　千葉県成田市公津の杜 4-3　国際医療福祉大学成田保健医療学部言語聴覚学科，教授

する The Toronto Bedside Swallowing Screening Test（TOR-BSST）[4]や，5 ml から 20 ml までの水の評価が含まれる The Volume-Viscosity Swallow Test（V-VST）[5]などがある．後述する Nishiwaki ら[6]は，窪田ら[7]が開発した 30 ml の水飲みテストを行う前に小さじ 1 杯（5 ml）の水を飲む段階を設けている．

2）30～50 ml の水飲みテスト

ここで筆頭に挙げられるのは MWST の基になった，窪田ら[7]の 30 ml の「水飲みテスト」である（**表 2**）．Nishiwaki ら[6]は 30 ml 水飲みテストと嚥下造影検査と比較し，水飲みテストが 70% 前後の

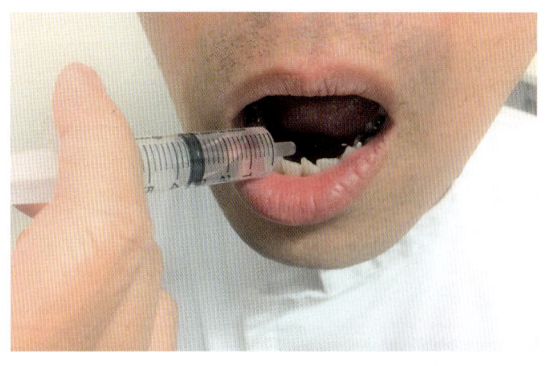

図 1．改訂水飲みテスト（MWST）
冷水 3 ml をシリンジで口腔底に注ぐ．
咽頭への早期流入を避けるため，舌背には注がない．

表 2．30 ml 水飲みテスト（窪田の方法）※

手続き	常温の水 30 ml を注いだ薬杯を椅坐位の状態にある患者の健手に手渡し，"この水をいつものように飲んでください"という．水を飲み終るまでの時間，プロフィール，エピソードを測定，観察する．
プロフィール	1．1 回でむせることなく飲むことができる 2．2 回以上に分けるが，むせることなく飲むことができる 3．1 回で飲むことができるが，むせることがある 4．2 回以上に分けて飲むにもかかわらず，むせることがある 5．むせることがしばしばで，全量飲むことが困難である
エピソード	個々の症例に特有の観察事項 すするような飲み方，含むような飲み方，口唇からの水の流出，飲み残し，むせながらも無理に動作を続けようとする傾向など
2 回目施行	プロフィール 2 の場合は 1 回で飲むように，プロフィール 3 では 2 回以上に分けて飲むように指示を与え，2 回目のテストを行う
判定基準	プロフィール 1，時間 5 秒以内：正常範囲 プロフィール 1，時間 5 秒以上：疑い プロフィール 2：疑い プロフィール 3，4，5：異常

※：窪田（文献 7）より一部改変（「30 cc」を「30 ml」，「出来る」を「できる」，「様」を「よう」と表記した）

表 3．各種水飲みテストが有する誤嚥検出の感度と特異度

研究	水の摂取量	感度	特異度	備考
Tohara, et al：2003.	3 ml	90%	70%	フードテストと咽頭 X 線撮影の併用
		90%	56%	フードテストとの併用
Nishiwaki, et al：2005.	30 ml	72%	67%	水飲みテストのみ（咳や声の変化）
Chong, et al：2003.	50 ml	79.4%	91.7%	水飲みテストのみ
		94.1%	62.5%	SpO$_2$モニターとの併用
DePippo, et al：1992.	3 oz（約 90 ml）	76%	59%	水飲みテストのみ（湿声やむせ）
Suiter & Leder：2008.	3 oz（約 90 ml）	96.5%	48.7%	水飲みテストのみ（湿声やむせ）
Wu, et al：2004.	100 ml	85.5%	91.7%	水飲みテストのみ（飲水速度と湿声/むせ）

いずれの水飲み検査も誤嚥検出の感度・特異度は，嚥下造影検査ないし嚥下内視鏡検査所見を基準としている

表 4. 90〜100 m*l* の連続水飲みテスト

The Yale Swallow Protocol（エール水飲みテスト）[11]	
手続き	① 除外基準のチェック（以下に相当する場合は検査から外す） 検査の遂行に影響する覚醒度低下，嚥下障害既往に伴うとろみ付き水分摂取中，経腸栄養，気管切開チューブ装用，主治医の指示で絶食中 ② 認知機能のチェック（簡単な質問を 3 つ） ③ 口腔器官の検査（口唇閉鎖，舌の可動域，顔面の対称性） ④ 3-oz（90 m*l*）水飲みテストの実施 座位をとり，水 90 m*l* をコップないしはストローで休まずに続けて全部飲むように指示する 連続嚥下の中断，飲んでいる最中や飲み終わってすぐに咳やむせがあったかを観察する
評価基準 合格	休まず連続的に水をすべて飲むことができ，嚥下中や嚥下直後に咳やむせが認められない→経口栄養許可
不合格	水を連続して飲み干すことができず，誤嚥の徴候である咳やむせが嚥下中や嚥下直後に認められる→経口栄養は許可せず，24 時間後に再評価ないしは嚥下の精査を検討する
100 m*l* 水飲みテスト（100-m*l* water swallow test／100-m*l* WST[12]，100WST[15]）	
手続き	① 被検者は座位をとり，100 m*l* の水が入ったコップを口唇につける ② "Go" の合図とともにできるだけ早く嚥下するよう指示する ③ ストップウォッチで開始から飲み終わるまでの時間を測る ④ 飲み終わってから 1 分以内に咳き込みや湿声の有無を観察する 嚥下中に咳き込みがみられた場合は，検査を中止とする ⑤ 嚥下した水の量と時間から嚥下速度（m*l*/s）を計算する
評価基準	嚥下速度が 10 m*l*/秒未満を異常と判定する

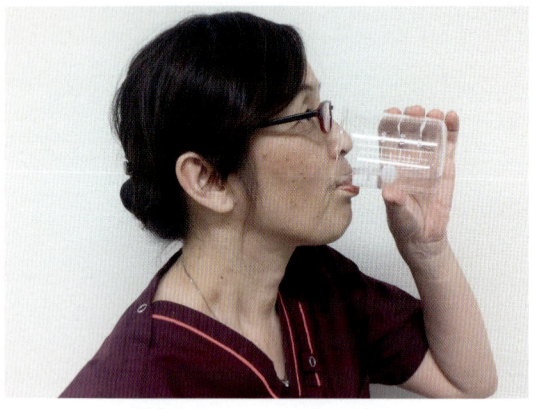

図 2. 90〜100 m*l* の連続水飲みテスト
コップの水を飲み干す連続嚥下を評価する．
エール水飲みテストではストローの利用も認められている．

感度と特異度で誤嚥の検出につながることを報告している（**表 3**）．さらに Chong ら[8]は，50 m*l* の水飲みを血中酸素飽和濃度の変化と併せることで誤嚥の検出力を高めることができると述べている．

3）多めの量（90〜100 m*l*）を利用する水飲みテスト（表 4）

このタイプのスクリーニングテストの代表は DePippo ら[9]の the 3-ounce water swallow test（3 オンス（約 90 m*l*）水飲みテスト）で，海外で広く施行されている．Suiter ら[10]はこのテストを 3,000 例に実施し，誤嚥を検出する感度が 96.5%，陰性的中率が 97.9% であったと報告している．後に彼らは 3 オンス水飲みテストを発展させ，認知機能と口腔機能のチェックを含めた The Yale Swallow Protocol（エール水飲みテスト）（**表 4**）を確立している[11]．一方，Wu ら[12]は 100 m*l* の水飲みテストを 59 例に実施し，飲水速度（飲水量／秒）とむせの組み合わせが誤嚥の判定に有用であることを示している（**表 4**）．

2．推奨される水飲みテストの実施方法

近年発表された 2 編のシステマティックレビューでは，脳血管障害患者では誤嚥検出に 3 オンス（90 m*l*）の水飲みテストが推奨されること[13]，そして，少量（1〜5 m*l*）と多め（90〜100 m*l*）の水飲みテストを組み合わせることで誤嚥の検出精度は向上すること[14]が結論づけられている．日本では MWST が主流となっているが，少量の水飲みテストのみでは偽陰性の確率が高くなるため，山部ら[15]は 100 m*l* 水飲み嚥下の導入を提唱している．対象者を的確に選定することで，90〜100 m*l* の水飲みテスト（**図 2**）は，特に嚥下の精査が困難な環境にいる臨床家には有益な手段となり得る．

表 5. フードテストの手順と判定基準

手続き	① プリン茶さじ一杯(約 4 g)を舌背前部に置き嚥下を指示する
	② 嚥下後,反復嚥下を 2 回行わせる
	③ 評価基準が 4 以上なら最大 2 施行繰り返す
	④ 最低点を評点とする
判定基準	1. 嚥下なし,むせる and/or 呼吸切迫
	2. 嚥下あり,呼吸切迫(不顕性誤嚥の疑い)
	3. 嚥下あり,呼吸良好,むせる and/or 湿性嗄声,口腔内残留中等度
	4. 嚥下あり,呼吸良好,むせない,口腔内残留ほぼなし
	5. 4 に加え,反復嚥下が 30 秒以内に 2 回可能

(文献 16 より)

フードテスト

フードテスト(food test;FT)の手順と判定基準を**表 5**[16)]に示す.MWST と共通点が多いが,検査食は口腔底ではなく舌背前部に置くよう注意する(**図 3**).原法ではティースプーン一杯量のプリンを使用することとなっているが,最近では誤嚥の際の安全性に配慮して訓練用ゼリーを用いる臨床家が多い.MWST との併用で感度の高いスクリーニングテストとなる[3)].

おわりに

近年の水飲みテストに関するシステマティックレビューでは,少量の水によるテストだけでなく,多めの水(90〜100 ml)を用いたスクリーニングテストの有用性が報告されている.日本の臨床現場では少量の水(1〜5 ml)ないしは 30 ml までのテストに留まる傾向が見受けられるが,少量の水飲みテストで問題がなかった患者に対しては,負荷の高い水飲みテストが病態把握につながることもある.今後の更なる議論と研究に期待したい.

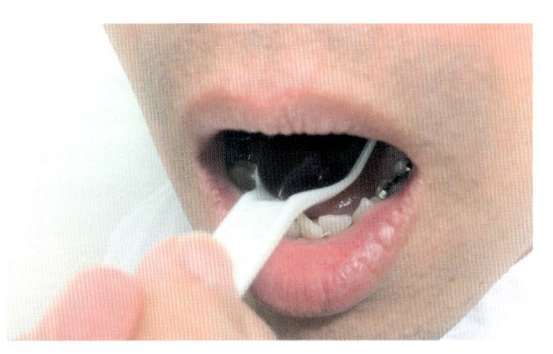

図 3. フードテスト
検査用のプリンないしはゼリー(最近は嚥下訓練用ゼリーを利用する臨床家が増えている)は口腔底ではなく舌背面の前部に置くこと.

Summary 脳血管障害患者 311 人を対象に TOR-BSST のスクリーニングテストとしての妥当性を検証した研究.

文 献

1) 日本耳鼻咽喉科学会(編):嚥下障害診療ガイドライン 2018 年版,金原出版,2018.
2) 才藤栄一:平成 11 年度長寿科学総合研究事業報告書.pp. 1-7,2000.
3) Tohara H, et al:Three tests for predicting aspiration without videofluorography. *Dysphagia*, **18**:126-134, 2003.
4) Martino R, et al:The Toronto Bedside Swallowing Screening Test(TOR-BSST):Development and validation of a dysphagia screening tool for patients with stroke. *Stroke*, **40**:555-561, 2009.

5) Clavé P, et al:Accuracy of the volume-viscosity swallow test for clinical screening of oropharyngeal dysphagia and aspiration. *Clin Nutr*, **27**:806-815, 2008.
6) Nishiwaki K, et al:Identification of a simple screening tool for dysphagia in patients with stroke using factor analysis of multiple dysphagia variables. *J Rehabil Med*, **37**:247-251, 2005.
7) 窪田俊夫ほか:脳血管障害における麻痺性嚥下障害—スクリーニングテストとその臨床応用について.総合リハ,**10**:271-276,1982.
8) Chong MS, et al:Bedside clinical methods useful as screening test for aspiration in elderly patients with recent and previous strokes. *Ann Acad Med Singapore*, **32**:790-794, 2003.
9) DePippo KL, et al:Validation of the 3-oz water swallow test for aspiration following stroke. *Arch Neurol*, **49**:1259-1261, 1992.
10) Suiter DM, et al:Clinical utility of the 3-ounce water swallow test. *Dysphagia*, **23**:244-250, 2008.

11) Suiter DM, et al：Validation of the Yale Swallow Protocol：a prospective double-blinded video-fluoroscopic study. *Dysphagia*, **29**： 1259-1261, 2014.

12) Wu MC, et al：Evaluating swallowing dysfunction using a 100 ml water swallowing test. *Dysphagia*, **19**：43-47, 2004.

13) Chen PC, et al：Systematic review and meta-analysis of the diagnostic accuracy of the water swallow test for screening aspiration in stroke patients. *J Ady Nurs*, **72**：2575-2586, 2016.
Summary 脳血管障害患者では誤嚥検出に 3 オンス（90 m*l*）の水飲みテストが推奨されるというシステマティックレビュー.

14) Brodsky MB, et al：Screening accuracy for aspiration using bedside water swallow tests： a systematic review and meta-analysis. *Chest*, **150**：148-163, 2016.
Summary 少量（1〜5 m*l*）と 90〜100 m*l* の水飲みテストを組み合わせることで誤嚥検出精度が向上したというシステマティックレビュー

15) 山部一実ほか：100 m*l* 水飲みテストによるサルコペニア嚥下障害の評価. 第 4 回日本ディサースリア学術集会抄録, p. 26. 2018.07.15.

16) 向井美惠：非 VF 系評価法（フードテスト）の基準化. 才藤栄一（主任研究者），平成 11 年度長寿科学総合研究事業報告書, pp. 43-50, 2000.

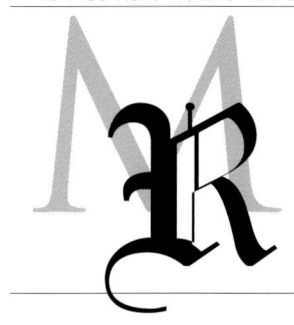

特集／これでナットク！摂食嚥下機能評価のコツ

Ⅱ．診察とスクリーニング
反復唾液嚥下テスト(RSST)

小口和代*

Abstract RSST は短時間で簡便かつ誤嚥のリスクなく実施できるスクリーニング法である．2005 年からは介護予防事業の生活機能評価の 1 項目として採用され，本邦で広く使用されている．時間・回数という間隔尺度であるため，多くの臨床研究にも活用されている．空嚥下の課題難易度は，誤嚥リスクからみれば低い．一方，嚥下運動からみると，経口負荷のある嚥下よりも難易度は高い．高難易度での機能テストは感度を上げるとともに予備能力をみることになる．カットオフ値 3 回での誤嚥スクリーニングは，感度が高く特異度が低い．偽陽性，偽陰性になり得る病態と症状に留意し，複数の評価法を組み合わせ，包括的に判断することが必須である．

Key words 反復唾液嚥下テスト(repetitive saliva swallowing test)，感度(sensitivity)，特異度(specificity)，スクリーニングテスト(screening test)

はじめに

反復唾液嚥下テスト(repetitive saliva swallowing test；RSST)は，1990 年代我が国で開発された機能的嚥下障害のスクリーニング法である[1)2)]．脳卒中治療ガイドライン(2015 年)「嚥下障害のリハビリテーション」では，スクリーニング検査の実施がグレード A で推奨されている．急速に進む高齢化の中，「介護予防のための生活機能評価」の 1 項目としても本法が採用された(2005 年度介護保険法改正)．

環境や職種を選ばず実施可能な本法は，医療機関以外でも様々なシチュエーションで使える．簡便性・安全性からはマススクリーニングにも適する．文献で報告されている 400 例以上の集団スクリーニングの対象と RSST 結果を**表1**に示す[3)~6)]．また，当地域では介護予防活動や地域の健康イベントで RSST を測定し，地域住民に嚥下障害への理解を促している(**図1**)．

臨床では初期評価から経過観察，治療効果判定まで幅広く使用されている．急性期入院での初期評価から，経口摂取の帰結予測を検討した報告もある[7)]．本稿では，RSST の方法と意義および特徴についてレビューする．

方法と判定基準

1．方 法

被検者は原則，座位とする．「30 秒間できるだけ何回も飲み込むこと」を指示し，嚥下反射の回数を計測する．嚥下反射は中指で甲状軟骨，示指で舌骨相当部に軽く触れ，喉頭挙上・下降運動を触診して確認する．口腔内乾燥が著明な場合は 1 ml 程度の水で口腔内を湿らせて実施しても良い．イラストや動画を用いた理解しやすい解説は，インターネット上で多数見つかる．ユニークなものとして，戸原らが舌骨と甲状軟骨の動態と触診の箇所について，嚥下造影検査の画像を合わせて紹介している[8)]．各種参照されたい．

* Kazuyo OGUCHI，〒 448-8505 愛知県刈谷市住吉町 5-15　医療法人豊田会刈谷豊田総合病院リハビリテーション科，部長

表 1. RSST によるスクリーニングの報告例

	対象	N（名）	平均年齢（歳）	RSST 平均回数（回）	RSST 陽性率
鄭ら　1999[3]	施設入所高齢者	1,048	82.2±7.0	2.1±1.6	62.6%
河合　2016[4]	地域高齢者	638	—	4.0±1.8	17.6%
北村ら　2018[5]	保険薬局来局の高齢者	456	76.2±6.4	5.9±4.2	12.1%
高柳ら　2013[6]	成人歯科健診参加者	4,998	—	—	5.4%

陽性(RSST 2 回以下)率の高い順に示した．集団により陽性率が大きく異なり，嚥下障害への対応の必要度が反映される．

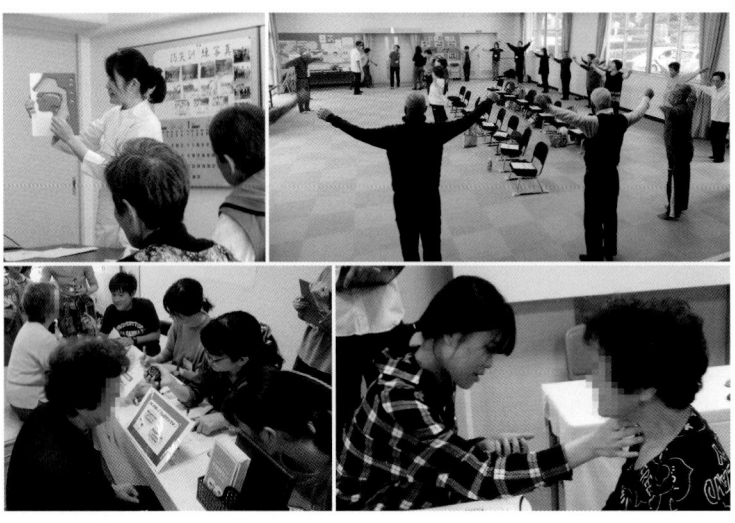

図 1. RSST の活用例：地域の介護予防・健康教育活動

2．留意点

実施前の説明で，30 秒間テストに集中し途中で発語しないこと，口腔内に唾液がなくなっても続けることを伝える．嚥下反射惹起性が低下している患者では，喉頭がわずかに挙上しかけるが，上前方まで行かずすぐ下降してしまうことがあり，注意を要する．頸部皮下脂肪が厚い，甲状軟骨の位置が高いなどで喉頭挙上が確認しにくい場合もある．触診の弱点を補完するのに，舌骨上筋群触診の併用や耳内嚥下音による解析が報告されている[9)10]．また，回数だけでなく嚥下反射までの所要時間を記録しておくと，より詳細に変化が評価できる．

3．判定基準

30 秒間に 3 回をカットオフ値とする(2 回以下を陽性とする)．記録では 0 回と実施不能を区別する．実施不能の際，その理由を記載しておくと経時的変化を評価するのに役立つ．基準は健常高齢者 30 名(平均年齢 68.1±6.8 歳)の 3 回目の空嚥下までの平均積算時間と 3 SD(standard deviation)から算出している．なお，平均回数は 5.9±2.3 回(最小 2～最大 10)だった．リハビリテーション科で嚥下障害を疑われ，嚥下造影検査を実施した患者において，RSST 3 回は誤嚥のスクリーニングとして感度 0.98，特異度 0.66 であり，感度が非常に高かった．すなわち偽陰性は少ないが，偽陽性が多い点に注意が必要である．

地域在住高齢者のスクリーニングにおける陽性率は 10～20% であり[4)~6]，3 回達成できない例は稀ではない．誤嚥の真陽性の検出には次段階の，直接経口負荷する評価が必須である．感度・特異度については後述する．

4．実施不能率

RSST は指示理解が困難だと，実施不能である．実施不能の割合は施設入所高齢者で 4.6%，急性期病院の嚥下障害患者で 16.9% との報告がある[3)7]．

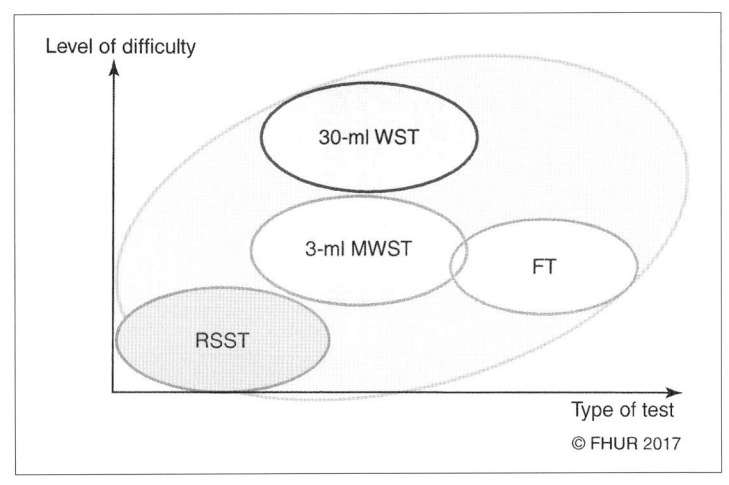

図 2. スクリーニングテストの課題難易度
MWST：modified water swallowing test
WST：water swallowing test
FT：food test

（文献 16 より引用）

認知症においては，改訂長谷川式簡易知能評価スケール 2 点以上で 50% 以上，12 点以上で 90% 以上が実施可能と報告されている[11]．また，認知症グループホーム入居者における CDR（Clinical Dementia Rating）と口腔機能を比較した報告によると，RSST は CDR 2 では 77% 実施できたが，CDR 3 では全員実施不能であった[12]．

両報告のとおり，認知症であっても程度により実施は可能である．特に急性期入院においては，病態改善とともに認知機能も改善し，評価可能となる場合がある．RSST に限らずスクリーニング法は，簡便に繰り返し評価できることが強みである．病態が日々変化する急性期の評価として活用し，適切な時期に精密検査や目標設定ができるようにしたい．

意義と課題難易度，感度・特異度

1．意　義

嚥下反射は spontaneous swallow（自発嚥下）と voluntary swallow（随意嚥下）に大別される[13]．RSST は随意嚥下の惹起性を定量評価している．カウントするのは咽頭期の嚥下反射だが，空嚥下の反復は咽頭期以前の運動・認知も含まれる課題である．

簡便性や安全性以外に，回数，時間という間隔

尺度であることは大きな利点である．統計的処理が容易にでき，**表 1** に示したように，対象集団の嚥下機能の特徴が表わせる．歯科領域では口腔機能向上事業の効果測定を検証し，RSST 3 回未満の対象者に有意な回数増加や初回嚥下までの時間短縮が報告されている[14)15]．

2．課題難易度

症例において嚥下機能評価する際には，複数の評価法を組み合わせ，包括的に判断することが必須である．RSST 後には改訂水飲みテストやフードテスト，さらに精密検査へと進める．RSST は誤嚥リスクの判断，経時的変化の評価項目，さらには水飲みテストの嚥下前運動として有意義である．特に RSST 陽性の患者に対し，経口負荷テストを実施する際は，量・粘度などの調整や SpO_2 モニター，吸引器準備など，十分にリスク管理する．

図 2 に評価法の種類による課題難易度を示す[16]．安全性，誤嚥リスクからみると，RSST は他テストより難易度が低い．一方，嚥下運動からみると，経口負荷なしで嚥下反射を複数回惹起することは，難易度の高い課題である．高難易度の課題はスクリーニングの感度を上げるとともに，嚥下機能の予備能をみることにもなる．

高齢者で回数が少ないことは，多くの論文で報告されている．高柳らの調査では，RSST 6 回以

表 2. RSST のスクリーニング感度と特異度

	対象	N（名）	平均年齢（歳）	嚥下障害の判断基準	感度（%）	特異度（%）
鄭ら　1999[3]	施設入所高齢者	1,048	82.2±7.0	食事中あるいは食後の観察	80.3	40.1
小口ら　2000[2]	嚥下障害疑いの入院患者（脳血管障害 71%）	131	62.4±15.4	VF における誤嚥	97.6	65.8
平岡ら　2009[17]	嚥下障害疑いの脳卒中急性期患者	132	70.1±11.7	VF における喉頭侵入・誤嚥	77.7	23.7
菅野ら　2017[18]	施設入所高齢者	113	82.5	VE における喉頭侵入・誤嚥の重症度スケール 2 以上	82	46
Persson E, et al 2019[19]	geriatric sub-acute stroke unit の患者	40	83.4±8.7	SSA-S における問題あり	69	93

VF : videofluoroscopic examination of swallowing
VE : videoendoscopic examination of swallowing
SSA-S : standardized swallowing assessment-svenska

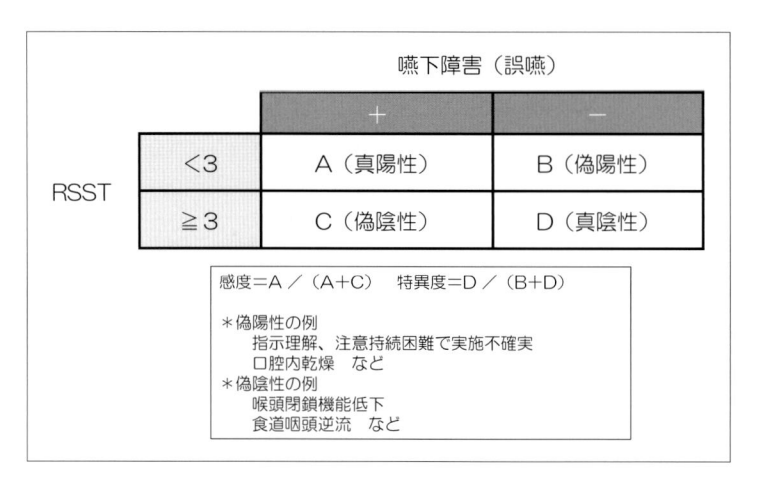

図 3. RSST の感度・特異度

上の割合は 40 代約 60%，50〜60 代約 50%，80 代以上では約 30% と減少し，加齢に伴う機能低下を捉えていることがうかがえる[6]．

3．感度・特異度

「どのような対象者」の「何をスクリーニングするか」によって検出力は異なる．RSST は，様々な対象者でスクリーニングの感度・特異度が複数検証されている（表2）．最近，RSST と主に国外で使用されている包括的スクリーニング法である standardized swallowing assessment（以下，SSA）との比較が報告された[19]．水飲みテストを含む SSA での異常所見者のスクリーニング感度は 69%，特異度 98% と他の報告とは逆の結果であった．RSST 開発時は嚥下造影検査の誤嚥所見（症例に合わせバリウム水溶液 2〜20 ml で評価）に対して検討した．SSA には 30 ml 水飲みテストが含まれており，より軽度の嚥下障害まで幅広く

指摘された可能性がある．

改めて，スクリーニングにおける感度・特異度について図3に示す．RSST 偽陽性の例としては指示理解困難による課題遂行不確実例，口腔内乾燥例など，偽陰性の例としては喉頭閉鎖機能低下例，食道内逆流例などがある．偽陽性・偽陰性となり得る病態や症状があれば，他評価や所見を組み合わせ，結果の解釈に注意を要する．

菅野らは，施設入所の後期高齢者の誤嚥検診で，嚥下内視鏡検査の喉頭侵入・誤嚥に対する，スクリーニングの妥当性を詳細に検討している[18]．検診結果では，RSST の偽陽性者は真陽性者に比較し有意に要介護度が低く，偽陰性者は真陰性者に比べ高身長，男性が多かった．高齢男性は女性よりも嚥下機能の予備能が低く，嚥下障害が早期に起きやすいといわれている．RSST 陰性例，つまり，嚥下反射惹起性は保たれているが喉

頭閉鎖機能が低下している群で，性差が指摘されたことは興味深い．

まとめ

　RSST 開発から 20 年，日本の高齢化率は 2000 年 17%から 2017 年 27.7%へと急速に上昇した．この間，地域の急性期病院である当院リハビリテーション科に依頼される年間嚥下障害患者数は，2.5 倍，患者の平均年齢は 70 歳から 83 歳と大幅に上がり，誤嚥性肺炎の超高齢者，認知症患者が増加している．地域住民への嚥下障害の啓発とともに，汎用性の高いスクリーニングの普及が不可欠である．今後，摂食嚥下の先行期も含めた，標準的スクリーニングの手法や妥当性，病態に応じた適切な組み合わせの検討が進み，より良い評価・治療計画につながることが期待される．

文　献

1) 小口和代ほか：機能的嚥下障害スクリーニングテスト「反復唾液嚥下テスト」(the Repetitive Saliva Swallowing Test：RSST)の検討(1)正常値の検討．リハ医学，37：375-382，2000．

2) 小口和代ほか：機能的嚥下障害スクリーニングテスト「反復唾液嚥下テスト」(the Repetitive Saliva Swallowing Test：RSST)の検討(2)妥当性の検討．リハ医学，37：383-388，2000．

3) 鄭　漢忠ほか：反復唾液嚥下テストは施設入所高齢者の摂食・嚥下障害をスクリーニングできるか？．日摂食嚥下リハ会誌，3：29-33，1999．

4) 河合　恒：介護予防における口腔機能評価の重要性．バイオメカニズム会誌，40：249-253，2016．

5) 北村　哲ほか：保険薬局における高齢者嚥下機能低下の実態調査とリスク因子の解析．日老薬会誌，1：8-13，2018．
　　Summary　地域の保険薬局でスクリーニングしたところ 65 歳以上の RSST 陽性率は 12%だった．対象者に自己測定させており説明用紙も掲載されている．

6) 高柳篤史ほか：一般成人の RSST(反復唾液嚥下テスト)陽性率と自覚症状．ヘルスサイエンス・ヘルスケア，13：31-36，2013．

7) 前田葉子ほか：急性期病院における嚥下障害患者の予後予測―初回スクリーニング検査からみた帰結と不顕性誤嚥の検討―．日摂食嚥下リハ会誌，14：191-200，2010．
　　Summary　初回嚥下スクリーニング検査と経口摂取の帰結を調査したところ，RSST 3 回以上かつ MWST 3 点以上で 87.9%経口摂取確立ができた．不顕性誤嚥見落とし症例の病態についても詳細に記載されている．

8) 戸原　玄ほか：反復唾液嚥下テストの意義と実施上の要点．老年歯医，20：373-375，2006．

9) 池野雅裕ほか：反復唾液嚥下テストにおける舌骨上筋群触診併用の有用性について―健常高齢者ならびに嚥下障害者における検討―．日摂食嚥下リハ会誌，16：148-154，2012．

10) 土師知行ほか：反復唾液嚥下での嚥下時間および間隔の加齢による影響について―耳内嚥下音による解析―．嚥下医学，6：92-99，2017．

11) Mitsue K, et al：Relationship between the Score of Hasegawa's Dementia Scale-Revised and the Successful Ratio of Repetitive Saliva Swallowing Test in Dementia Patients. *Med Biol*, 155：115-120, 2011.

12) 小原由紀ほか：認知症グループホーム入居高齢者における認知症重症度と口腔機能および栄養状態の関連．日衛誌，9：69-79，2015．

13) Ertekin C：Voluntary Versus Spontaneous Swallowing in Man. *Dysphagia*, 26：183-192, 2011.

14) 大岡貴史ほか：日常的に行う口腔機能訓練による高齢者の口腔機能向上への効果．口腔衛会誌，58：88-94，2008．

15) 金子正幸ほか：地域在住高齢者に対する口腔機能向上事業の有効性．口腔衛会誌，59：26-33，2009．

16) Pongpipatpaiboon K, et al：Clinical Evaluation of Dysphagia. Eiichi Saitoh, et al(eds.), Dysphagia Evaluation and Treatment. pp.35-98, Springer, 2018.

17) 平岡千穂ほか：脳卒中急性期におけるベッドサイドの嚥下評価と嚥下造影検査の比較検討．脳卒中，31：148-151，2009．
　　Summary　脳卒中急性期において RSST と MWST を行い，全体の 32.6%に嚥下造影所見との乖離を認めた．認知機能や身体機能低下，咽頭反射異常を認める患者には積極的に嚥下障害を疑う必要がある．

18) 菅野和弘ほか：高齢者施設入所中の後期高齢者に対する嚥下スクリーニングの妥当性評価―誤嚥検診を通じて―．嚥下医学，6：100-108，2017．

19) Persson E, et al：Repetitive Saliva Swallowing Test：Norms, Clinical Relevance and the Impact of Saliva Secretion. *Dysphagia*, 34：271-278, 2019.

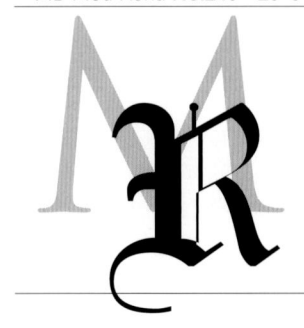

特集／これでナットク！摂食嚥下機能評価のコツ

Ⅱ．診察とスクリーニング
咳テスト

若杉葉子[*1]　戸原　玄[*2]

Abstract　咳テストは不顕性誤嚥のスクリーニングのために開発された．現在までの研究で高い精度を示し，不顕性誤嚥のスクリーニングに有用であることが示されている．咳テストを用いることで，咳を誤嚥の徴候（指標）として使えるか否かを判断することができるため，VE の実施が困難な場合や VE や VF を単独で実施できない職種で咳テストを用いることは有用である．咳テストで陽性の場合は，咳の感受性が低下しているので，VE や VF などの精査をしたほうが良い，もしくは継続したフォローの必要性が高いといえる．咳テストで用いるネブライザーはポータブルであり簡易に実施できるので，病院だけでなく在宅でも活用することができる．また，他のスクリーニングテストと一緒に用いることで有用性が上がる．

Key words　嚥下障害（dysphagia），咳反射（cough reflex），咳テスト（cough reflex testing）

はじめに

これまで頻用されてきた誤嚥のスクリーニングテストは，咳の有無で誤嚥の有無を判定するものが多く，不顕性誤嚥は健常と判断されている可能性があった．実際，ベッドサイドでは 40％が見落とされているという報告があり，VF や VE で判断される不顕性誤嚥の有病率は約 30％という報告と数値的には乖離しない[1)2)]．この不顕性誤嚥をスクリーニングするために開発したのが咳テストである．

咳とは何か？

咳は咽頭や気道の侵害刺激に対する反射であり，急性咳嗽，慢性咳嗽，その他に分けられる．咳の原因は誤嚥だけでなく，多岐に及ぶ（**表1**）．

表 1．咳の原因

急性	その他
かぜ	急性副鼻腔炎
インフルエンザ	細気管支炎
刺激物吸入	窒息
百日咳	慢性副鼻腔炎
慢性	COPD
アレルギー	クループ
ぜんそく	肺気腫
アトピー咳嗽	心不全
気管支炎	喉頭炎
胃食道逆流	肺がん
後鼻漏	ACE 阻害薬
	RS ウイルス
	結核

（http://www.mayoclinic.org/symptoms/cough/basics/when-to-see-doctor/sym-20050846 より筆者訳）

[*1] Yoko WAKASUGI，〒 105-0004 東京都港区新橋 5-14-10 新橋スクエアビル 7F　医療法人社団悠翔会悠翔会在宅クリニック歯科診療部／東京医科歯科大学大学院医歯学総合研究科高齢者歯科学分野
[*2] Haruka TOHARA，東京医科歯科大学大学院医歯学総合研究科高齢者歯科学分野，准教授

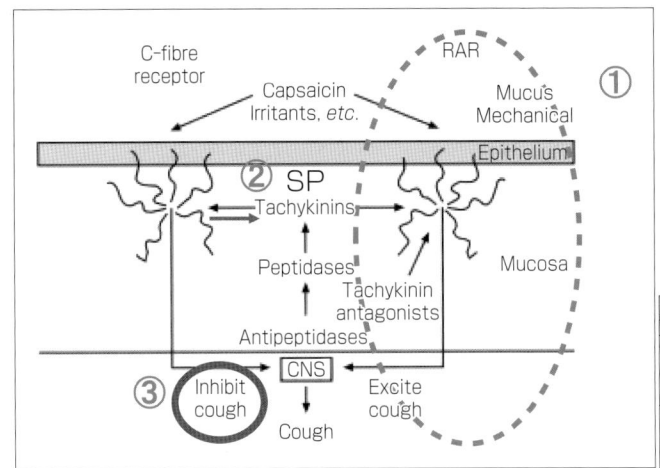

図 1. 咳の受容体

受容体	線維	刺激の種類	分布領域
RARs	Aδ fiber	機械的刺激 化学的刺激	喉頭〜気管, 気管支
C 線維 受容体	C fiber	化学的刺激	呼吸器全般

（文献 3 より）

咳のメカニズム

咳受容体は迷走神経の終末にあり，主に喉頭，気管分岐部，食道に存在する．喉頭への刺激は上喉頭神経の内枝もしくは外枝を通じて CNS(central nervous system)へ伝えられ，気管や気管支からの刺激は迷走神経により伝えられる．咳受容体からの求心線維は延髄の孤束核に収束する．ここに咳の CPG(central pattern generator)が存在するが，咳は上位中枢からも制御されているので，自発的に咳をしたり我慢したりすることができる．

咳の受容体には有髄神経である RARs(rapidly adapting receptor)と無髄神経である C 線維受容体がある(図1)．RARs は機械的刺激と化学的刺激に刺激され，C 線維受容体は化学的刺激に刺激される．

C 線維受容体は求心的には咳を抑制し，遠心的に RARs を活性化することで間接的に咳を引き起こす．外界からの刺激に C 線維受容体が反応すると，その近傍からサブスタンス P(SP)などの神経ペプチドが放出される．SP は迷走・舌咽神経の知覚枝の神経節で合成され，ドパミンによって促進される．気道上皮に SP が増えると，RARs が興奮し，刺激が延髄の孤束核に伝えられる．横隔神経などの遠心路を経て声帯や呼吸筋に伝わると努力性吸気に続く爆発的呼気により異物が排出される．

つまり，咳は，① RARs への直接的な刺激，② C 線維受容体から放出される SP などの神経ペプチドによる間接的な RAR 刺激，③ C 線維反射応答による中枢性咳嗽抑制作用の 3 つのバランスによって生じるか否かが決まる．神経ペプチド(SP)の量が不十分な場合は，③＞② となり咳は生じない[3]．

食べ物や水分，唾液などの刺激が気管に吸い込まれると主に RARs が刺激される．一方，咳テストでクエン酸の噴霧を吸い込んだときは主に C 線維受容体が刺激される．つまり，咳を惹起させるメカニズムは少し異なる．

咳テストによる不顕性誤嚥のスクリーニング

咳テストは，霧化した咳誘発物質を吸入させて咳反射の有無を評価する検査である．

方法は東北大学の方法に準じた．クエン酸生理食塩水溶液(クエン酸第 1 水和物を生理食塩水に 1.0 重量％で溶解したのもの)を超音波ネブライザーもしくはメッシュ式ネブライザーに注入し，咳を誘発する．ネブライザーから産生される霧を口から吸入するよう指示をする．認知機能の低下など従命困難で口から吸入することができない場合はノーズクリップを使用する．

2008 年に発表した論文では，カットオフ値を 1 分間で 5 回以上咳反射が生じた場合を陰性(正常)とし，4 回以下であれば陽性(不顕性誤嚥の疑い)とした[4]．その後，2012 年に Sato らがカットオフ値を 30 秒間で 1 回の咳が出ると陰性(正常)とした論文を発表し高い精度を示したため，一般的に用

表 2. 不顕性誤嚥のスクリーニングの結果

患　者		感　度	特異度	有病率	クエン酸濃度	カットオフ値	ネブライザーのタイプ
Tanaka 2000	26 Consecutive	0.80	0.79	38.5%	1.13%	1 min 5 coughs	超音波
Wakasugi 2008	204 Consecutive	0.87	0.89	25.5%	1%	1 min 5 coughs	超音波
Suzuki in Japanese 2012	94 Consecutive	0.71	0.54	22.3%	1%	1 min 5 coughs	超音波
Wakasugi-2 2014	160 Consecutive	0.86	0.71	27.5%	1%	1 min 5 coughs	メッシュ式
Guillen-SoLa 2015	134 Subacute stroke	0.19	0.71	19.4%	1%	1 min 5 coughs	超音波
Sato 2012	141 Consecutive	0.92	0.94	26.2%	1%	30 s 1 cough	メッシュ式
Lee 2014	101 CNS disease only female	0.87	0.70	30.7%	1%	30 s 1 cough	メッシュ式

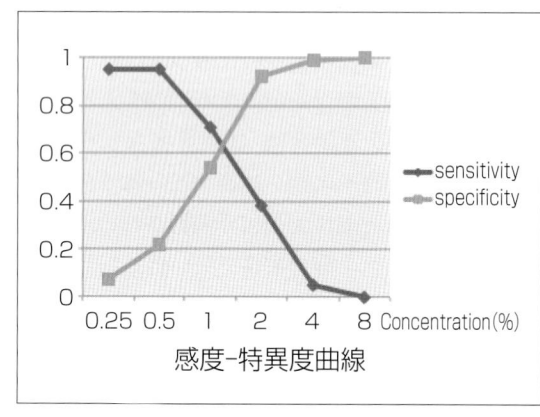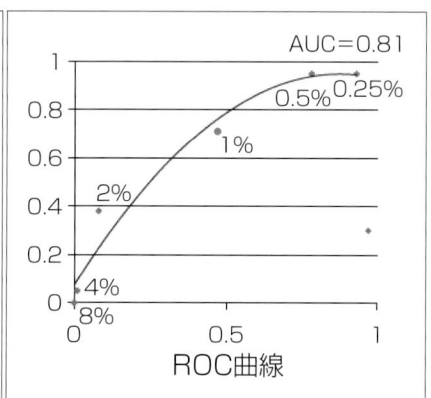

図 2. 感度-特異度曲線, ROC 曲線
患者数＝94 名　誤嚥なし：43, 顕性誤嚥：30, 不顕性誤嚥：21

（文献 7 より）

いられるようになった[5].

　また, ネブライザーは 2008 年で発表した論文では超音波式のものを用いたが, 2014 年には携帯できるメッシュ式のネブライザーでの有用性を示し[6], より簡便に場所を選ばずに実施できるようになった.

　VF もしくは VE の結果を基準とした不顕性誤嚥のスクリーニングの結果を表 2 に示す. 感度は 0.7 から 0.9, 特異度は 0.7 から 0.9 であったが, 感度 0.19, 特異度 0.54 という数値も認められる.

　感度-特異度曲線と ROC 曲線を図 2[7]に示す. ROC 曲線によると, カットオフ値 60 秒での AUC は 0.81, カットオフ値を 28.12 秒での AUC は 0.82 であり, 予測精度は moderately accurate で

あった.

　図 3 は咳閾値のグラフである. 誤嚥なし群と不顕性誤嚥群, 顕性誤嚥群と不顕性誤嚥群の咳閾値には有意差が認められた. 不顕性誤嚥群では咳閾値が上昇しているという咳テストの有用性を裏付けるデータが存在している.

　表 3[8]に疾患別のスクリーニングの結果を示す. 概ねどの患者群でも良い結果であり, 咳テストは対象を選ばずに有用であることを示唆している.

他のスクリーニングテストとの併用

　咳テストは嚥下反射を評価することができないため, 嚥下反射を評価するスクリーニングテストと併用することが望ましい. 我々は改訂水飲みテ

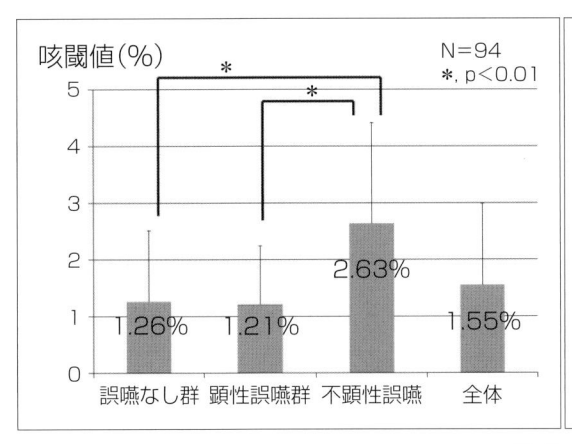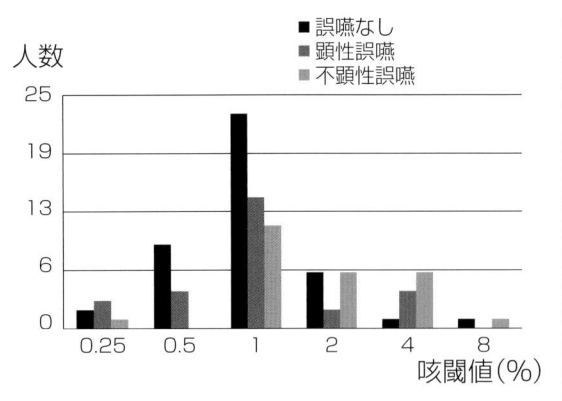

図 3. 咳閾値

（文献 7 より）

スト（Modified water swallowing test；MWST）を用いて，図4に示すフローチャートを作成した．MWST で嚥下反射をアセスメントし，咳テストで防御反射をアセスメントすることで，MWST で正常と判断されふるい落とされる可能性のある不顕性誤嚥を見つけ出す．つまり，咳を指標として訓練を続けて良いか否かの判断をすることができる．

　VF，VE の結果との一致率は，健常群で 89.1%，不顕性誤嚥疑い群では 50%，顕性誤嚥群では 73.7%，不顕性誤嚥群では 88.2% であった．不顕性誤嚥疑い群は 16 例で，うち 7 例が誤嚥なし，1 例が顕性誤嚥，8 例が不顕性誤嚥であった．嚥下反射を評価するスクリーニングテストと咳反

表 3. 疾患別精度

	人　数	感　度	特異度
脳血管障害	63	0.76	0.82
頭頚部がん	48	1.00	0.79
変性疾患	31	0.83	0.84
呼吸器疾患	25	0.67	0.81

（文献 8 より）

射を評価するスクリーニングテストを組み合わせることで，より精度の高い不顕性誤嚥のスクリーニングをすることができる．

咳反射に影響を及ぼす因子

　咳テストはスクリーニングテストであるため偽陽性と偽陰性が生じる．偽陽性では，本当は不顕

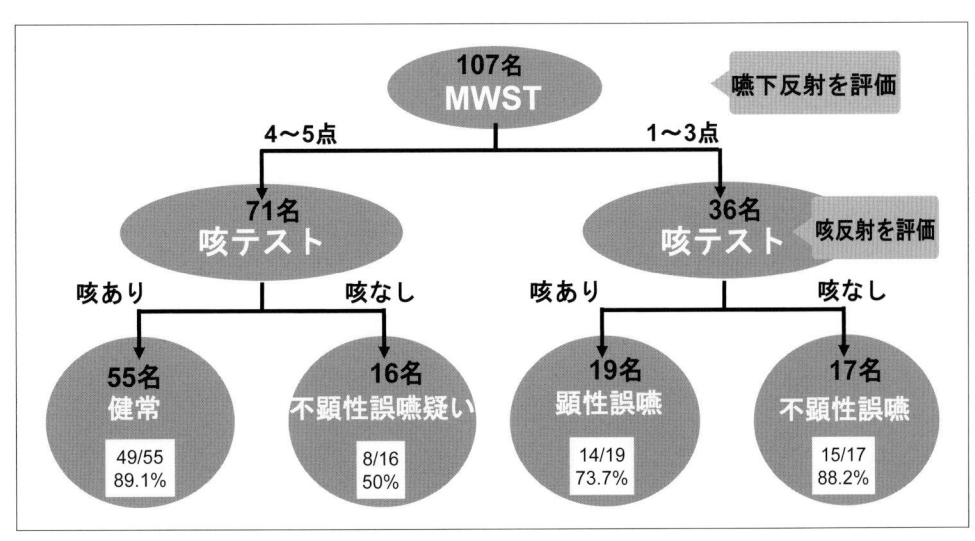

図 4. MWST と咳テストの併用

表 4. 咳閾値の変化

喫　煙	Control：喫煙者	1.31%：3.13% p<0.03	Kanezaki, 2010
加　齢	若年女性：高齢女性	0.99%：1.57% NS	Ebihara, 2011
性　別	男性：女性	2.07%：0.88% p<0.03	Peijun, 2010
パーキンソン病	Control：早期パーキンソン病	1.44%：1.11% p<0.01	Ebihara, 2009
	Control：進行期パーキンソン病	1.44%：4.63% p<0.005	

（超音波ネブライザとクエン酸を用いて 5 回咳が出たときを閾値とした）

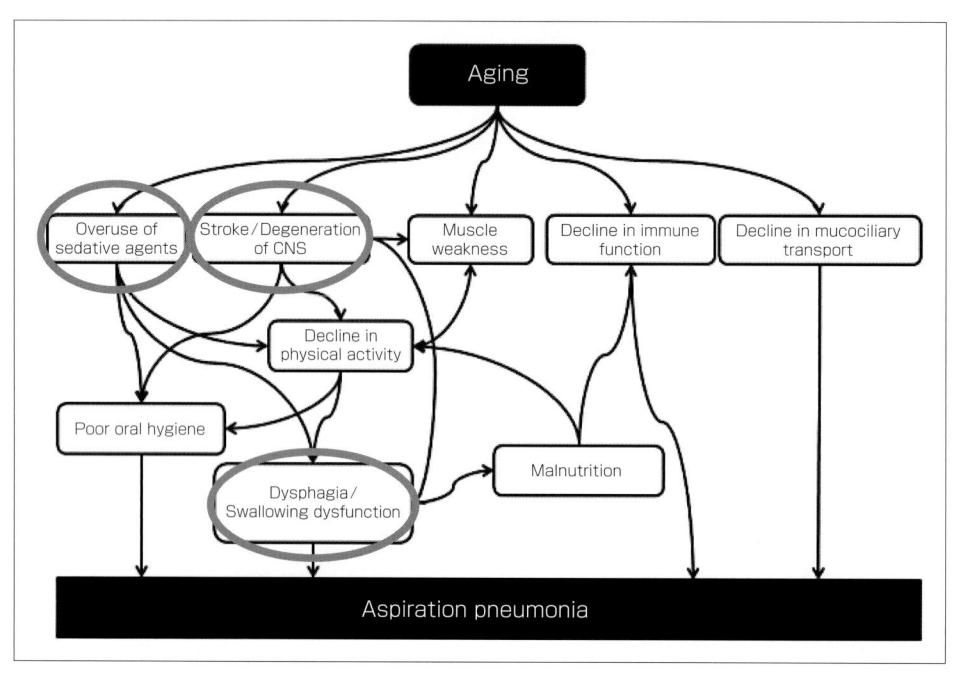

図 5. 肺炎の成り立ち

（文献 16 より）

性誤嚥を呈さないが咳テストで咳が出ず不顕性誤
嚥と判断される．偽陰性は不顕性誤嚥であるのに
咳テストで咳が出て正常と判断される．

　咳反射に影響を及ぼす因子には，喫煙（喫煙者
では咳閾値が上がる），性別（男性より女性のほう
が咳閾値が低い），睡眠（就寝時は咳反射が減弱す
る）がある．また，咳反射と加齢の関係は 70 歳ま
では有意に低下しないが，認知機能や活動性の低
下により低下すると報告されている（表4）．さら
に，ドパミンが減少する大脳基底核の脳血管障害
を有する患者やパーキンソン病の患者も咳反射が
低下する．他には意識障害，統合失調症などのド
パミンが減少するものも同様である．

　それゆえ，患者の中には誤嚥はしないが，咳閾
値が上昇している患者がいることが予測される．
この偽陽性群は咳閾値がなんらかの理由で上昇し

ていると考えられる．彼らは将来誤嚥するように
なった場合に不顕性誤嚥を呈するのであろうか？
咳閾値の変化と不顕性誤嚥の関係は未だ明らかに
されていない．不顕性誤嚥は呈さなかったものの
咳テストで咳が生じなかった患者はフォローした
ほうが良いだろう．

不顕性誤嚥の幅

　偽陰性・偽陽性が生じるもう 1 つの理由は不顕
性誤嚥の幅にある．

　顕性誤嚥には 2 種類あり，誤嚥してすぐ，つま
り気道の浅い部分で反応し咳が出ている場合と，
気道の深部まで誤嚥物が到達してから咳が生じる
場合がある．前者を laryngeal cough reflexr とい
い，後者を deeper tracheobronchial cough reflex
という[9]．これらの反射は異なるメカニズムであ

るといわれており，どちらの咳を咳テストが反映しているかは明らかではない．これも乖離する一因になっていると思われる．

筆者の研究では，気道内の侵入深度が浅く，量も少量（痕跡程度）の不顕性誤嚥は 1% のクエン酸を用いた咳テストではスクリーニングが難しいという結果を得ている．

肺炎との関係

咳テストと肺炎の関係について調べた論文がいくつか発表されている．3 つのコホート研究からは脳卒中急性期の患者において咳テストの反応が正常ではない場合に肺炎の警報としてとることができることが[9]~[12]，症例対象研究では，誤嚥性肺炎の患者は咳反射を起こす感覚が低下していることが報告されている[13]~[15]．

これらの研究から咳テストは肺炎の予測に使えるといえるだろうか．誤嚥性肺炎は**図 5**[16]に示すように多様な原因によって引き起こされるため，現時点では急性期の脳卒中患者以外では，その有用性の検証は不足しているといえる．肺炎を発症しやすいといってもそれまでの期間には幅があるので，今後は long term study は必要であろう．

誤嚥性肺炎検出のためのスクリーニングテストとしては，簡易嚥下誘発試験が有名である（simple swallowing provocation test；SSPT）．鼻腔から 5 Fr の経鼻栄養チューブを咽頭まで挿入し，0.4 ml の蒸留水を注ぎ，その反応として 3 秒以内に嚥下反射が惹起すれば正常，しなければ異常と判定する．寺本らは，この検査では誤嚥性肺炎群では異常を示す人の割合が高かったと報告している[17]．

文 献

1) Smith CH, et al：Incidence and patient characteristics associated with silent aspiration in the acute care setting. *Dysphagia*, **14**(1)：1-7, 1999.

2) Leder SB, et al：Fiberoptic endoscopic evalua-
tion of dysphagia to identify silent aspiration. *Dysphagia*, **13**(1)：19-21, 1998.

3) Widdicombe JG：Neurophysiology of the cough reflex. *Eur Respir J*, **8**(7)：1193-1202, 1995.

4) Wakasugi Y, et al：Screening test for silent aspiration at the bedside. *Dysphagia*, **23**(4)：364-370, 2008.

5) Sato M, et al：Simplified cough test for screening silent aspiration. *Arch Phys Med Rehabil*, **93**(11)：1982-1986, 2012.

6) Wakasugi Y, et al：Usefulness of a handheld nebulizer in cough test to screen for silent aspiration. *Odontology*, **102**(1)：76-80, 2014.

7) 鈴木瑠璃子：摂食・嚥下障害患者の咳閾値と咳テストのクエン酸至適濃度の研究．日摂食嚥下リハ会誌，**16**(1)：13-19，2012.

8) 若杉葉子ほか：不顕性誤嚥のスクリーニング検査における咳テストの有用性に関する検討．日摂食嚥下リハ会誌，**12**(2)：109-117，2008.

9) Ramsey D, et al：Silent aspiration：what do we know? *Dysphagia*, **20**(3)：218-225, 2005. Review.

10) Addington WR, et al：Assessing the laryngeal cough reflex and the risk of developing pneumonia after stroke. *Arch Phys Med Rehabil*, **80**(2)：150-154, 1999.

11) Stephens RE, et al：Effect of acute unilateral middle cerebral artery infarcts on voluntary cough and the laryngeal cough reflex. *Am J Phys Med Rehabil*, **82**(5)：379-383, 2003.

12) Miles A, et al：Cough reflex testing in Dysphagia following stroke：a randomized controlled trial. *J Clin Med Res*, **5**(3)：222-233, 2013.

13) Sekizawa K, et al：Lack of cough reflex in aspiration pneumonia. *Lancet*, **335**(8699)：1228-1229, 1990.

14) Nakazawa H, et al：Risk of aspiration pneumonia in the elderly. *Chest*, **103**(5)：1636-1637, 1993.

15) Niimi A, et al：Impaired cough reflex in patients with recurrent pneumonia. *Thorax*, **58**(2)：152-153, 2003.

16) Komiya K, et al：Healthcare-associated Pneumonia and Aspiration Pneumonia. *Aging Dis*, **6**(1)：27-37, 2014.

17) 寺本信嗣ほか：嚥下機能スクリーニングとしての簡易嚥下誘発試験：(simple swallowing provocation test) の有用性，日呼吸会誌，**37**(6)：466-470，1999.

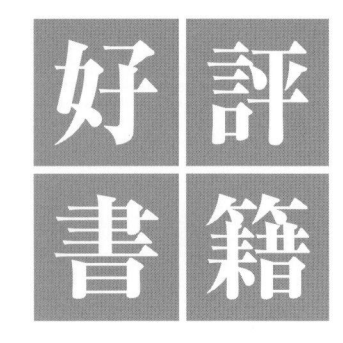

医療・看護・介護で

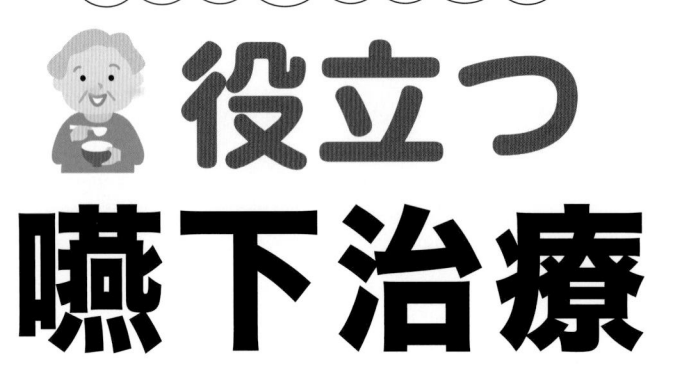

役立つ 嚥下治療 エッセンスノート

完全側臥位などの手法を、イラストや写真で解説！

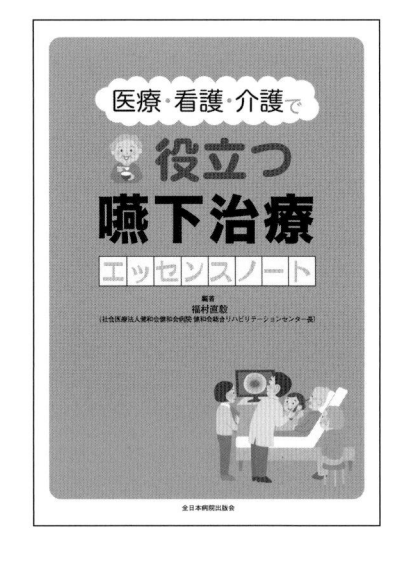

編著 **福村直毅** 社会医療法人健和会健和会病院, 健和会総合リハビリテーションセンター長

A5判 全202頁 定価3,300円＋税 2015年11月発行

嚥下障害治療に医師、看護・介護、歯科、言語聴覚士、栄養科など様々な視点からアプローチ！

超高齢社会を迎え、医療・看護・介護の現場で今後ますます必要とされる嚥下治療。本書は、嚥下障害の定義、咽頭・喉頭の構造、誤嚥のメカニズムなどの医学的な基礎を踏まえ、実際の検査や治療、日々のケアまで具体的に解説しました。食事介助、歯科診療、嚥下訓練、栄養管理など、各職種の専門性を活かしたチーム医療を進めるうえで知っておきたい知識も満載。
嚥下治療に関わるすべての方々のための実践書です。

CONTENTS

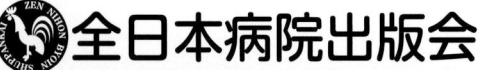
全日本病院出版会 〒113-0033 東京都文京区本郷3-16-4 Tel：03-5689-5989
www.zenniti.com Fax：03-5689-8030
お求めはお近くの書店または弊社ホームページまで！

MB Med Reha **No.240**：33-37, 2019

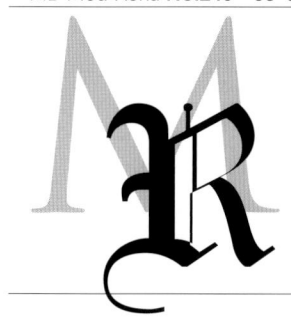

Ⅱ．診察とスクリーニング
頚部聴診法を用いた嚥下評価のポイント

大野木宏彰*

Abstract 頚部聴診法は，聴診器1つあれば行える摂食嚥下機能の評価方法で，外からの観察が難しい咽頭期における摂食嚥下障害を判定するのに有用である．喉頭の側面に聴診器を当てて，食塊を嚥下する際に生じる嚥下音や嚥下前後の呼吸音を聴取し，異常を疑う嚥下音（泡立ったような音，弱い音，複数回の嚥下音など）や呼吸音（むせを伴う喀出音，湿性音など）の有無により摂食嚥下障害を判定する．摂食嚥下障害の有無のスクリーニングテストとして用いた場合には80%以上の診断精度があったとされている．取り込み動作の観察や喉頭挙上具合の確認など，視診や触診を併せて評価を行うことや，嚥下音や呼吸音を同時に録音した嚥下造影検査（VF）映像で，喉頭蓋反転不良，鼻咽腔逆流などにより生じる異常音の特徴を視覚的・聴覚的に学ぶことで評価精度の向上が期待できる．本稿では，頚部聴診法を活用するためのポイントとなる嚥下音の特徴や実施方法について概説する．

Key words 摂食嚥下障害(dysphagia)，評価(evaluation)，頚部聴診法(cervical auscultation)，嚥下音(swallowing sound)

頚部聴診法とは

　頚部聴診法とは，食塊を嚥下する際に咽頭部で生じる嚥下音や嚥下前後の呼吸音を，頚部に当てた聴診器で聴診することで，主に咽頭期における摂食嚥下障害を判定する方法である．特別な機器を必要とせず，聴診器1つで行える評価方法であり，どんな職種でもいつでもどこでも行うことができる．

　嚥下造影検査（VF）や嚥下内視鏡検査（VE）のような機器を用いた検査は，人や時や場所を選ぶためにどうしても臨機応変に評価を行うことが難しい．また，X線室で造影剤入りの検査食を用いて嚥下してもらう，細いとはいえ鼻から内視鏡を挿入した状態で嚥下してもらうなど，自然な嚥下状態をみることができていない可能性もある．特に認知症の方への検査では協力を得られずに十分な検査が行えないことも少なくない．

　それに対し，頚部聴診法は自由に食品を選択し，ベッドサイドや食事場面において自然な嚥下状態を評価することができる．咽頭期障害を判断することにより，その場で適切な対応方法を検討できたり，精度の高いスクリーニングテストとして早期に摂食嚥下障害に気付けたり，経時的な変化を随時確認できたりと，急性期病院から施設・在宅まで，すべての場面で活用することができる評価方法である．

頚部聴診法の基礎知識

1．聴診器

　頚部聴診法は，頚部に軽く聴診器を当てて行う．接触子は膜型，ベル型のどちらでも可であるが，ベル型はしっかり密着させる必要があり，膜型のほうが扱いが容易である．また，高齢者では

---

* Hiroaki OONOKI，〒500-8455　岐阜県岐阜市加納栄町通5-12　小笠原訪問看護ステーション，技師長

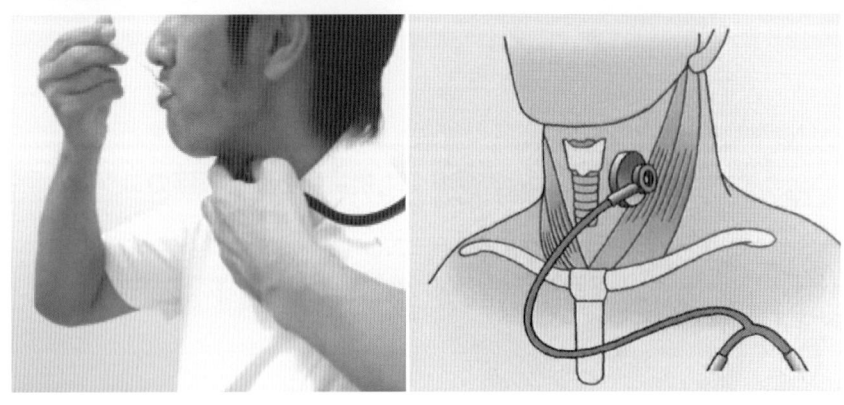

図 1. 頚部聴診法の聴診部位

（文献 4 より）

姿勢や体格などの関係で大きい接触子により嚥下運動が阻害される場合もあるので，接触子の小さい小児用聴診器のほうが扱いやすい．

2．聴診部位

前頚部中央に位置する喉頭（甲状軟骨・輪状軟骨）の側面付近に当てて聴診を行う（**図1**）．輪状軟骨直下気管外側皮膚面に当てると雑音の影響が少なくて良いとされる[1]．ただし，実際には聴診部位にあまり神経質になる必要はなく，「喉頭の横」に当てることで嚥下音・呼吸音とも十分に聴取することができる．頚部側面後方に位置する胸鎖乳突筋の上に当ててしまうと，聴取できる音が小さくなりやすいので注意したい．

3．聴診方法

評価前に咽頭の分泌物貯留音があれば，咳による喀出や吸引にて除去する．もし除去できない場合は，嚥下後の湿性音の判定精度が低下することを認識したうえで評価する必要がある．その後，食塊を嚥下させ，異常を疑う嚥下音（泡立ったような音，弱い音，複数回の嚥下音など）や呼吸音（むせを伴う喀出音，湿性音など）の有無により摂食嚥下障害を判定する[2]．

頚部聴診法を用いた評価方法の実際

頚部聴診法を摂食嚥下障害有無のスクリーニングに用いた場合は，80％以上の確率で判断できたと報告されている[3]が，我々が現場で求めているのは摂食嚥下障害の「有無」だけではなく，「病態の把握」である．むせが目立って困っている，飲み込みづらいといった明らかな摂食嚥下障害がある

方に対し，摂食嚥下障害の「有無」だけを判断しても不十分であり，どのような状態なのかを判断して対策を検討していくための評価が求められる．先行期，準備期，口腔期に関しては外からの評価が比較的行いやすいが，咽頭期に関しては外から見えないために評価が難しい．頚部聴診法で咽頭期における病態を把握するためには，嚥下音（正常音・異常音）の特徴を知ること（**図2**），視診・触診を同時に行い，聴診と併せた総合的評価をすることが必要である．

1．嚥下音の特徴を知る[4]

1）正常音（明瞭な音）

正常音（明瞭な音）では，"コクン"という明瞭な嚥下音と，嚥下直後に"ハー"という澄んだ呼気音が聴取できる．嚥下反射惹起のタイミングや咽頭クリアランスが良好な場合に生じる音であり，泡立ったような音や余計な音の混ざらないひとまとまりの音として感じとれる．

正常音と異常音を聴き分けるために，まずは正常音の特徴を理解しておくことが大切である．

(1) 5 m*l*，5 g 程度の一口量の場合，通常 1 回の嚥下で飲みきることができ，明瞭な短時間（0.5〜0.8秒程度）の嚥下音が 1 回聴取される．

(2) 嚥下音は，液体と半固形では液体のほうが，粘度の低い液体と高い液体では粘度の低い液体のほうが，強く明瞭な音で聴取される傾向がある．

(3) 液体のほうが半固形と比べやや高めの音として聴取されることが多い．

(4) 一口量が多い場合など，複数回嚥下になることはあるが，その際，口腔内保持をしながら分

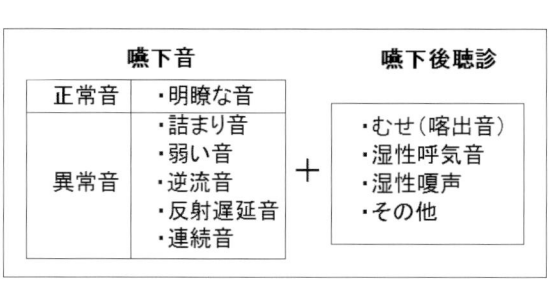
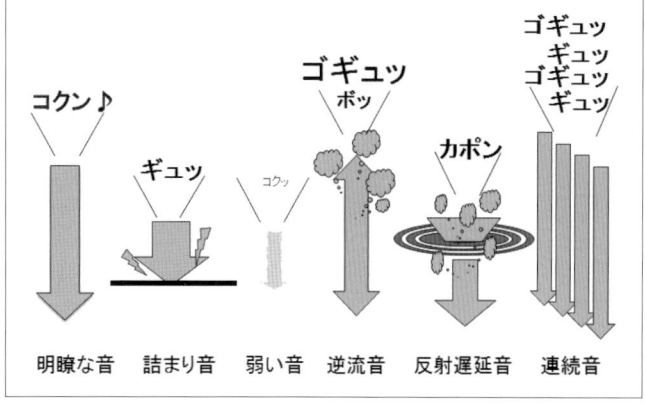

嚥下音		嚥下後聴診
正常音	・明瞭な音	・むせ（喀出音） ・湿性呼気音 ・湿性嗄声 ・その他
異常音	・詰まり音 ・弱い音 ・逆流音 ・反射遅延音 ・連続音	

a｜b

図 2.
a：正常音・異常音の分類（文献 4 より）
b：正常音・異常音のイメージ図

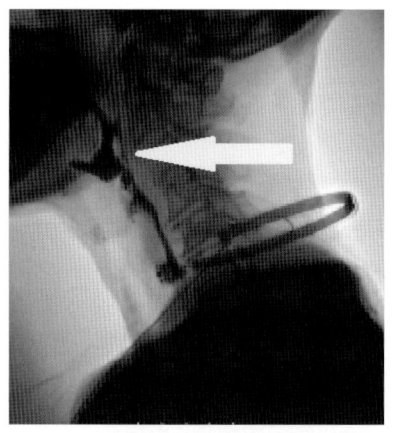

図 3. 詰まり音
詰まり音が生じている際に喉頭蓋反転不良（矢印）が確認できる．

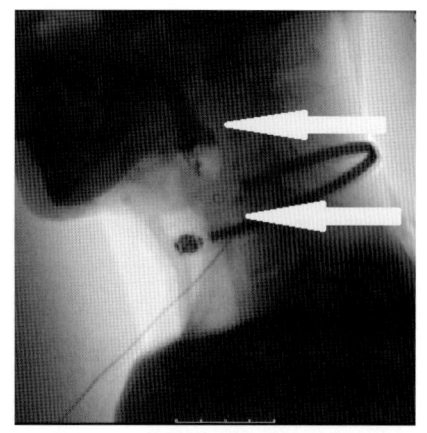

図 4. 弱い音
弱い音が生じている際に咽頭収縮不良（上の矢印）や食塊が食道入口部を全く通過していない様子（下の矢印）が確認できる．

割して嚥下するため，嚥下と嚥下の間が極端に短くなることは少ない．

(5)健常者の嚥下音でも幅があり，同じものを嚥下しても多少の変化がみられる．特に液体では一口量や飲み方により嚥下音の差が出やすくなる．

2）異常音

正常音では明瞭なひとまとまりの音が生じる一方，異常音では音が泡立つように大きくなったり，音が小さくなったり，音のキレがなくなったりと音の変化が生じる．下記に示す代表的な5つの異常音の特徴を理解しておくことで，それぞれの異常音を聴取した際に，咽頭クリアランス不良があるのか，嚥下反射惹起のタイミングのずれがあるのかといった病態を推測することができる．

正常音と異常音の判断基準を持ちながら聴診を行うためには，嚥下音や呼吸音を同時に録音したVF映像で，それぞれの特徴を視覚的・聴覚的に学ぶトレーニングを行うことが必要である．

a）詰まり音（図3）：ギュッという詰まったような音．嚥下運動にブレーキがかかったような短く低い音で，喉頭下垂や喉頭蓋反転不良などにより咽頭クリアランスが悪い場合によく聴取される．

b）弱い音（図4）：ほとんど聞こえないような小さく短い音．喉頭挙上が弱々しい，嚥下時に食塊が全く食道に入っていないなど，咽頭収縮不良や食道入口部開大不全の場合によく聴取される．

c）逆流音（図5）：ゴギュッという泡立ったような音．喉頭蓋反転不良や軟口蓋挙上不全などにより，

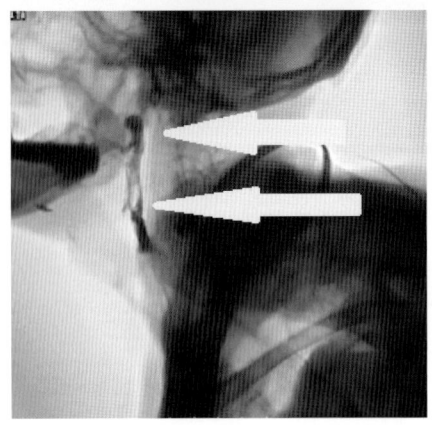

図 5. 逆流音
逆流音が生じている際に鼻咽腔逆流（上の矢印）や喉頭蓋反転不良（下の矢印）が確認できる.

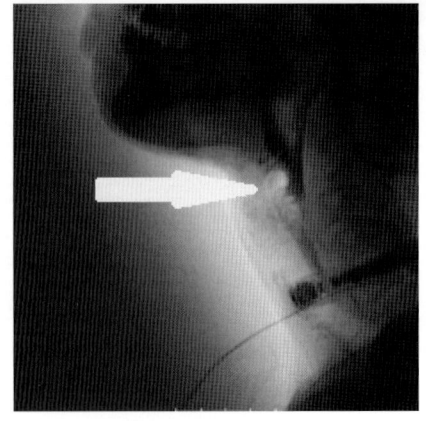

図 6. 反射遅延音
反射遅延音が生じる直前に，咽頭収縮が遅れたことによる喉頭前庭付近の空間（矢印：白い部分）が確認できる.

嚥下圧が上方へ逃げた際によく聴取される. 中咽頭などの空間に広がるために，ゴギュッ，ボッと2段階の音に分かれたり，大きめの音が生じたりしやすい.

d）反射遅延音（図6）：カポンッという空気を含んだような音. 口腔内保持不良や嚥下反射遅延などにより，液体など流動性の高いものが早期咽頭流入し，嚥下反射のタイミングのずれがあった際によく聴取される.

e）連続音：通常1回の嚥下でクリアできる一口量にもかかわらず，2回，3回，4回と不自然に連続した嚥下がみられるもの. 正常音が連続して起こるのではなく，詰まり音や逆流音などの異常音が連続して起こる.

2．嚥下後聴診を行う

嚥下後のむせ（咯出音），湿性呼気音，湿性嗄声などを聴取していく. このとき，先に聴取した嚥下音の特徴から，咽頭クリアランスや嚥下反射のタイミングをイメージして嚥下前後の呼吸音などの変化を聴取していくことが大切である. 咽頭残留後の喉頭腔への垂れこみに対する咯出音が生じるのではないか，嚥下反射のタイミングが遅れていたので喉頭侵入・誤嚥に対するむせや呼吸の乱れが生じるのではないかといった具合である. 数十秒遅れて弱い咯出音がみられたり，呼吸音の変化がみられたりするような不顕性誤嚥の場合でも，嚥下音で異常を捉えられていれば慎重に聴取することが可能になる.

3．頸部聴診法を活用するコツ[5]

1）頸部聴診を行う際に，喉頭挙上の触診も行う

目で見えない咽頭期の病態を捉えやすくするために，聴診する際，同時に喉頭挙上の触診も行う（**図7**）. 弱い音や詰まり音などの異常音の際には，嚥下時の喉頭挙上が弱々しい，挙上距離や時間が短いといった触診所見が得られることが多い.

2）安全に嚥下できそうな順番で評価を進める

唾液→トロミ・ゼリー→（固形物※）→液体の順番で評価を進めると良い. 反復唾液嚥下テスト，フードテスト，改訂水飲みテスト実施時に頸部聴診を併用して評価を行うと良いだろう. 嚥下の回数やむせの有無をみるだけでなく，頸部聴診を行うことで咽頭クリアランスや嚥下反射のタイミングのずれなどの病態が捉えやすくなる. 一般的に難易度の高い液体を先に評価し，むせや誤嚥によって呼吸の乱れや湿性咳嗽が続き，その後の評価がしづらくなることは避けたい.

3）なるべく同じ食品を用いる

嚥下方法や食物に制限はないが，精度の高い評価を行うためには，使用する食物や一口量などの条件を整えておくほうが良い. 嚥下音には幅があるが，条件を整えておくことで，正常の範疇に入るのか，異常の範疇に入るのかも判断しやすくなる.

※歯列や咀嚼・押しつぶし機能に応じて適宜食品を選択する.

4）先行期・準備期・口腔期の観察もしっかり行う

取り込み動作や咀嚼・食塊形成〜送り込みの様子を観察しながら頚部聴診を行うことが大切である．覚醒が不十分な場合や口腔内保持不良の場合における液体での反射遅延音，半開口での嚥下時や食塊形成〜送り込みが拙劣な場合の逆流音というように，病態に相応した異常音が聴取できることが多い．

5）姿勢や筋緊張による変化を考慮する

頚部前屈位か伸展位かによって詰まり音などの異常音が軽減されたり目立ったりするなど，姿勢や筋緊張による嚥下状態の変化が嚥下音にも表れることが多い．異常音を聴取した場合には，ポジショニングやシーティング，頚部・肩甲帯のストレッチ・マッサージなどのアプローチ後の嚥下音の変化にも着目していく．頚椎の変形や喉頭下垂が著明な場合にも，喉頭挙上不全や喉頭蓋反転不良を招きやすく異常音を生じやすい．

最後に

頚部聴診法は，ベッドサイドや食事場面で簡便に実施できる評価方法の1つとして認知されている一方，音の判別が難しいと敬遠されていたり，何となくしかできていなかったりで，残念ながら十分活用できているとはいえないのが現状であろう．しかし，正常音や異常音の特徴を理解し，聴診のコツを掴むことで，嚥下の見え方はガラッと変わるはずである．本稿をきっかけに頚部聴診法を学び実践する医療・介護スタッフが増えれば幸いである．

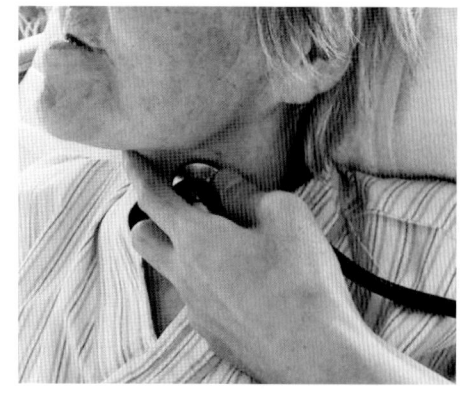

図 7. 頚部聴診する際に同時に喉頭触診も行う

聴診器を当てながら，示指を甲状軟骨の上に添えて，喉頭挙上を触診する．写真のように片手でも行える．

文　献

1) 高橋浩二：頚部聴診法による摂食・嚥下障害のスクリーニング．植松　宏(監修)，セミナーわかる！　摂食・嚥下リハビリテーション1巻　摂食・嚥下障害への対処法，pp.72-87，医歯薬出版，2005.
   Summary　：頚部聴診法の基礎知識や診断精度についてわかりやすくまとめられている．

2) 高橋浩二：ビデオ版　頚部聴診による嚥下障害診断法．医歯薬出版，2002.

3) 平野　薫ほか：嚥下障害判定のための頚部聴診法の診断制度の検討．日口腔外会誌，47(2)：93-100，2001.

4) 大野木宏彰：頚部聴診法．もっと嚥下の見える評価をしよう！頚部聴診法トレーニング，pp.48-74，メディカ出版，2017.
   Summary　：DVDや音響分析による解説で，頚部聴診法を視覚的・聴覚的に詳しく学べる．

5) 大野木宏彰：10の評価項目と評価マニュアルのポイント．いつでもどこでもすぐできる！頚部聴診法を使った嚥下の見える評価マニュアル，pp.64-78，メディカ出版，2014.
   Summary　：評価表に沿って，視診・触診・聴診の評価ポイントが詳しくまとめられている．

Monthly Book

MEDICAL REHABILITATION

No.236
2019年5月
増刊号

最新
増刊号

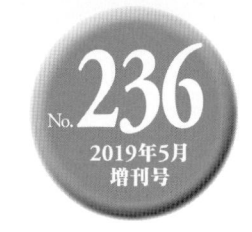

脳卒中
リハビリテーション医療
update

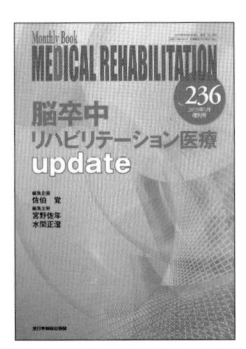

編集企画／**佐伯　覚**（産業医科大学教授）

182頁　定価(本体価格 5,000 円+税)

脳卒中のリハビリテーション医療の「今」がこの一冊で丸わかり！
update に最適な一冊です！

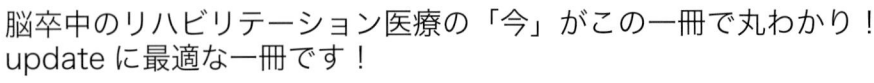
目　次

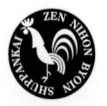

（株）全日本病院出版会

各誌目次がご覧いただけます！
www.zenniti.com

〒 113-0033　東京都文京区本郷 3-16-4　　電話 (03) 5689-5989　　FAX (03) 5689-8030

MB Med Reha **No.240**：**39-44**, 2019

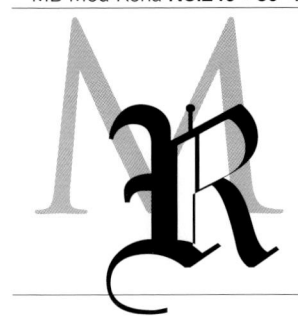

Ⅱ．診察とスクリーニング
口腔内の評価

松尾浩一郎*

Abstract 摂食嚥下障害者にとって，口腔衛生状態の悪化は，口腔細菌の誤嚥による誤嚥性肺炎につながり，咀嚼機能の悪化は，窒息のリスクを高める．そのため，摂食嚥下機能評価において，咽頭機能とともに口腔環境も評価する必要がある．口腔アセスメントの要件は，煩雑でなく，歯科医療者でない職種でも短時間で簡単に評価できる簡便性である．本稿では，要介護高齢者の口腔アセスメント用に Chalmers らによって作成された oral health assessment tool(OHAT)に準じて，口腔評価について概説していく．OHATは，口腔環境を，8 項目(口唇，舌，歯肉・粘膜，唾液，残存歯，義歯，口腔清掃，歯痛)に分け，健全から病的までの 3 段階で評価する．口腔衛生状態とともに義歯を使用できているかなども確認する．摂食嚥下リハビリテーションにおいて，口腔機能のリハビリテーションも不可欠であり，そのスタートが口腔評価である．

Key words 口腔ケア(oral health care)，医科歯科連携(medical and dental cooperation)，oral health assessment tool；OHAT

摂食嚥下機能評価における口腔評価の必要性

摂食嚥下運動とは，捕食した食物を，嚥下しやすいように咀嚼し，食塊形成した後に，咽頭へと移送し，嚥下し，食道へと送り込む一連の運動のことである．口腔は，摂食嚥下の 5 期の中の準備期・口腔期を担う．そのため，摂食嚥下障害の評価において，適切な口腔の評価も必要不可欠である．しかし，咽頭機能の評価が行われる一方で，口腔の評価は見落とされることがある．

咀嚼運動とは，上下の歯による開閉口運動だけでなく，その運動に合わせた舌や舌骨の協調運動からなっている．歯の欠損や義歯の不適合だけでなく，舌の筋力低下，運動機能低下によっても，咀嚼機能は障害される．また，粉砕された食物は唾液により食塊形成がなされる．口腔乾燥が進行すると，食塊形成が困難となり，口腔のクリアラ

ンスが低下するために，口腔残留が増加する．不十分な咀嚼能力は，摂食嚥下障害者にとって窒息のリスクを高めることにつながるため，口腔環境の悪化は，食事形態を下げる一因ともなる．

また，口腔は，栄養摂取の入口である一方で，感染経路の入口にもなり得る．摂食嚥下障害者は，四肢の ADL が低下していることが多く，口腔ケアが不十分になりやすい．また，口内炎や義歯性潰瘍などによる粘膜炎があっても，認知機能の低下や意識レベルの低下から，自発的に疼痛を訴えることができないこともある．口腔内のバイオフィルムは，歯の表面だけでなく，歯肉や舌などの軟組織や，義歯の内面など，人工物の表面にも形成される．不良な口腔環境や口腔細菌の増加は，誤嚥性肺炎のリスク因子となる．口腔衛生状態が不良のままに，食事摂取し，食物や唾液とともに口腔細菌を誤嚥することで誤嚥性肺炎のリス

---

* Koichiro MATSUO，〒 470-1192 愛知県豊明市沓掛町田楽ヶ窪 1-98 藤田医科大学医学部歯科・口腔外科学講座，教授

クが高まってしまう.

摂食嚥下障害者の誤嚥性肺炎のリスク低減や口腔期障害の見過ごし防止のためにも，客観的に口腔環境を評価（アセスメント）することが必要である．口腔アセスメントの要件は，煩雑でなく，歯科医療者でない職種でも短時間で簡単に評価できる簡便性にある．歯科領域で用いられる咀嚼機能評価は，グミゼリーやガムを咀嚼させ，その粉砕能力を測定する検査が一般的に用いられることが多い[1]．しかし，咀嚼機能や咽頭機能が低下している摂食嚥下障害患者に対して，窒息のリスクがあるグミやガムを咀嚼させるのは困難である．口腔の衛生環境を中心としたアセスメントシートもいくつか報告されている．口腔ケアを標準化するための口腔アセスメントシートが，ICU におけるアセスメントやがん化学療法患者のアセスメントなどのためにいくつか開発されている[2,3]．本稿では，施設入所の要介護高齢者の口腔アセスメント用に Chalmers らによって作成された oral health assessment tool；OHAT を紹介する[4]．OHAT は，自分で口腔内の問題を表出できないような要介護高齢者の口腔問題を見つけて対応するために開発された．日本語版は，原文著者らの承諾を得て，筆者が作成し，折り返し翻訳（back translation）による翻訳の確認も済ませた[5]．当科のホームページ（http://dentistryfujita-hu.jp/index. html）からダウンロードして使用できるようにしてあるので，ご興味のある方は一覧されたい（**図1**）.

Oral health assessment tool；OHAT

OHAT では，口腔内評価の8項目（口唇，舌，歯肉・粘膜，唾液，残存歯，義歯，口腔清掃，歯痛）を健全から病的までの3段階で評価する（**図1**）. OHAT による評価は，看護師，介護士の評価における再現性や妥当性も検証されている[4,5]．OHAT の特徴は，衛生状態の評価だけでなく，義歯の使用状況や破折の有無，う蝕の本数など咀嚼に関連する項目が含まれていることである．また，各項目のスコアが2点の場合には，歯科依頼を検討と

されているために，医科歯科連携ツールとしても使用できる．病棟などでの口腔アセスメントの導入は，一見すると手間が増えると思われるが，評価時間は慣れれば1分もかからず，さらに口腔ケアの標準化がはかれるため，効率的で効果的な口腔ケアにつながるなどの利点を有する.

具体的な口腔アセスメントの内容については，OHAT の各項目の評価内容と点数に準じて説明していく．なお，ベッドサイドでの口腔内の観察には，ペンライトなどを用いて，視野を確保するのが重要である.

1．口　唇（図2）

口唇は，口角や内側まで観察する．口角は，軽く開口させて観察する．口唇の内側に潰瘍や口内炎ができやすいため，口唇をめくり，内側も確認するようにする．口角の乾燥やひび割れを認めればスコア1とする．口角の発赤は，カンジダによることもある．口唇の腫脹や腫瘤，潰瘍性病変やそれに伴う出血があればスコア2とする．赤色斑や白色斑がある場合にもスコア2となる.

2．舌（図3）

舌は舌背だけでなく，舌側縁の潰瘍などにも留意する．がん化学療法や頭頸部の放射線治療による粘膜炎は，舌側縁にできやすい．まず，開口させた状態で，挺舌させて，舌表面全体を確認する．さらに，反対側の口角を舐めるように指示すると，舌側縁を観察しやすい．舌苔が付着していれば，量，性状，色などにかかわらずスコア1とする．また，舌の一部の発赤や溝状舌などの亀裂を認めた場合にもスコア1とする．潰瘍性の病変やそれに伴う出血があれば，スコア2とする．カンジダ性の白斑や舌の全体的な浮腫・腫脹もスコア2とする.

舌の観察においては，挺舌や左右への動かし方を見て，可動域や巧緻性を確認しておく.

3．歯肉・粘膜（図4）

歯肉と頬粘膜は同じ評価項目となっている．歯肉は，主に歯間部と歯頸部（歯と歯肉の境目）に注目して観察すると，発赤や腫脹を見つけやすい.

ORAL HEALTH ASSESSMENT TOOL 日本語版（OHAT-J）

氏名： （Chalmers JM et al., 2005 を日本語訳）

ID:　項目	0＝健全	1＝やや不良	2＝病的	評価日：　／　／　／	スコア
口唇	正常、湿潤、ピンク	乾燥、ひび割れ、口角の発赤	腫脹や腫瘤、赤色斑、白色斑、潰瘍性出血、口角からの出血、潰瘍		
舌	正常、湿潤、ピンク	不整、亀裂、発赤、舌苔付着	赤色斑、白色斑、潰瘍、腫脹		
歯肉・粘膜　□有　□無	正常、湿潤、ピンク	乾燥、光沢、粗造、発赤、部分的な（1-6歯分）腫脹、義歯下の一部潰瘍	腫脹、出血（7歯分以上）、歯の動揺、潰瘍、白色斑、発赤、圧痛		
唾液	湿潤、漿液性	乾燥、べたつく粘膜、少量の唾液、口渇感若干あり	赤く干からびた状態、唾液はほぼなし、粘性の高い唾液、口渇感あり		
残存歯　□有　□無	歯・歯根のう蝕または破折なし	3本以下のう蝕、歯の破折、残根、咬耗	4本以上のう蝕、歯の破折、残根、非常に強い咬耗、義歯使用無しで3本以下の残存歯		
義歯　□有　□無	正常、義歯、人工歯の破折なし、普通に装着できる状態	一部位の義歯、人工歯の破折、毎日1-2時間の装着のみ可能	二部位以上の義歯、人工歯の破折、義歯紛失、義歯不適のため未装着、義歯接着剤が必要		
口腔清掃	口腔清掃状態良好、食渣、歯石、プラークなし	1-2部位に食渣、歯石、プラークあり、若干口臭あり	多くの部位に食渣、歯石、プラークあり、強い口臭あり		
歯痛	疼痛を示す言動的、身体的な兆候なし　0　・　1	疼痛を示す言動的な兆候あり：顔を引きつらせる、口唇を噛む、食事しない、攻撃的になる　2　3	疼痛を示す身体的な兆候あり：頬、歯肉の腫脹、歯の破折、潰瘍、歯肉下腫瘍。言動的な徴候もあり　4		
歯科受診（　要　・　不要　）		再評価予定日（　）			合計

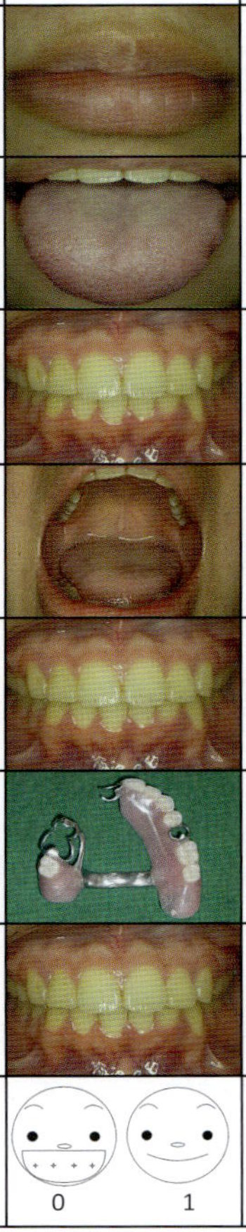

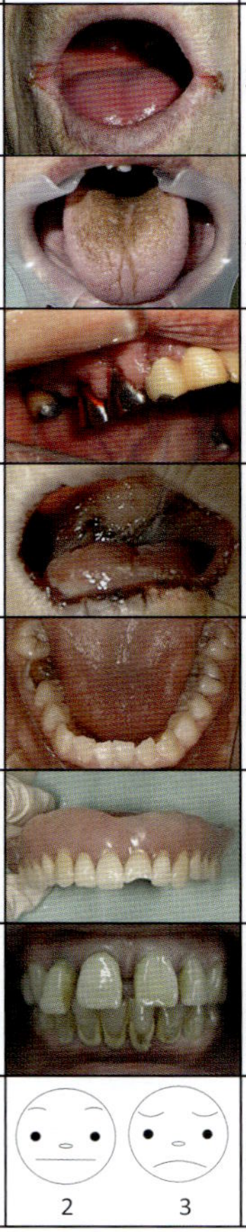

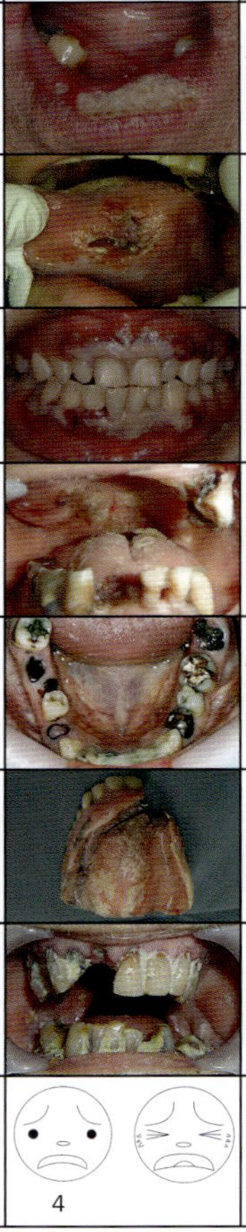

日本語訳：藤田保健衛生大学医学部歯科 松尾浩一郎，with permission by The Iowa Geriatric Education Center
avairable for download：http://dentistryfujita-hu.jp/research/ project.html

図 1. 日本語版 Oral Health Assessment Tool

藤田医科大学医学部歯科ホームページ上で公開している。（http://dentistryfujita-hu.jp/research/ project.html）
avairable for download：http://dentistryfujita-hu.jp/revised Jan 15, 2016

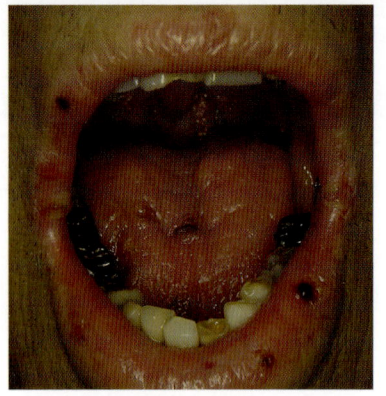

図 2. 口唇
上下とも乾燥あり，ヘルペス感染
による潰瘍形成をびまん性に認め
る．口角にも潰瘍形成がある．

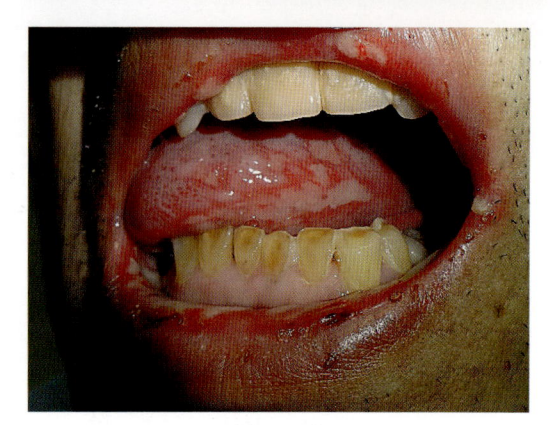

図 3. 舌
口腔への放射線治療により，舌の側縁に広範
囲の粘膜炎を認める．

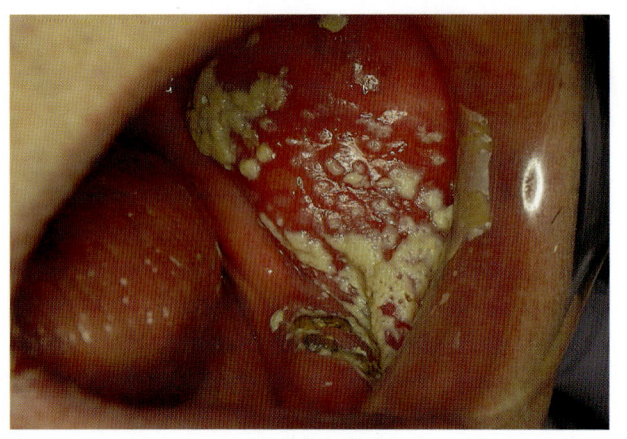

図 4. 歯肉・粘膜
左頬粘膜から歯肉にかけて肥厚性のカンジダ性白斑を
認める．乾燥も著明である．

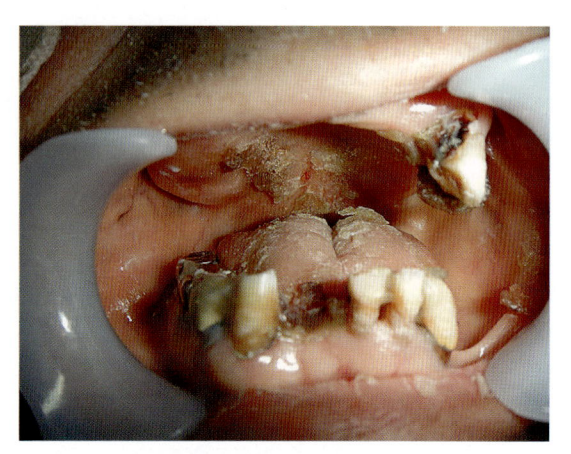

図 5. 唾液（口腔乾燥）
極度の口腔乾燥．ほぼ干からびた状態．

また，歯肉に発生する口内炎は，歯肉と頬との境目（歯肉頬移行部）に起こりやすいため，移行部周辺も観察する．頬粘膜は，舌圧子や指で頬粘膜を少し圧排すると観察しやすい．

歯肉の腫脹，発赤がある場合，6歯分以下ならばスコア1とし，7歯分以上ならばスコア2とする．義歯下の一部潰瘍があれば，スコア1となる．頬粘膜の乾燥は，スコア1である．潰瘍性病変がある場合には，スコア2となる．頬粘膜のカンジダ性白斑や扁平苔癬などが確認された場合にもスコア2とする．歯周炎による歯の動揺は，残存歯ではなく，歯肉の項目がスコア2となるので，注意を要する．

4．唾液（口腔乾燥）（図5）

唾液の項目は口腔内全体を観察して評価する．口腔内が湿潤していればスコア0である．唾液が少量で粘膜がべたついていれば（糸を引いたような状態の場合）スコア1とする．泡沫状（泡状）の唾液もスコア1とする．唾液がほぼなく干からびた状態や粘性が高い唾液はスコア2とする．また，主観的な評価として，意思疎通が可能であるとき，少し口渇感があればスコア1，明らかな口渇感がある場合にはスコア2とする．

5．残存歯（図6）

残存歯は，う蝕，歯の破折，残根，咬耗の状態について評価する．う蝕，破折，残根がなければスコア0である．残存歯がなく，上下総義歯を使

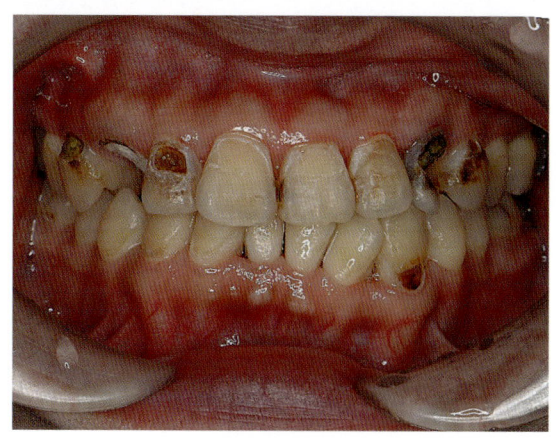

図 6. 残存歯
4 本以上のう蝕歯と残根歯を認める.

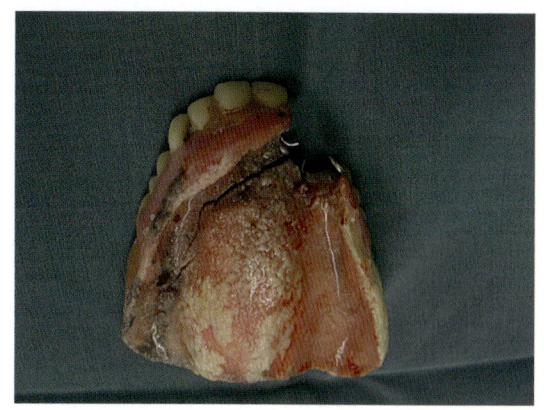

図 7. 義歯
義歯床とクラスプ(バネ)の破折を認める. また,
義歯の清掃不良により, カビ, 歯石などの沈着が
著明である.

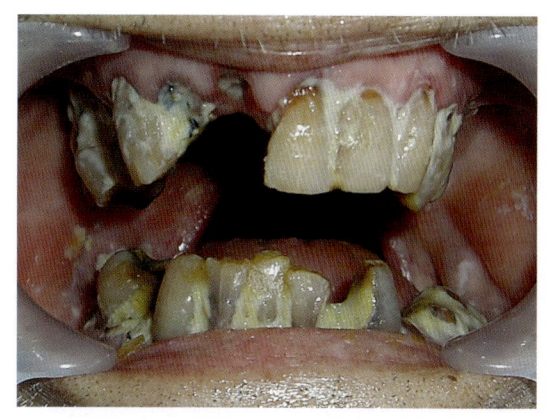

図 8. 口腔清掃
全顎的に歯間部にプラークが付着している.

用している場合もスコア 0 とする. 合計 3 本以下
のう蝕, 歯の破折, 残根, 著しい咬耗があればス
コア 1 とする. 4 本以上のう蝕, 歯の破折, 残根,
咬耗を認めた場合にスコア 2 とする. 残存歯が 3
本以下で, かつ, 義歯を使用していない場合には
スコア 2 とする.

6. 義　歯(図 7)

義歯は, 義歯の適合および破折の状態を観察す
る. 義歯の衛生状態は, 口腔清掃の項目で評価す
る. 残存歯が十分にあり, 義歯が必要ない場合に
は, スコア 0 である. 日常生活で問題なく義歯を
使用していれば, スコア 0 である. 義歯を観察し,
義歯や人工歯の 1 部位の破折を確認できたらスコ
ア 1 で, 2 部位以上の破折を確認したらスコア 2
となる. 義歯不適合により食事中のときだけな
ど, 1 日 1～2 時間しか使用していない場合はスコ
ア 1 とし, 義歯不適合により全く使用していない
場合や義歯安定剤を使用している場合にはスコア
2 とする. 義歯の紛失や, 入院中に自宅に義歯が
ある場合も義歯紛失と同じ扱いでスコア 2 とする.

7. 口腔清掃(図 8)

口腔清掃状態は, 歯間部, 歯頚部に付着してい
るプラークや歯石と残留している食渣を観察す
る. プラークや歯石は白色で観察しにくいため,
歯間部や歯頚部の歯の表面をよく観察する. 口腔
内を 6 ブロック(上下, 前歯, 臼歯)に分け, プラー
ク, 歯石, 食渣がなければスコア 0 である. 1, 2
ブロックに付着していたらスコア 1 とする. 義歯
の清掃状態も, 残存歯の清掃状態に準じて評価す

る. 3 ブロック以上付着していたらスコア 2 とす
る. 口臭が若干あればスコア 1 とし, 著しい口臭
があればスコア 2 とする.

8. 歯　痛

認知症などで自分で口腔内の疼痛を訴えられな
い人のために, 口腔内の疼痛を Face scale で評価
する. 口腔内の問題が原因で, 顔を引きつらせる,
口唇を噛む, 食事をしない, 攻撃的になるなどが
あればスコア 1 とする. また, 頬や歯肉の腫脹,
歯の破折, 潰瘍, 歯肉下膿瘍など疼痛を示す身体
的な徴候がある場合にはスコア 2 とする. さらに,
言動的な徴候もある場合もスコア 2 とする.

おわりに

摂食嚥下障害者にとって, 不良な口腔環境は,
口腔細菌の誤嚥による肺炎や咀嚼不良による窒息

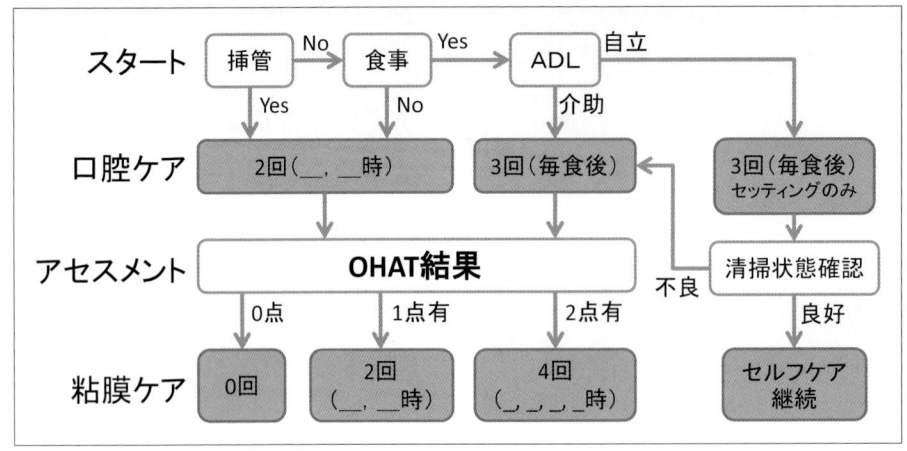

図 9. OHAT スコアなどによる口腔ケアプロトコル作成表
経口挿管の有無，経口摂取の有無，セルフケアのレベルによって口腔ケアの回数を決
定する．また，OHAT 評価によって，粘膜ケアの回数を決定する．

のリスクの上昇につながる．口腔アセスメントを行うことで，衛生状態を客観的な指標で評価し，標準化された口腔ケアプロトコルの作成や実施につなげることができる（**図 9**）．また，アセスメントにより汚染状況を定量化し，ある点数以上の汚染状況の場合には歯科衛生士に依頼できるようなパスができあがると，歯科への依頼がしやすくなる．さらに，アセスメントにより，義歯の不適合なども把握することができれば，それに対する歯科への依頼を行うことで，歯科医師による義歯の修理や新製が行え，口腔衛生管理だけでなく，口腔機能の回復もはかれる．摂食嚥下リハビリテーションにおいて，口腔機能のリハビリテーションも不可欠であり，そのスタートが口腔評価である．

文　献

1）水口俊介ほか：高齢期における口腔機能低下　学会見解論文　2016 年度版．老年歯科医学，**31**：81-99，2016.
　Summary　口腔機能低下症の概念と定義ならびに各口腔機能の評価について詳しく書かれている老年歯科医学会から出されたポジションペーパーである．

2）Eilers J, et al：Development, testing, and application of the oral assessment guide. *Oncol Nurs Forum*, **15**：325-330, 1988.
　Summary　造血幹細胞移植患者を対象とした口腔アセスメントの開発とその妥当性を検証した論文である．

3）Ames NJ, et al：Effects of systematic oral care in critically ill patients：a multicenter study. *Am J Crit Care*, **20**：e103-e114, 2011.
　Summary　ICU での口腔アセスメントとそれに準じた口腔ケアプロトコルの運用による口腔環境の変化を検討した論文である．

4）Chalmers JM, et al：The oral health assessment tool--validity and reliability. *Aust Dent J*, **50**：191-199, 2005.
　Summary　要介護高齢者を対象として，介護施設職員による口腔アセスメントの再現性と妥当性を示した論文である．その詳細は本稿で詳しく説明してある．

5）松尾浩一郎，中川量晴：口腔アセスメントシート Oral Health Assessment Tool 日本語版（OHAT-J）の作成と信頼性，妥当性の検討．障害者歯科，**37**：1-7，2016.

MB Med Reha **No.240**：45-52, 2019

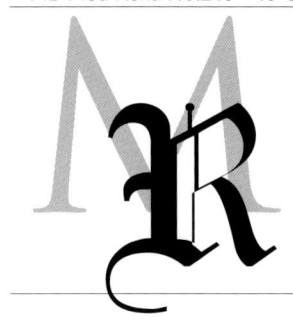

Ⅱ．診察とスクリーニング
栄養学的評価

吉村芳弘*

Abstract 急性疾患などに伴う短期間の急激な炎症惹起を侵襲，慢性疾患に伴う長期間の微弱な炎症惹起を悪液質といい，いずれも高齢者の低栄養の主因である．高齢者の低栄養の診断や分類には疾患や炎症の合併を常に考慮する必要性がある．栄養障害は飢餓（栄養摂取不足）と炎症の複合によって生じ，かつ炎症の程度によって分類されるべきである．低栄養をスクリーニング，診断する意義は，栄養療法の対象の選別・抽出である．さらに，リハビリテーションにおける栄養療法の目的は，① リハビリテーションの結果（アウトカム）を最大化することと，② 栄養障害に起因した有害事象の回避である．2018 年に世界規模での低栄養の診断基準「GLIM 基準」が提言された．GLIM 基準の特徴は，低栄養の診断にはスクリーニングとアセスメントの 2 段階であること，アセスメントに病因が含まれること，重症度判定を行うことなどである．

Key words 低栄養（malnutrition），疾患関連低栄養（disease-related malnutrition），炎症（inflammation），栄養スクリーニング（nutritional screening），GLIM 基準（GLIM criteria）

低栄養の病態の変化

低栄養の問題は時代とともに変遷する．一昔前の管理栄養士のテキストには典型的な低栄養の病態としてマラスムスとクワシオコルが掲載されている．マラスムスとは慢性のエネルギー蛋白欠乏状態（protein energy malnutrition；PEM）であり，クワシオコルとは急性の蛋白欠乏状態である．テキストに添付される患者の写真をみると，いずれも痩せこけた発展途上国の小児である．

21 世紀の本邦においては，世界で初めてかつ最速で超高齢社会へ突入し，少子化による人口減少と相まって，低栄養患者の対象が複数の慢性疾患を抱えた高齢者に急速に移行しつつある．医療の考え方も従来の「Cure＝治す」から，「Care＝ケア」へ変化しつつある．医療と栄養管理のパラダイムシフトが，今まさに我々の目の前で進行している．

高齢者の低栄養の病態はマラスムスやクワシオコルだけで説明できるだろうか？答えは正であり，否である．原因は疾患の存在である．疾患を合併しない高齢者の低栄養の原因は主に栄養素の欠乏であり，病態はマラスムスやクワシオコル，もしくは 2 つの混合型に近い．しかし，疾患を合併した高齢者の低栄養の原因や病態は，栄養素の欠乏だけでは説明ができない．疾患に伴う炎症の存在が背景にある．

急性疾患などに伴う短期間の急激な炎症惹起を侵襲，慢性疾患に伴う長期間の微弱な炎症惹起を悪液質と呼ぶ．いずれも高齢者の低栄養の主因である．2012 年に AND（米国栄養と食のアカデミー）と ASPEN（米国静脈経腸栄養学会）が高齢

* Yoshihiro YOSHIMURA，〒 869-1106 熊本県菊池郡菊陽町曲手 760 熊本リハビリテーション病院リハビリテーション科，副部長／栄養管理部，部長

表 1. 成人低栄養の 3 つの原因

① 急性疾患／外傷（侵襲，外傷，手術，重症感染症，熱傷）	
② 慢性疾患（悪液質，慢性感染症，慢性臓器不全，がん）	
③ 社会生活環境（飢餓，摂食障害）	

表 1. 成人低栄養の 3 つの原因
- ① 急性疾患／外傷（侵襲，外傷，手術，重症感染症，熱傷）
- ② 慢性疾患（悪液質，慢性感染症，慢性臓器不全，がん）
- ③ 社会生活環境（飢餓，摂食障害）

表 3. 低栄養の臨床的合併症
- 免疫能の低下，感染症
- 褥瘡，創治癒遅延
- 歩行不安定，転倒，骨折
- 認知機能低下，依存
- 治療抵抗性
- 長期入院，頻回の再入院
- QOL の低下
- 予後不良の合併症

表 2. 低栄養症候群

診 断	特 徴
消耗性疾患 Wasting	Body cell mass の減少．浮腫や低 Alb 血症は伴わないことが多い．
サルコペニア Sarcopenia	骨格筋量の減少．筋力や機能低下を伴う．
サルコペニア肥満 Sarcopenic obesity	サルコペニア＋肥満
悪液質 Cachexia	炎症性疾患を伴う低栄養．浮腫や低 Alb 血症を伴いやすい．
PEM Protein-energy malnutrition	食事量減少に伴う body cell mass の減少．浮腫や低 Alb 血症を伴いやすい．

者の低栄養に関するコンセンサス声明を共同で提出した[1]．声明では，高齢者を含む成人の栄養障害の原因として，急性疾患（≒侵襲），慢性疾患（≒悪液質），社会生活環境（≒飢餓），の 3 つを提言している（**表 1**）．マラスムスとクワシオコルは広義の飢餓に相当する．低栄養の高齢者を目にしたとき，主病名や併存疾患に注目する必要がある．管理栄養士や臨床栄養にかかわる管理栄養士以外のあらゆる職種は，主要な疾患の特徴について十分に学習すべきである．病態の理解なくして本質的な栄養サポートはあり得ない．この点において，不勉強な医師は臨床栄養の世界から淘汰されるべき存在である．

低栄養が高齢者に与える負の影響

低栄養をきたし得る病態を**表 2**[2)~4)]に示す．いずれも低栄養の原因と結果になり得るため，病態の理解に努める必要がある．高齢の低栄養患者は重篤な低栄養になるまで，患者自身が社会的，審美的に障害があるとは感じないかもしれない．しかし，衣服に隠れたごく軽度の皮下浮腫であっても，背後に細胞数減少や機能障害などの重篤な生理学的障害をきたしている危険性がある（**表 3**）[2)5)~10)]．

低栄養は医学的に有害であるだけでなく，医療経済的にコストが跳ね上がる．低栄養では入院期間が延長するだけでなく，合併症のマネジメントのためにより多くの薬物や物的／人的コスト，診断ワークアップ，治療介入を浪費する．低栄養高齢者の健康寿命は，併存疾患および後遺症の増加とともに，早期および晩期死亡率の上昇によって短縮する運命にある．退院後の医療サービスの集中的な利用も見落としてはならない．入院中や退院後の低栄養はいずれも疾患に起因することが多いものの，疾患とは独立した大きなコスト要因となっている．患者および保険会社，医療機関，国家医療システムのそれぞれの低栄養患者の財政負担を**表 4**に示す[11)~23)]．

新しく提言された疾患関連栄養障害
（disease-related malnutrition；DRM）

高齢者の低栄養の診断や分類には疾患や炎症の合併を常に考慮する必要性がある．栄養障害は飢餓（栄養摂取不足）と炎症の複合によって生じ，かつ炎症の程度によって分類されるべきである．

短期飢餓，長期飢餓，侵襲でのエネルギー代謝の相違を**図 1**に示す[24)]．飢餓および侵襲における糖質，脂質，蛋白質のエネルギー代謝や主要臓器の相違は多岐にわたり，「栄養障害＝栄養不足」という前世紀の単純な栄養診断がいかに危険であるかは一目瞭然である．すなわち，入院高齢者の栄養評価においては，BMI，体重減少，摂食量，体組成，浮腫，握力に加えて，主病名の治療経過や，併存疾患の管理状態についても確認すべきである．

2016 年にコペンハーゲンで開催された ESPEN（欧州臨床栄養代謝学会）学術集会において注目すべき会議が行われた．この会議では，日本を含む世界各国の臨床栄養の指導者（Global Leadership

Initiative；GLIM)が一堂に介して新しい栄養診断について検討を行い，**図2**の栄養障害診断のアルゴリズムを提言した[25]．疾患に関連した栄養障害をDRM(疾患関連栄養障害)と称し，高齢者を含む成人栄養障害の栄養診断において疾患や炎症を考慮すべきであると提言している．既存の栄養スクリーニングでは疾患や炎症が十分に考慮されておらず，今後の入院高齢者の栄養スクリーニングの手法に一石を投じる重要な提言である．

低栄養のスクリーニング

　低栄養をスクリーニング，診断する意義は，栄養療法の対象の選別・抽出である．さらに，リハビリテーションにおける栄養療法の目的は，① リハビリテーションの結果(アウトカム)を最大化することと，② 栄養障害に起因した有害事象の回避である．リハビリテーションのアウトカムとしては，退院時の日常生活動作だけでなく，体重やBMI，握力，骨格筋量などの栄養指標が含まれる．さらに，有害事象の指標には，合併症の有無，在院日数，死亡率などが用いられることが多い．低

表 4. 患者および保険会社，医療機関，国家の低栄養高齢者に対する財政負担

推　定	患者，医療機関，国家レベル
1,630　米ドル	患者(追加費用)[20]
1,700　ユーロ	患者(追加費用)[21]
200〜1,500　ユーロ	患者(追加費用)[22]
1,064　米ドル	患者(追加費用)[23]
86,000　米ドル	医療機関[24]
35,280　ユーロ	医療機関[25]
413,000　豪ドル	医療機関[26]
1,670,000　豪ドル	医療機関[27]
1,850,000　豪ドル	医療機関[28]
10,200,000,000　ユーロ	国家(フランス)[29]
9,000,000,000　ユーロ	国家(ドイツ)[30]
7,300,000,000　英ポンド	国家(英国)[19]

栄養のリスクと診断された対象者は正しく抽出され，それらは栄養療法の対象となる．リハビリテーション医療においても，入院直後の栄養状態が適切に評価されることが，その結果(アウトカム)を変え得る．

　低栄養のスクリーニングには対象の属性(小児vs高齢者)，疾病(透析，肺炎，消化器手術など)，炎症の重症化などにより，それぞれに特有なツー

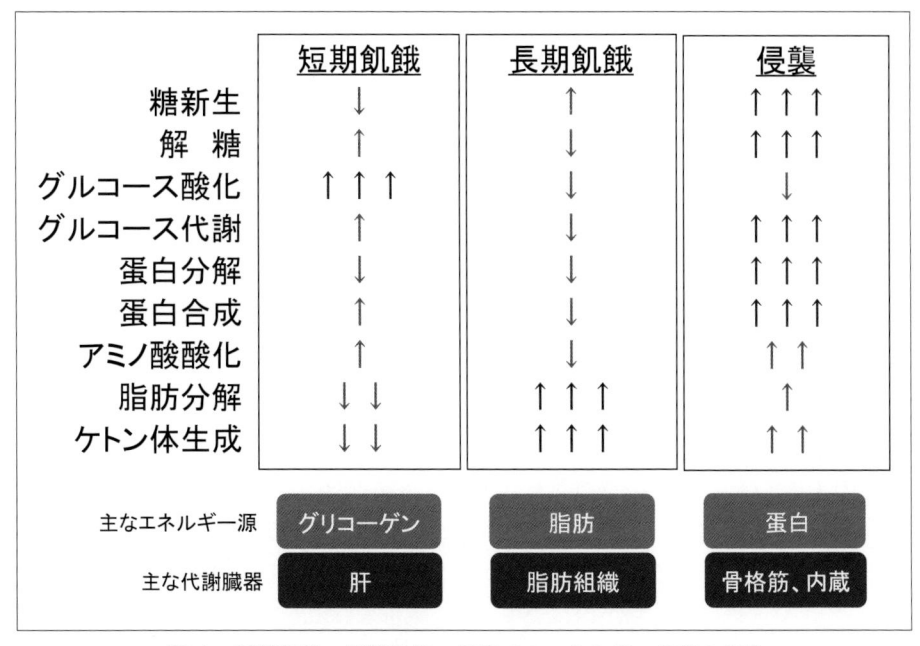

図 1. 短期飢餓，長期飢餓，侵襲でのエネルギー代謝の相違

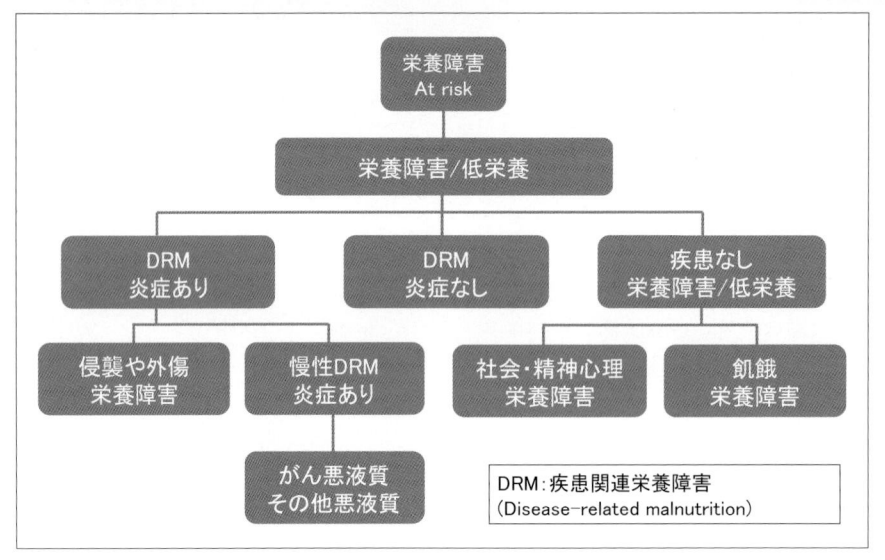

図 2. Global Leadership Initiative on Malnutrition 会議（ESPEN2016）による栄養障害診断アルゴリズム

表 5. SGA の主な評価項目

① 年齢，性別
② 身長，体重，体重変化
③ 食物摂取状況の変化
④ 消化器症状
⑤ ADL（日常生活活動強度）
⑥ 疾患と栄養必要量との関係
⑦ 身体所見（浮腫，筋量，皮下脂肪，腹水）

ルが存在する．

成人〜高齢者用の栄養スクリーニングツールとして，SGA（subjective global assessment），MST（malnutrition screening tool），SNAQ（short nutritional assessment questionnaire），NRS2002（nutritional risk screening 2002），MNA-SF（mini nutritional assessment-short form），MPI（multidimensional prognostic index）などが存在し，いずれのツールも信頼性と妥当性が報告されている．この中では，SGA，NRS2002，MNA-SF が世界中の医療機関で使用され，学術論文でも多く報告されている．一方で，このように低栄養のスクリーニングツールの数が多いということは，すなわち，これという決定打がないということでもある．低栄養のスクリーニングツールの難しさを物語る一面である．

1．SGA

SGA は，体重変化や食物摂取状況・消化器症状・活動性・ストレスとなる病態の評価などの簡単な問診と身体状況の視・触診から構成される主観的な栄養アセスメント法である（**表5**）[26]．入院患者の中から栄養不良患者を簡便に抽出できるスクリーニングツールとして開発された．数時間のワークショップで，コメディカルでも的確に栄養不良を抽出できることから本邦でも急性期病院を含め臨床の現場で広く用いられている．SGA はカルテ情報からでもある程度の評価が可能であり，これだけでも，栄養療法の処方の基本的な組み立てまで行うことが可能である．

2．NRS2002

一般成人用の NRS2002 は，欧州臨床栄養代謝学会（ESPEN）が推奨していることもあり，特に欧州で広く用いられている．主な指標として体重減少，BMI，食事摂取量，疾病の重症度を用いて低栄養の重症度をスコア化する．スペインで796名の患者を対象とした調査では，栄養スクリーニングツールとして NRS2002 を用いて，低栄養または低栄養リスクの症例は 28.9% であった[27]．

3．MNA®, MNA®-SF

高齢者向けの栄養アセスメントツールとして欧州で開発された MNA®，およびその簡易版である MNA®-SF は，高齢者の栄養評価から近未来の有害事象の発生率を予測でき，その構造的な妥当性も十分に検証されている．MNA®-SF は web で

簡易栄養状態評価表
Mini Nutritional Assessment-Short Form
MNA®

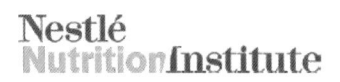
Nestlé
NutritionInstitute

氏名:

性別:　　　　年齢:　　　　体重:　　　　kg　身長:　　　　cm　調査日:

下の□欄に適切な数値を記入し、それらを加算してスクリーニング値を算出する。

スクリーニング

A 過去3ヶ月間で食欲不振、消化器系の問題、そしゃく・嚥下困難などで食事量が減少しましたか？
0 = 著しい食事量の減少
1 = 中等度の食事量の減少
2 = 食事量の減少なし

B 過去3ヶ月間で体重の減少がありましたか？
0 = 3 kg 以上の減少
1 = わからない
2 = 1〜3 kg の減少
3 = 体重減少なし

C 自力で歩けますか？
0 = 寝たきりまたは車椅子を常時使用
1 = ベッドや車椅子を離れられるが、歩いて外出はできない
2 = 自由に歩いて外出できる

D 過去3ヶ月間で精神的ストレスや急性疾患を経験しましたか？
0 = はい　　　2 = いいえ

E 神経・精神的問題の有無
0 = 強度認知症またはうつ状態
1 = 中程度の認知症
2 = 精神的問題なし

F1 BMI (kg/m^2)：体重(kg)÷[身長 (m)]^2
0 = BMI が19 未満
1 = BMI が19 以上、21 未満
2 = BMI が21 以上、23 未満
3 = BMI が 23 以上

**BMI が測定できない方は、F1 の代わりに F2 に回答してください。
BMI が測定できる方は、F1 のみに回答し、F2 には記入しないでください。**

F2 ふくらはぎの周囲長(cm)：CC
0 = 31cm未満
3 = 31cm以上

スクリーニング値
(最大：14ポイント)

12-14 ポイント:　　　栄養状態良好
8-11 ポイント:　　　低栄養のおそれあり (At risk)
0-7 ポイント:　　　低栄養

Ref.　　Vellas B, Villars H, Abellan G, et al. *Overview of the MNA® - Its History and Challenges*. J Nutr Health Aging 2006;10:456-465.

Rubenstein LZ, Harker JO, Salva A, Guigoz Y, Vellas B. *Screening for Undernutrition in Geriatric Practice: Developing the Short-Form Mini Nutritional Assessment (MNA-SF)*. J. Geront 2001;56A: M366-377.

Guigoz Y. *The Mini-Nutritional Assessment (MNA®) Review of the Literature - What does it tell us?* J Nutr Health Aging 2006; 10:466-487.

Kaiser MJ, Bauer JM, Ramsch C, et al. *Validation of the Mini Nutritional Assessment Short-Form (MNA®-SF): A practical tool for identification of nutritional status.* J Nutr Health Aging 2009; 13:782-788.

さらに詳しい情報をお知りになりたい方は、**www.mna-elderly.com** にアクセスしてください。

図 3. MNA®–SF

項　目	No (value=0)	Minor (value=0.5)	Severe (value=1)
ADL	6～5	4～3	2～0
IADL	8～6	5～4	3～0
SPMSQ(Short Portable Mental Status Questionnaire)	0～3	4～7	8～10
Comorbidity Index(CIRS-CI)	0	1～2	≧3
MNA®	≧24	17～23.5	<17
ESS(Exton-Smith Scale)	20～16	15～10	9～5
服薬数	0～3	4～6	≧7
社会生活	家族と同居	施設	独居

表 6.
MPI の構成

		MPI	m-MPI	MNA®	MNA®-SF	SPMSQ
死亡オッズ比 (p<0.001)	1か月後	3.17	3.18	1.15	1.26	1.12
	1年後	2.77	2.82	1.14	1.25	1.12

表 7.
各ツール・指標における死亡オッズ比の比較

フォーマットを無料でダウンロードできる(**図3**)[28]．簡便かつ採血検査が不要であるため入院だけでなく外来や在宅，施設でも利用可能であり，本邦でも MNA®-SF は頻用されている．

4．MPI, m-MPI

高齢者の栄養アセスメントは，低栄養単独として扱うよりは，フレイルまたは社会的背景を包括的に評価して，アウトカムの発生率を評価すべきであるとの目的で MPI が考案された[29]．MPI は 8 つのアセスメントで構成される(**表6**)．MPI の評価項目の 1 つである MNA® を MNA®-SF に置き換えた modified MPI(m-MPI)も，MPI と同様に入院高齢者の 1 か月後および 1 年後の死亡率の予測に有用である(**表7**)[30]．死亡リスクの予測には，栄養評価の単独指標である MNA®(MNA®-SF)よりも，MNA®(MNA®-SF)を含む包括的指標である MPI(m-MPI)のオッズ比が圧倒的に高い．つまり，高齢者の死亡の決定因子が，MNA®(MNA®-SF)などで判定できる低栄養だけでなく，ADL や認知レベル，併存疾患，服薬数など多岐に及ぶことが理解できる．

低栄養診断のゴールドスタンダードを目指して

前述の GLIM により 2018 年に世界規模での低栄養の診断基準「GLIM 基準」が提言された(**図4**)[31]．GLIM 基準の特徴は，低栄養の診断にはスクリーニングとアセスメントの 2 段階であるこ

と，アセスメントに病因が含まれること，重症度判定を行うこと，などである．病因には疾患や外傷に関連する炎症が明記されており，高齢者を含む成人栄養障害の栄養診断では疾患や炎症を考慮すべきであると提言した．既存の栄養スクリーニングでは疾患や炎症が十分に考慮されておらず，今後の入院高齢者の栄養スクリーニングの手法に一石を投じる重要な提言である．これからの日本を含む世界規模での栄養診断には GLIM 基準の低栄養が採用されていくと個人的に思っている．

文　献

1) White JV, et al：Consensus statement of the Academy of Nutrition and Dietetics/American Society for Parenteral and Enteral Nutrition：characteristics recommended for the identification and documentation of adult malnutrition (undernutrition). *J Acad Nutr Diet*, **112**(5)：730-738, 2012.

2) Pennington CR：Disease-associated malnutrition in the year 2000. *Postgrad Med J*, **74**：65e71, 1998.

3) de Ulíbarri Pérez JI：Clinical undernutrition in 2014；pathogenesis, early diagnosis and consequences；undernutrition and trophopathy. *Nutr Hosp*, **29**(4)：785-796, 2014.

4) Ignacio de Ulíbarri J, et al：CONUT：a tool for controlling nutritional status. First validation in a hospital population. *Nutr Hosp*, **20**(1)：38-45, 2005.

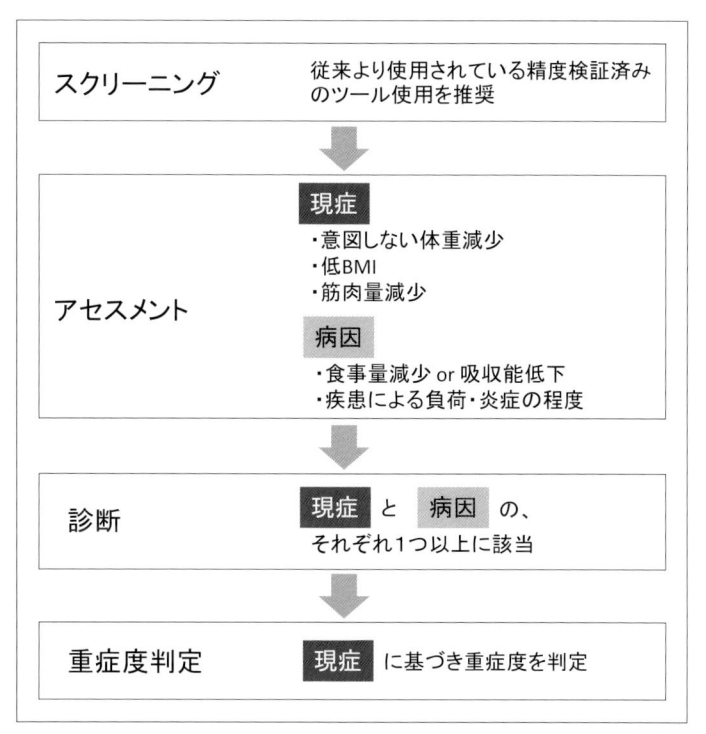

スクリーニング	従来より使用されている精度検証済みのツール使用を推奨
アセスメント	**現症** ・意図しない体重減少 ・低BMI ・筋肉量減少 **病因** ・食事量減少 or 吸収能低下 ・疾患による負荷・炎症の程度
診断	**現症** と **病因** の、それぞれ1つ以上に該当
重症度判定	**現症** に基づき重症度を判定

図 4. GLIM 基準の低栄養の診断の流れ

5) Correia MITD, Waitzberg DL：The impact of malnutrition on morbidity, mortality, length of hospital stay and costs evaluated through a multivariantmodel analysis. *Clin Nutr*, **22**：235e9, 2003.

6) Waitzberg DL, et al：Desnutricion hospitalaria（hospital hyponutrition）. *Nutr Hosp*, **26**：254e64, 2011.

7) Lim SL, et al：Malnutrition and its impact on cost of hospitalization, length of stay, readmission and 3-year mortality. *Clin Nutr*, **31**：345e50, 2012.

8) Brito PA, et al：Prevalence of pressure ulcers in hospitals in Brazil and association with nutritional status- A multicenter, crosssectional study. *Nutrition*, **29**：646e9, 2013.

9) L€oser Chr：Mangelern€ahrung im Krankenhaus e Pr€avalenz, klinische Folgen, Budgetrelevanz. *Dtsch Med Wschr*, **126**：729e34, 2001.

10) L€oser C：Malnutrition in hospital：the clinical and economic implications. *Dtsch Arztebl Int*, **107**：911e7, 2010.

11) Elia M：The economics of malnutrition. Nestle Nutr Workshop Ser Clin Perform Programme, **12**：29-40, 2009.

12) Chima CS, et al：Relationship of nutritional status to length of stay, hospital costs, and discharge status of patients hospitaltized in the medicine survey. *J Am Diet Assoc*, **97**：975e8, 1997.

13) Marco J, et al：Prevalence of the notification of malnutrition in the departments of internal medicine and its prognostic implications. *Clin Nutr*, **30**：450e4, 2011.

14) Amaral TF, et al：The economic impact of disease-related malnutrition at hospital admission. *Clin Nutr*, **26**：778e84, 2007.

15) Smith PE, Smith AE：High-quality nutritional interventions reduce costs. Health. *Financ Manag*, **51**：66e9, 1997.

16) Funk CL, Ayton CM：Improving malnutrition documentation enhances reimbursement. *J Am Diet Assoc*, **95**：468e75, 1995.

17) Ockenga J, et al：Nutritional assessment and management in hospitalised patients：implications for DRG-based reimbursement and health care quality. *Clin Nutr*, **24**：913e9, 2005.

18) Boltong AG, et al：Using a public hospital funding model to strengthen a case for improved nutritional care in a cancer setting. *Aust Health Rev*, **37**：286e90, 2013.

19) Ferguson M, et al：Coding for malnutrition enhances reimbursement under casemix-based funding. *Aust J Nutr Diet*, **54**：102e8, 1997.

20) Gout BS, et al：Malnutrition identification, diagnosis and dietetic referrals：are we doing a good enough job. *Nutr Diet*, **66**：206e11, 2009.

21) Jean-Claude M, et al：Clinical and economic impact of malnutrition per se on the postoperative course of colorectal cancer patients. *Clin Nutr*, **31**：896e902, 2012.

22) Müller MC, et al：Cepton-studie：Mangelern€ ahrung in Deutschland.(CEPTON study：undernutrition in Germany). Erlangen, Germany：Bressler Druck；2007.

23) Kruizenga HM, et al：Effectiveness and costeffectiveness of early screening and treatment of malnourished patients. *Am J Clin Nutr*, **82**：1082e9, 2005.

24) Long CL, et al：Metabolic response to injury and illness：estimation of energy and protein needs from indirect calorimetry and nitrogen balance. *JPEN J Parenter Enteral Nutr*, **3**(6)：452-456, 1979.

25) Cederholm T, Jensen GL：To create a consensus on malnutrition diagnostic criteria：A report from the Global Leadership Initiative on Malnutrition(GLIM)meeting at the ESPEN Congress 2016. *Clin Nutr*, **36**(1)：7-10, 2017.

26) Detsky AS, et al：Evaluating the accuracy of nutritional assessment techniques applied to hospitalized patients：methodology and comparisons. *JPEN J Parenter Enteral Nutr*, **8**(2)：153-159, 1984.

27) Burgos R, et al：Prevalence of malnutrition and its etiological factors in hospitals. *Nutr Hosp*, **27**(2)：469-476, 2012.

28) https://www.mna-elderly.com/forms/mini/mna_mini_japanese.pdf(アクセス：2019 年 4 月 1 日)

29) Pilotto A, et al：Development and validation of a multidimensional prognostic index for one-year mortality from comprehensive geriatric assessment in hospitalized older patients. *Rejuvenation Res*, **11**(1)：151-161, 2008.

30) Sancarlo D, et al：Validation of a Modified-Multidimensional Prognostic Index(m-MPI)including the Mini Nutritional Assessment Short-Form(MNA-SF)for the prediction of one-year mortality in hospitalized elderly patients. *J Nutr Health Aging*, **15**(3)：169-173, 2011.

31) Cederholm T, et al：GLIM criteria for the diagnosis of malnutrition- A consensus report from the global clinical nutrition community. *Clin Nutr*, **38**(1)：1-9, 2019.

四季を楽しむ ビジュアル嚥下食レシピ

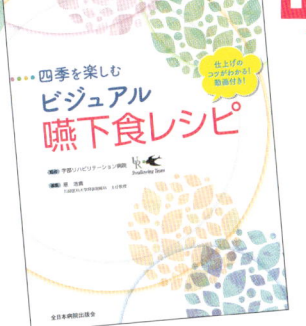

監修・執筆 宇部リハビリテーション病院
田辺のぶか，東　栄治，米村礼子

編集　原　浩貴（川崎医科大学耳鼻咽喉科　主任教授）

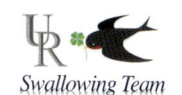
Swallowing Team

2019 年 2 月発行　B5 判　150 頁　定価（本体価格 3,600 円＋税）

見て楽しい、食べて美味しい、四季を代表する 22 の嚥下食レシピを掲載！
お雑煮からバーベキュー、ビールゼリーまで、イベント食、お祝い食に大活躍！
詳細な写真付きの工程説明と、仕上げのコツがわかる動画で、作り方が見て
わかりやすく、嚥下障害の基本的知識も解説された、充実の 1 冊です。

目次

食べやすさ，栄養，見た目，味を追及したレシピ！

豊富な写真で工程が見てわかる！

動画付きで仕上げのコツが見てわかる！

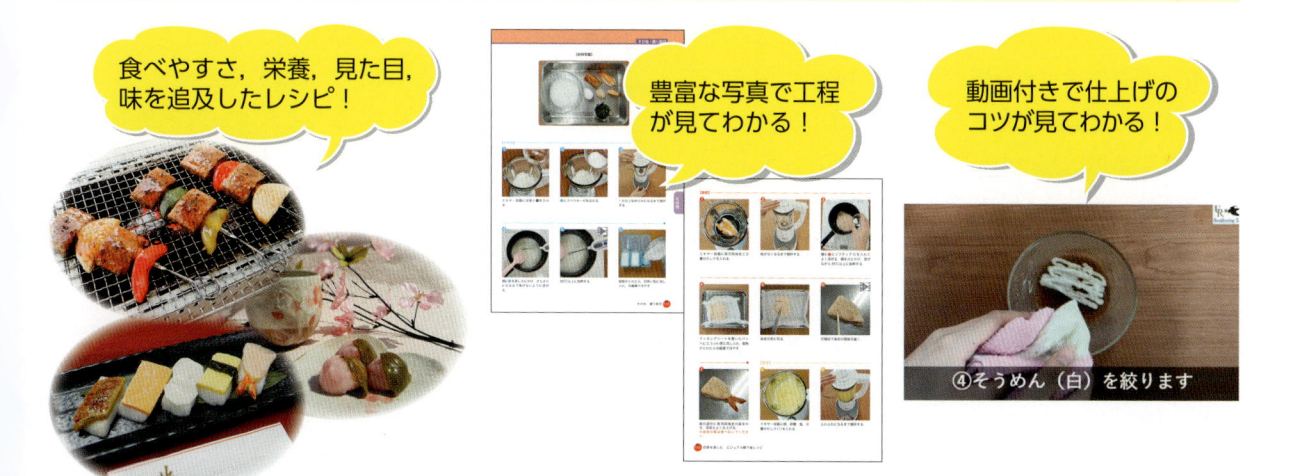

④そうめん（白）を絞ります

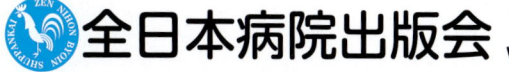
全日本病院出版会
〒113-0033 東京都文京区本郷 3-16-4　Tel：03-5689-5989
www.zenniti.com　Fax：03-5689-8030

MB Med Reha **No.240** : **54-60**, 2019

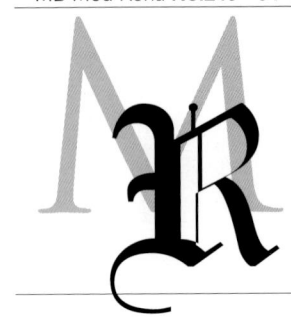

Ⅱ．診察とスクリーニング
その他のスクリーニング評価

國枝顕二郎[*1]　藤島一郎[*2]

Abstract　スクリーニング検査は，簡便で職種を問わず幅広い臨床現場で使用できることが望ましい．KT バランスチャート(KTBC)は，経口摂取への移行と維持を支援するための包括的評価ツールであり，13 項目を点数化することで，良好な能力と介入が必要な側面を可視化できる．MASA は嚥下のみならず意識や聴覚理解など系統的な臨床評価により嚥下障害と誤嚥を効率良くスクリーニングできる．KTBC や MASA は訓練の介入効果など経時的変化の評価に有用である．GUSS は，推奨される食形態を提案できるツールである．咀嚼能力に関するスクリーニングには，Saku-Saku test(SST)や TOMASS などがあるが，咽頭期の評価ができない．摂食嚥下障害診療のエビデンスの構築のためには，信頼性妥当性を有する評価ツールを用いることが重要である．

Key words　KT バランスチャート(KT index)，MASA，GUSS，スクリーニング(screening)，チームアプローチ(team approach)

はじめに

　嚥下機能評価は，スクリーニングと嚥下内視鏡検査(VE)や嚥下造影検査(VF)といった精査からなる．VE や VF は重要な検査ではあるが，内視鏡や X 線透視装置などの設備が必要であるため，評価が可能な施設は限られる．一方，スクリーニング検査は特別な機器を必要とせず職種問わず実施が可能であり，病院や施設，在宅などの現場でも広く用いられている．また，摂食嚥下障害診療のエビデンスの構築のためには信頼性・妥当性を有する評価ツールを用いることが重要である．

　本稿では国内でしばしば使用され，当院でも用いている Kuchi-kara Taberu バランスチャート(KTBC)と The Mann Assessment of Swallowing Ability；MASA について紹介するとともに，近年注目されているスクリーニング検査についても述べることとする．

1．KT バランスチャート(KTBC)

　KTBC は，Koyama らが開発した経口摂取への移行と維持を支援するための包括的評価ツールである[1]．評価項目としては，以下の 4 つの側面からなる 13 項目で構成されている．

① 心身の医学的視点(食べる意欲，全身状態，呼吸状態，口腔状態)

② 摂食嚥下の機能的視点(認知機能，捕食・咀嚼・送り込み，嚥下)

③ 姿勢・活動的視点(姿勢・耐久性，食事動作，活動)

④ 摂食状況・食物形態，栄養状態

　13 項目を 1～5 点で点数化してレーダーチャートとしてグラフ化することで，介入が必要な側面と良好な能力が可視化することができる(**図 1**)．介入前後の変化を多職種間で共有することができる．当事者や家族も含めた多職種間で視覚的に共有できるため，病院のみならず福祉施設や在宅で

[*1] Kenjiro KUNIEDA，〒 430-8511 静岡県浜松市中区和合北 1-6-1　社会福祉法人聖隷福祉事業団浜松市リハビリテーション病院リハビリテーション科／えんげと声のセンター，副センター長

[*2] Ichiro FUJISHIMA，同病院，院長／同センター，センター長

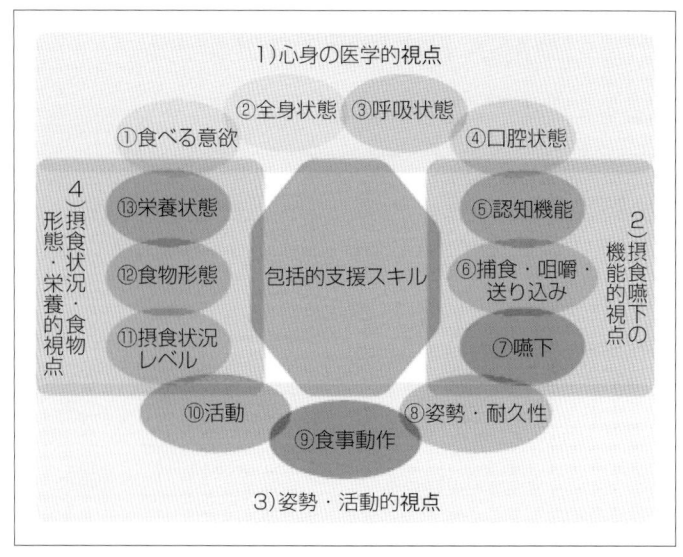

図 1. KT バランスチャート

（文献 2，3 より）

のチームアプローチ，地域連携ツールとしても有用である．職種を問わず簡便に使用でき，当院では看護師を中心にこのチャートを用いた評価を導入している[1]．KTBC は少なくとも 2 人以上で評価することが望ましいとされ，複数名で，多職種で評価を行ったほうが多面的で客観的に患者の全体像を把握することができる．摂食嚥下チームや NST などのカンファレンスなどで変化を確認することで，チームアプローチの方向性や変化がみえてくることがある．

　当院では，このツールを用いた事業が浜松市の事業である「多職種連携による在宅医療・介護連携推進事業」の 1 つに採択され，「高齢者の "口から食べる" をサポートする」事業がスタートしている（**図 2**）．脳卒中後のリハビリテーションに KTBC を用いることで在宅復帰率や motor FIM が上昇したとする報告がある[4]．

2．The Mann Assessment of Swallowing Ability；MASA

　摂食場面の臨床的な観察は極めて重要であるが，MASA は，臨床評価により摂食嚥下障害と誤嚥を効率良くスクリーニングする方法である[5]．信頼性と妥当性が検証された優れた臨床評価法であり，臨床のみならず研究でも使用されている．これまで報告されている評価法の中では，最も充実した優れた評価ツールの 1 つといえる．合計点

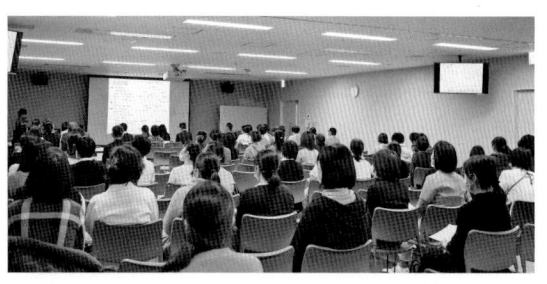

図 2. KT バランスチャートを用いた症例報告会（当院）
浜松市内の医療機関や施設，在宅などで KT バランスチャートを用いた食支援を開始しており，当院で症例の報告会を行った．

数を基準値と比較することで嚥下障害と誤嚥の重症度を判定することができ，嚥下障害のスクリーニングや嚥下リハビリテーションの定量的効果判定が可能で，近年も含めて国際論文でも多数引用されている．2008 年には簡便な修正（modified）MASA；MMASA（12 項目）が開発された．我々は MASA の翻訳を行い，日本語版を 2014 年に発刊した[6]．

　嚥下障害の評価は水飲みテストや RSST，問診などのスクリーニングと，VF や VE などの精密検査からなるが，MASA は精密なスクリーニング評価法と位置づけられる．MASA の意義についても，「MASA は精査を必要とするか，経時的観察で良いかなどを振り分ける機能を持つ」とされている[6]．

MASA 日本語版スコアシート

名前：　　　　　　　　　　性別：男・女　　　　　　生年月日：　　　　　　　　年齢：

ID：　　　　　　　　　　　検査年月日：　　　　　　　検査者：

項目				
意識	**2** 無反応	**5** 覚醒困難	**8** 傾眠・覚醒レベルの変動	**10** 意識清明
協力	**2** 協力不可	**5** 非協力的	**8** 協力にムラあり	**10** 協力的
聴覚理解	**2** 声かけに無反応	**4** 手がかりがあれば時々は返事ができる	**6** 繰り返せば簡単な指示に従える	**8** ほとんど問題なく日常会話可能	**10** スクリーニング上異常なし
呼吸状態	**2** 吸引／感染の疑い／人工呼吸器管理	**4** 呼吸理学療法に伴う断続性ラ音（水泡音）	**6** 肺底部捻髪音／自己喀出可能	**8** 上気道の痰感染症以外の呼吸器疾患	**10** 異常所見なし
嚥下と呼吸の関係	**1** 自己調節不可	**3** コントロールがある程度可能		コントロール可能	
失語	**1** 評価不能	**2** 意味のある会話困難／認識困難な単語の表出	**3** 限られた手段を用いて自分の意志表出可能	**4** 喚語や意志の表出がやや困難	**5** スクリーニング上異常なし
発語失行	**1** 評価不能	**2** 何度も音を出そうとするが不正確で正しい発音が困難	**3** 指示下では発話が遅くなったり不正確	**4** 試行錯誤あるが正確な発話可能	**5** スクリーニング上異常なし
構音障害	**1** 評価不能	**2** 言葉は聞き取れない	**3** 言葉は聞き取れるが障害がある	**4** 速度が遅い／ためらい／呂律不全	**5** スクリーニング上異常なし
唾液	**1** 大量の唾液	**2** いつも少しの流涎あり	**3** ときどき流涎あり	**4** 泡沫状の唾液を吐き出す	**5** スクリーニング上異常なし
口唇閉鎖	**1** 全く閉鎖しない／評価不能	**2** 閉鎖不全／わずかに動く	**3** 片側に麻痺／部分的に動きが悪い	**4** 軽度の障害／ときどきもれがある	**5** スクリーニング上異常なし
舌の動き	**2** 全く動かない	**4** ごくわずかに動く	**6** 不完全な動き	**8** 可動域わずかに制限	**10** 制限なし／異常なし
舌の筋力	**2** 著しく減弱	**5** 明らかに片側性に低下	**8** わずかに低下		**10** スクリーニング上異常なし
舌の協調運動	**2** 全く動かない／評価不能	**5** 重度の協調障害	**8** わずかな協調障害		**10** スクリーニング上異常なし
口腔準備	**2** 評価不能	**4** 全く形成できない／食塊形成しようとしない	**6** 咀嚼不良／代償的に頭部後屈口腔全体に広がる	**8** 口唇や舌の運動障害で食物保持困難	**10** スクリーニング上異常なし
絞扼反射（gag）	**1** 咽頭反射消失	**2** 一側性に消失	**3** 一側性に減弱	**4** 両側性に減弱	**5** 異常なし／反射亢進
口蓋	**1** 全く挙上しない	**2** わずかに動く／鼻腔逆流／鼻に息が漏れる	**3** 軟口蓋の動きが片側に低下／動きに一貫性がない	**4** わずかに左右差あるがよく動く	**5** スクリーニング上異常なし
食塊のクリアランス（口腔内残留）	**2** 全量残留	**4** 若干クリアされているが，残留著明	**6** わずかに残留	**10** 口腔残留なし	
口腔通過時間	**2** 動きの観察不可能／評価不可能	**4** 10秒以上かかる	**6** 5秒以上かかる	**8** 1秒以上かかる	**10** スクリーニング上異常なし／1秒以内
咳反射	**1** 咳反射がない／評価不能		**3** 咳反射が減弱している		スクリーニング上異常なし／誘発すれば咳反射あり
随意的な咳	**2** 咳をしようとしない／評価不能	**5** 努力するが困難	**6** クリアでない咳／しゃがれた咳	**10** スクリーニング上異常なし／強くクリアな咳	
声	**2** 声が出ない評価不能	**4** 湿性／がらがら声	**6** しわがれ声／高さや強さの調節ができない	**8** 少し声がかすれている	**10** スクリーニング上異常なし
気管切開	**1** カフ付きカニューレ		**5** 気管切開孔あり／カフなしカニューレ		**10** 気管切開なし
咽頭相	**2** 嚥下反射が起こらない／評価不能	**4** 喉頭挙上不十分／通常みられないような嚥下運動／咽頭残留・貯留／湿性嗄声	**6** 喉頭挙上やや不良／挙上開始遅延／唾液や食塊のクリアランス不良	**10** 喉頭挙上が素早く食塊や唾液のクリアランスが良好	
咽頭の反応	**1** うまく対処できない／がらがらしてしまう		**5** 嚥下前・中・後に咳が出る		**10** スクリーニング上異常なし
推奨する食形態(固体)	経口不可	ピューレ状	ミンチ状／すりつぶした状態	軟食	常食
推奨する食形態(液体)	経口不可	とろみつきの液体（バッター状）	とろみつきの液体（はちみつ状）	とろみつきの液体（ネクター状）	普通の液体
総合評価 嚥下障害	嚥下障害が確実	嚥下障害の可能性が高い	嚥下障害があるかもしれない	嚥下障害はなさそう	
総合評価 誤嚥	誤嚥が確実	誤嚥の可能性が高い	誤嚥があるかもしれない	誤嚥はなさそう	

MASA 合計点＝＿＿＿＿＿＿＿＿＿＿＿

サマリー
（Part1 の表 1 参照）

> 嚥下障害：重度・中等度・軽度・異常なし
> 誤嚥：重度・中等度・軽度・異常なし

その他の問題＿＿＿＿＿＿＿＿＿＿＿＿＿＿＿＿＿＿＿＿＿＿＿＿＿＿＿＿＿＿＿＿＿＿

アドバイス＿＿＿＿＿＿＿＿＿＿＿＿＿＿＿＿＿＿＿＿＿＿＿＿＿＿＿＿＿＿＿＿＿＿＿

診断＿＿＿＿＿＿＿＿＿＿＿＿＿＿＿＿＿＿＿＿＿＿＿＿＿＿＿＿＿＿＿＿＿＿＿＿＿＿

図 3. MASA 日本語版スコアシート

（文献 6, 〔https://www.ishiyaku.co.jp/corrigenda/219380/219380_01.pdf〕より）

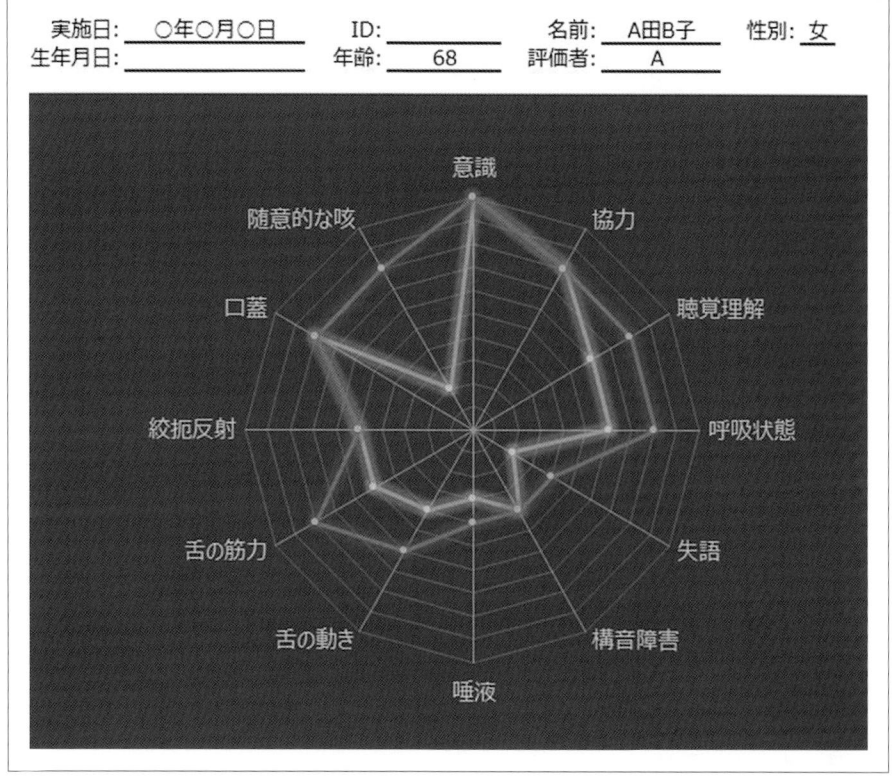

図 4. MASA 日本語版スコアシートとレーダーチャート
スコアシートの入力データが自動的にレーダーチャートとして表示される．複数回評価した場合，その変化を一目で確認することができる．この図は MMASA のもの．

（文献 6 より）

MASA は，嚥下内視鏡や嚥下造影検査などの検査や，特殊な機器を用いることもないため，病院だけでなく施設や在宅など，どのような環境下でも慣れれば十数分で評価が完了する．

臨床場面で我々が観察している項目を整理した 24 項目について，各項目が 3～5 段階でスコア化されており合計 200 点のスケールとなっている（**図 3**）．各評価項目のプロフィールを見ながら基準に従えば，嚥下障害と誤嚥それぞれについて，「確実」，「可能性が高い」，「あるかもしれない」，「なさそう」の 4 段階で判定ができる．

また経時的な評価によって各評価項目の変化を知ることができる．各項目には重み付けされた点数がつけられており，合計点から「重度」「中等度」「軽度」「異常なし」を判定することもできる．MASA 日本語版ではデータ入力用ファイルも作成しており，スコアシートに数値を入力すると合計点と重症度（嚥下障害・誤嚥）が自動的に判定さ

れる（**図 4**）．同じ患者を複数回評価してスコアシートを入力すると，その変化を確認することができる．当院では主に ST がベッドサイドなどで MASA を用いて，経時的な変化を評価している．

その他のスクリーニング

1．Gugging swallowing screen；GUSS

合計点数によって推奨される食形態を提案できるスクリーニングツールに GUSS がある[7]．当初は急性期の脳卒中の嚥下障害に用いられていたが，現在では様々な嚥下障害に用いられ，11 か国の言語にも翻訳されて国際的に広く使用されている．GUSS の評価表は，① 間接嚥下テストと ② 直接嚥下テストの 2 段階に分かれている（**図 5**）．まず 5 点満点の間接嚥下テストとして意識状態，咳嗽，唾液嚥下（成功，流涎，声の変化）を評価した後，15 点満点の直接嚥下テストとして，嚥下運動，ムセ，流涎，声の変化について半固形（プリン

GUSS
(Gugging Swallowing Screen)[1]

Patient	Date:
	Time:
	Investigator:

1. Preliminary Investigation / Indirect Swallowing Test

	YES	NO
VIGILANCE *(The patient must be alert for at least 15 minutes)*	1 ☐	0 ☐
COUGH and/or THROAT CLEARING *(Voluntary cough! Patient should cough or clear his or her throat twice)*	1 ☐	0 ☐
SALIVA SWALLOW • SWALLOWING SUCCESSFUL	1 ☐	0 ☐
• Drooling *(Herausrinnen von Speichel aus dem Mund)*	0 ☐	1 ☐
• **VOICE CHANGE** *(hoarse, gurgely, coated, weak , choke on own saliva)*	0 ☐	1 ☐
SUM:		(5)
	1 – 4 = Investigate further[2] 5 = Continue with „Direct Swallowing Test"	

2. Direct Swallowing Test
(Material: Aqua bi, flat teaspoon, food thickener, bread)

In the following order:	1 → SEMISOLID*	2 → LIQUID**	3 → SOLID ***
DEGLUTITION:			
• Swallowing not possible	0 ☐	0 ☐	0 ☐
• Swallowing delayed *(> 2 sec.) (Solid textures > 10 sec.)*	1 ☐	1 ☐	1 ☐
• Swallowing successful	2 ☐	2 ☐	2 ☐
COUGH (involuntary): *(before, during or after swallowing – until 3 minutes later)*			
• Yes	0 ☐	0 ☐	0 ☐
• No	1 ☐	1 ☐	1 ☐
DROOLING:			
• Yes	0 ☐	0 ☐	0 ☐
• No	1 ☐	1 ☐	1 ☐
VOICE CHANGE: *(listen tot he voice before and after swallowing- patient should speak „Oh")*			
• Yes	0 ☐	0 ☐	0 ☐
• No	1 ☐	1 ☐	1 ☐
SUM:	(5)	(5)	(5)
	1 – 4 = Investigate further[2] 5 = Continue „LIQUID"	1 – 4 = Investigate further[2] 5 = Continue „SOLID"	1 – 4 = Investigate further[2] 5 = NORMAL

SUMMARY

Sum „Indirect Swallowing Test":	(5)
Sum „Direct Swallowing Test":	(15)
Sum TOTAL:	(20)

図 5. GUSS 評価表
5 点満点の間接嚥下テストと 15 点満点の直接嚥下テストからなり，
最終的に両者の合計点(20 点満点)で嚥下障害の重症度を評価する
(図 6 参照).

GUSS
(Gugging Swallowing Screen)[1]

RESULTS		SEVERITY CODE	RECOMMENDATIONS
20	Semisolid / liquid and solid textures successful	Slight / No dysphagia Minimal risk of aspiration	• Normal diet • Regular liquids • First time under supervision of the SLT or a trained stroke nurse !
15-19	Semisolid and liquid texture successful and solid unsuccessful	Slight dysphagia with a low risk of aspiration	• Dysphagie diet (pureed and soft food) • Liquids very slowly – one sip at a time • Functional swallowing assessments such as Fiberoptic Endoscopic Evaluation of Swallowing (FEES) or Videofluoroscopic Evaluation of Swallowing (VFES) • Refer to Speech and Language Therapist (SLT)
10-14	Semisolid swallow successful and liquids unsuccessful	Moderate dysphagia with a risk of aspiration	Dysphagia diet beginning with: • Semisolid textures such as baby food and additional parenteral feeding • All liquids must be thickened! • Pills must be crushed and mixed with thick liquid • No liquid medication!! • Further functional swallowing assessments (FEES, VFES) • Refer to Speech and Language Therapist (SLT) *Supplementation with nasogstric tube or parenteral*
0-9	Preliminary investigation unsuccessful or semisolid swallow unsuccessful	Severe dysphagia with a high risk of aspiration	• NPO (non per os = nothing by mouth) • Further functional swallowing assessments (FEES, VFES) • Refer to Speech and Language Therapist (SLT) *Supplementation with nasogstric tube or parenteral*

図 6. GUSS 判定表

20 点満点で常食を勧める．15〜19 点では嚥下調整食＋液体にトロミ，10〜14 点ではベビーフード状の嚥下調整食を勧めたうえで代替栄養法も併用，9 点以下では経口摂取を控える．また 15 点以下では，VE や VF での評価も推奨されている．

（文献 7 より）

状)→液体(水)→固形(固いパン)の順に評価する．スコアの合計は 20 点満点で評価し，嚥下障害なし，軽度嚥下障害，中等度嚥下障害，重度嚥下障害の 4 段階で評価する(図 6)．近年 GUSS を用いた研究の報告も散見される[8]．言語聴覚士が実施することを想定して作成されたツールであるが，看護師など他の職種も使用は可能である．また，病院だけでなく施設や在宅での使用も検討される．GUSS は評価に固いパンを用いるなど日本の食文化とは馴染まない部分があり，国内で広く使用されている「嚥下調整食分類」の多様性には対応できていないため，日本人向けに改訂したスクリーニングツールの開発が待たれる[9]．

近年開発された咀嚼能力に関するスクリーニング検査として，Saku-Saku test；SST や Test of masticating and swallowing solids；TOMASS がある．SST は，軟らかいライスクラッカー(ハッピーターンなど)を咀嚼・嚥下させるスクリーニングツールである[10]．また，TOMASS はライスクラッカーを 1 枚食べたときの咀嚼回数や嚥下回数，またその比率などを観察するスクリーニング方法である[11]．これらは信頼性や妥当性が評価されたツールであるが，咽頭機能を評価することはできない．

文 献

1) Maeda K, et al：Reliability and Validity of a Simplified Comprehensive Assessment Tool for Feeding Support：Kuchi-Kara Taberu Index. *J Am Geriatr Soc*, **64**(12)：e248-e252, 2016.
2) 小山珠美：口から食べる幸せをサポートする包括的スキル KT バランスチャートの活用と支援. pp. 14-19, 医学書院, 2015.
3) NPO 法人口から食べる幸せを守る会〔https://ktsm.jimdo.com/〕
4) Waza M, et al：Comprehensive Tool to Assess Oral Feeding Support for Functional Recovery

in Post-acute Rehabilitation. *J Am Med Dir Assoc,* **20**(4)：426-431, 2019.

5) Mann G：The Mann assessment of swallowing ability, NY. Delmar Cengage Learning, 2002.

6) 藤島一郎(監訳)：MASA 日本語版，嚥下障害アセスメント．医歯薬出版，2014.

7) Trapl M, et al：Dysphagia bedside screening for acute-stroke patients：the Gugging Swallowing Screen. *Stroke,* **38**(11)：2948-2952, 2007.

8) Teuschl Y, et al：Systematic dysphagia screening and dietary modifications to reduce stroke-associated pneumonia rates in a stroke-unit. *PLoS One,* **13**(2)：e0192142, 2018.

9) 唐帆健浩：摂食嚥下機能のスクリーニング検査 Up-to-date，耳鼻咽喉科展望，**62**：12-18, 2019.

10) Tagashira I, et al：A new evaluation of masticatory ability in patients with dysphagia：The Saku-Saku Test. *Arch Gerontol Geriatr,* **74**：106-111, 2018.

11) Sebastian S, et al：Oropharyngeal Dysphagia：neurogenic etiology and manifestation. *Indian J Otolaryngol Head Neck Surg,* **67**：119-123, 2015.

MB Med Reha **No.240**：**61-69**, 2019

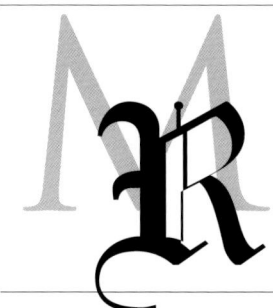

特集／これでナットク！摂食嚥下機能評価のコツ

Ⅲ. 機器を用いた評価
舌圧検査：現状と将来展望

小野高裕*1　堀　一浩*2

Abstract　舌は極めて巧緻な運動器官であると同時に繊細な感覚器官として，咀嚼・嚥下・構音機能をチューニングしている．最近保険収載された舌圧検査は，舌筋の等尺性最大収縮力や持久力を評価するものであるが，それらの指標は舌機能と密接に関連しており，特に咀嚼・嚥下能力の客観的指標となることが報告されている．加齢や疾患による舌圧の低下を検出することにより，リハビリテーションにおける診断，計画，再評価の精密化，効率化がはかられる．
　一方，極薄型のセンサを用いて舌と口蓋との接触圧を多点で測定することにより，嚥下時や構音時のリアルな舌運動を評価する試みも続けられている．こうした「機能圧」の測定により検出される疾患特異的な舌運動障害や，食品物性による舌運動の変調は，これからのリハビリテーションにおける新しいアプローチの開発に寄与することが期待される．

Key words　舌(tongue)，舌圧(tongue pressure)，臨床検査(clinical examination)，準備期(preparatory stage)，口腔期(oral stage)

「舌圧」とは何か？

　舌は，解剖学的には口腔の中央に位置する運動・感覚器官であり，内舌筋によってその形態を変え，外舌筋によってその位置を変えると説明されている．舌運動は，ヒトが咀嚼・嚥下・構音機能を営むうえでなくてはならないものであり，舌自体の触覚や味覚，あるいは周囲器官の感覚と意思によって繊細にチューニングされている．

　舌の機能的な運動(咀嚼・嚥下・構音時の舌運動)を評価するためには，嚥下透視検査(VF)，電気的パラトグラム，電磁アーティキュログラフなどの高価で複雑な方法を用いなければならない．そこで，舌の運動評価は，従来舌圧子を用いた抵抗性(舌筋力)の触診や可動性の視診によって「代替」されており，これらは現在もリハビリテーションにおけるルーティーンの診察項目に含まれている．

　一方，約30年前より，バルーンやセンサを口腔内に挿入あるいは設置して，それに最大努力下で舌を押し付けた際の圧力(最大舌圧)を測定する試みが行われてきた．これまでに市販化され，医療現場で普及した製品として，北米で開発されたIowa Oral Performance Instrument(IOPI MEDICAL社製, **図 1**)や日本で開発されたJMS舌圧測定器(JMS社製, **図 2**)などがあり，後者は2016年に保険収載された「舌圧検査」用の医療機器として認証されている．

　これらの測定器によって得られる「最大舌圧」は，舌筋力(最大等尺性収縮力)を評価したものであるが，舌筋力は運動機能と密接に関連している．したがって，舌筋力の低下を定量的に把握し，

*1 Takahiro ONO, 〒951-8514 新潟県新潟市中央区学校町通2番町5274　新潟大学大学院医歯学総合研究科包括歯科補綴学分野, 教授
*2 Kazuhiro HORI, 同, 准教授

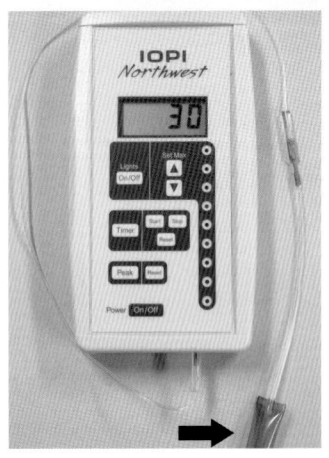

図 1. Iowa Oral Performance
Instrument；IOPI
矢印のバルーンに舌を押し当てて
舌圧を測定する.

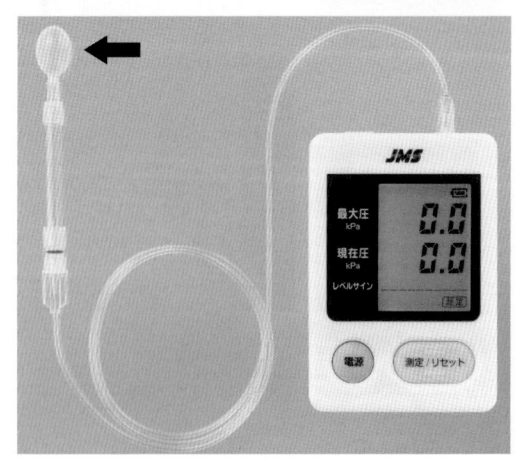

図 2. JMS 舌圧測定器
バルーン（矢印）に舌を押し当てて
舌圧を測定する.

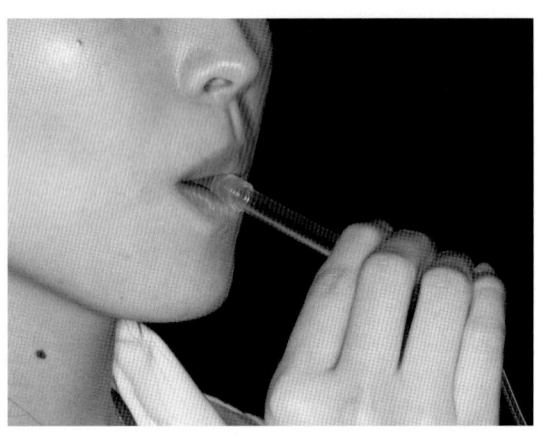

図 3. JMS 舌圧測定器の使用法
グリップ部を手で保持し，硬質リングを前歯で噛
んで固定して，口蓋前方部に位置した一定の内圧
を与えられたバルーンを舌で押しつぶす.

それを引き上げることによって咀嚼・嚥下・構音
などの機能を改善するうえで，有用なツールとし
て活用することができる．一方で，筋力の変化に
表れない舌運動機能の低下を把握することはでき
ないという限界に留意する必要がある.

　本稿では，まず保険医療に収載された「舌圧検
査」の実際と，測定された筋力としての「舌圧」の
意味について解説し，後半では嚥下時の機能的な
舌圧を測定することによって拡大するリハビリ
テーションの可能性について言及する.

保険収載された「舌圧検査」

　JMS 舌圧測定器による舌圧測定の手順は，非常
に簡便である（**図 3**）．まず，本体に連結チューブ
を接続し，その先にディスポーザブルの舌圧プ
ローブを装着して，本体の電源を on にしてバ
ルーン内に一定の空気圧（19.6 kPa）を与える．こ
の状態でプローブを被検者の口腔内に挿入し，硬
質リング部を前歯で噛んで保持しながら，舌を挙
上してバルーンを最大努力下で押しつぶすよう指
示する．本体の表示部には，測定中の最大舌圧と
現在の舌圧が表示される．上肢の麻痺や前歯の欠
損のために被検者が自力でプローブを保持できな
い場合は介助する.

　JMS 舌圧測定器を用いた「舌圧検査」は，2016 年
に保険収載されたが，当初の適用範囲は歯科にお
ける「舌接触補助床」症例のみであった[1]．しかし，
2018 年の保険改定において，「口蓋補綴，顎補綴
症例」や「広範囲顎骨支持型装置の埋入手術対象症
例」などにも適用拡大がはかられた．また，新た
に導入された疾患概念である「口腔機能低下症」
（**表1**）の 7 項目の下位症状の 1 つとして「舌圧低下」
（30 kPa 未満）が採用されている．従来，う蝕や歯
周病という細菌感染による歯科疾患の予防と治療
に偏重していた歯科医療が，咀嚼・嚥下・構音な
どの口腔機能の維持・回復を重視し始めたという
点で，「口腔機能低下症」の導入は大きな意味を持

表 1. 口腔機能低下症の診断基準
7つの下位症状のうち，3つ以上で該当すれば，口腔機能低
下症と診断．ただし，3種類の機器測定による機能検査項目
（＊）を最低1つ含んでいる必要あり．

下位症状	検査項目	該当基準
口腔衛生状態不良	舌苔の付着度	50％以上
口腔乾燥	口腔粘膜湿潤度	27 未満
	唾液量	2 g／2 分以下
咬合力低下	咬合力検査＊	200 N 未満＊＊（プレスケール使用時）
	残存歯数	20 本未満
舌口腔運動機能低下	オーラルディアドコキネシス	Pa／Ta／Ka いずれか1つでも 6 回／秒未満
低舌圧	舌圧検査＊	30 kPa 未満
咀嚼機能低下	咀嚼能力検査＊	100 mg/dl 未満
	咀嚼能率スコア法	スコア 0，1，2
嚥下機能低下	嚥下スクリーニング検査（EAT-10）	3 点以上
	自記式質問票（聖隷式嚥下質問紙）	「A」が 1 つ以上

＊＊プレスケールⅡ使用時は 500 N 未満

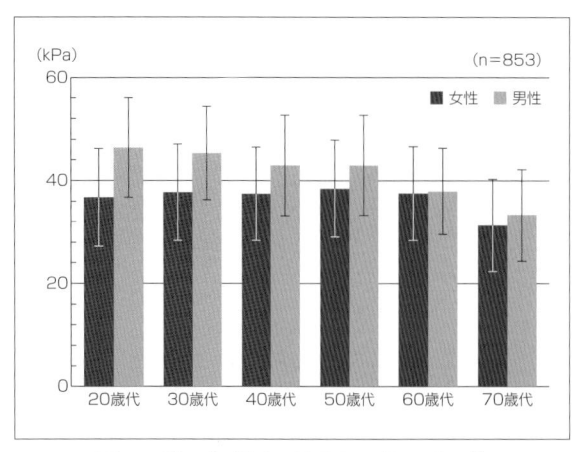

図 4. 性・年齢別の最大押し付け舌圧値
臼歯部の咬合支持が確立している成人のみで調査したもの．男性は 60 歳代，女性は 70 歳代から低下傾向を示すことがわかる．

（文献 1 より）

つ．診断基準の中でも，最大舌圧の低下はその原因と影響について，次項に示すような多くのエビデンスを有している．

最大舌圧の低下の原因と影響

最大舌圧が低下する原因としてまず挙げられるのが加齢変化である．舌は筋組織であり，舌筋線維は加齢とともに萎縮する．高齢者においては最大舌圧と握力との間には相関関係があることが報告されている[2]．健常者 853 名を対象とした大規模調査によれば，JMS 舌圧測定器を用いて測定した最大舌圧は，20～50 歳代で性差がみられるものの，60 歳代においてまず男性に低下がみられ，性差が消失するとともに，70 歳代以上になると男女ともにさらに低下する（図 4）[3]．また，地域在住高齢者[4]，入院患者[5)6]，腹膜透析患者[7]を対象とした調査において，最大舌圧低下とサルコペニアとの関連が報告されている．

一方，嚥下障害を伴う疾患については，脳卒中急性期において低下した最大舌圧の回復度が肺炎発症の予測因子となることが報告されている[8]．そのほか，筋強直性ジストロフィー[9]，パーキンソン病[10]，ALS[11]，Asidan/SCA36[11]，球脊髄性筋萎縮症患者[11)12]においては，最大舌圧の低下と疾患重症度や嚥下障害との関連が認められる．最近では，60 歳以上の 1,603 名を対象とした調査において，最大舌圧の低下がフレイルおよびプレフレイルの有意な予測因子となったことが報告されている[13]．

また，嚥下障害または構音障害を有する高齢者 115 名（平均年齢 71.4 歳）の最大舌圧は，いずれの障害もない対照者（平均年齢 77.8 歳）と比較して明らかに低下しており（図 5），その度合いは会話明瞭度や藤島の摂食嚥下グレードの低下と相関していることが報告されている[14]．さらに，入所要介護高齢者 83 名を対象とした調査では，食事中のむせの有無や食事形態の違い（常食か調整食か）によって，最大舌圧に明らかな差異があり[15]，それらのデータに基づいて「舌圧低下」を診断するカットオフ値（30 kPa）が決められた．

リハビリテーションにおける効果指標としての最大舌圧

舌機能低下に対するリハビリテーション的介入効果について舌圧を指標に評価した報告はまだ数多くはないが，舌がん患者[16]や要介護高齢者[17]に対してリハビリテーションを行うことにより，最大舌圧が増加し，VF 所見，食事形態，舌体積などの改善がみられたと報告されている．また，

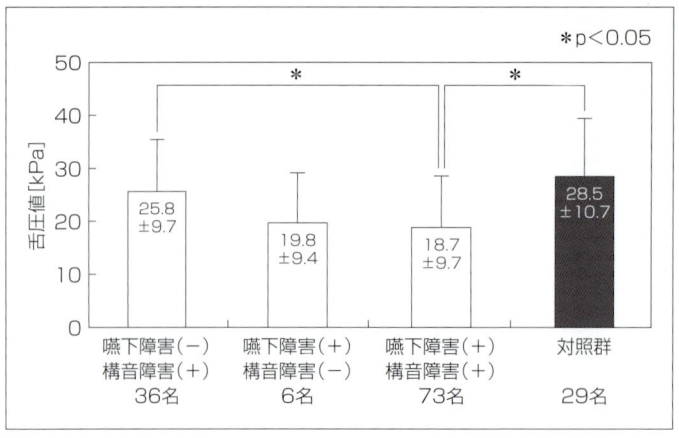

図 5. 嚥下障害または構音障害を有する高齢者の最大舌圧
（文献 8 より）

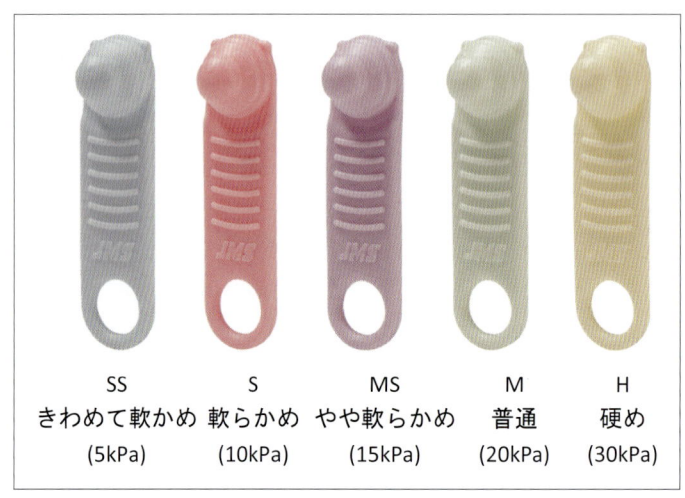

SS	S	MS	M	H
きわめて軟かめ	軟らかめ	やや軟らかめ	普通	硬め
(5kPa)	(10kPa)	(15kPa)	(20kPa)	(30kPa)

図 6. 舌圧トレーニング用器具ペコぱんだ®（JMS 社製）
圧接部の硬さが 5 種類あり，舌圧検査結果を参照して最初の硬
さを選択しトレーニングを開始することが推奨されている．

様々な基礎疾患を有する摂食嚥下障害患者 8 名に対して週 1 回の摂食機能療法を 5 か月間行ったところ，最大舌圧は初めの 2 か月で大きく上昇し，その後変化なく推移したが，藤島の摂食嚥下能力グレードにおいては変化がみられなかった[18]．このことは，舌の筋力はリハビリテーション的介入によって改善しやすく，継続により維持することが可能だが，摂食嚥下能力グレードに関しては他の機能的要因も関与しており，さらに長期間のアプローチが必要であることを示唆している．

JMS 舌圧測定器によって測定される最大舌圧と連動したリハビリテーション器具として，「ペコぱんだ®」（**図 6**）が JMS 社から発売されている．この器具は，口腔内に挿入し舌尖で弾力のある圧接部を凹ませることで舌筋力をトレーニングする器具であり，JMS 舌圧測定器の測定結果を参照して 5 種類の中から最初の硬さを選択し，徐々に硬さを上げてトレーニングすることが推奨されている．

舌運動を「機能時舌圧」から評価する

咀嚼・嚥下・構音の各機能において，舌は口蓋と接触することによって「機能時舌圧」を産生する．これは，現在「舌圧検査」の対象となっている「最大舌圧」とは本質的に異なるものである．バルーンプローブを用いて「最大舌圧」と「嚥下時舌圧」を測定した研究では，平均的な「最大舌圧」に対する「嚥下時舌圧」の割合は，若年者 1/6〜1/3 程

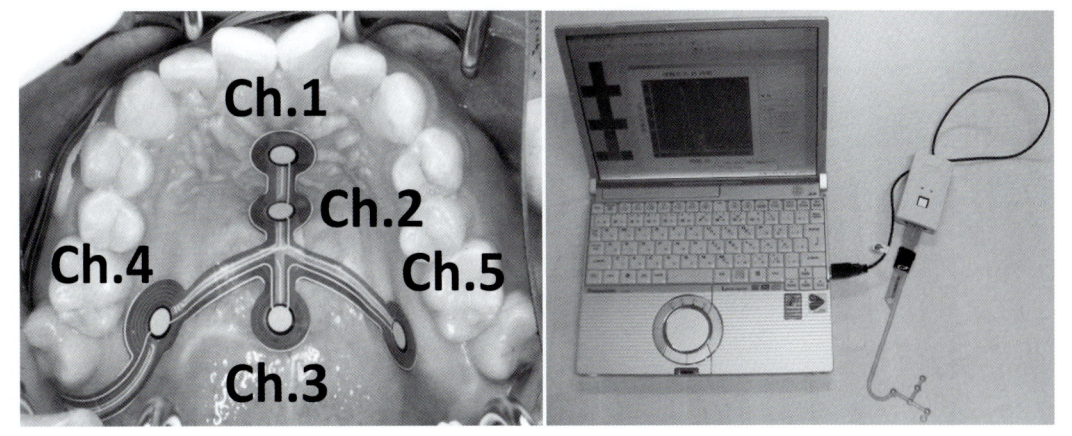

図 7. スワロースキャンシステム

違和感のほとんどない厚さ 0.1 mm の極薄型センサシートを口蓋正中部にシート型義歯安定剤を用いて貼付し，ケーブルは臼歯の後方から口腔前庭を通って口角から導出するので，舌・下顎・口唇の嚥下動作を妨げることがない(左)．センサからの信号は USB ハンドルを介してパーソナルコンピュータに入力され，自動解析ソフトウエアで舌圧のパターンの指標となる硬口蓋部 5 か所(Ch. 1〜5)の順序性，持続時間，最大値，積分値などを計算する．

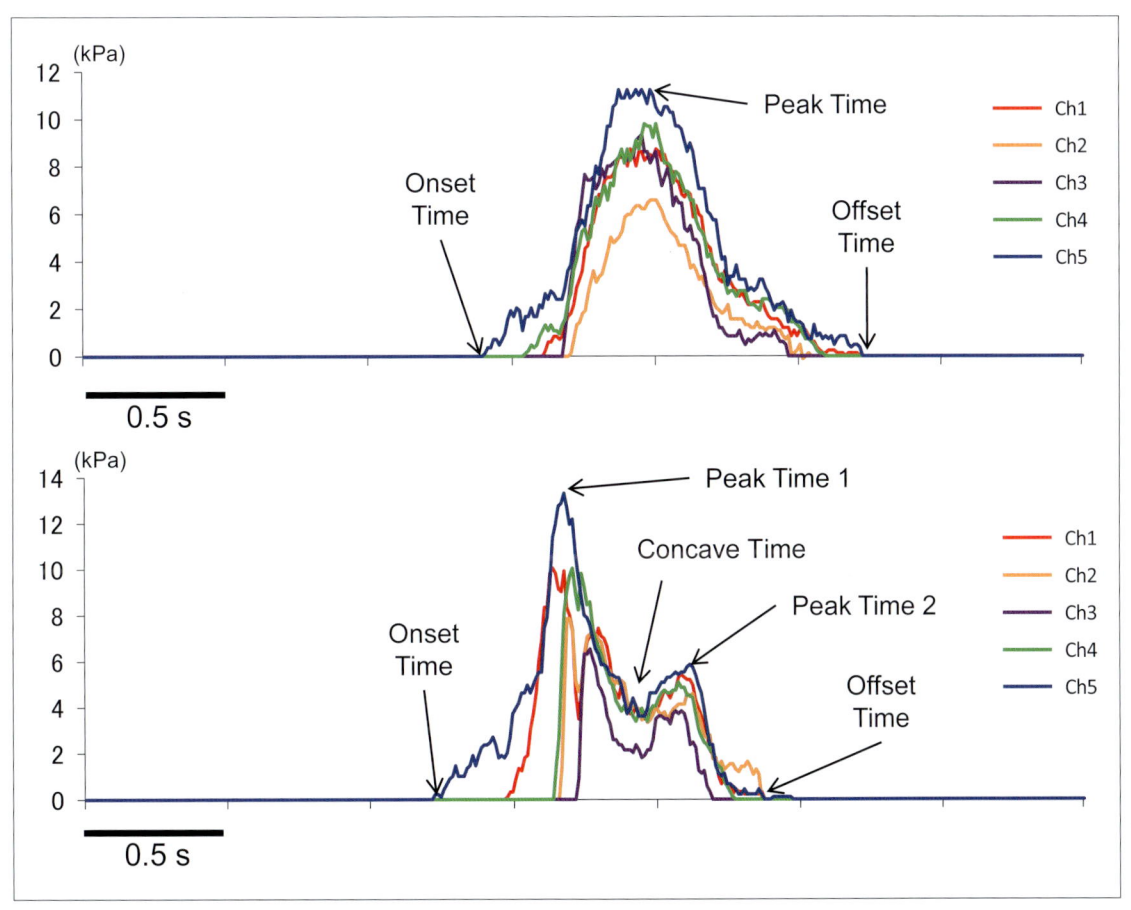

$\dfrac{\text{a}}{\text{b}}$

図 8. スワロースキャンシステムで計測した嚥下時舌圧波形

硬口蓋部 5 か所(Ch. 1〜5：図 7 参照)で記録した水嚥下時舌圧波形．単峰性(a)と二峰性(b)が見られる．

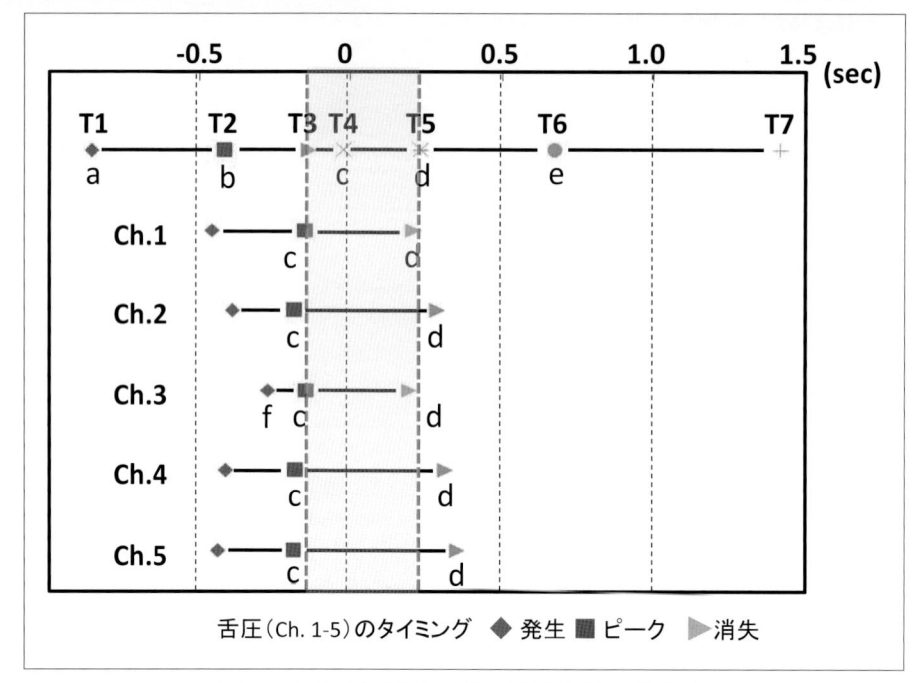

図 9. 水嚥下時舌圧と舌骨・喉頭運動との協調性

健常者における硬口蓋部5か所(Ch. 1〜5：図7参照)における舌圧発現と舌骨・喉頭の動き(T1〜T7)の時間的協調性．同じアルファベットはタイミングに時間差がないことを表している．舌圧の peak は舌骨が最前上方位に達した時点(T4)に同期し，舌圧の offset は舌骨が復位を開始した時点(T5)に同期している．

T1：舌骨のゆるやかな動き出し，T2：舌骨の急速な挙上開始，T3：舌骨の挙上の終了と前方移動開始，T6：舌骨の復位，T7：喉頭の復位

（文献21より）

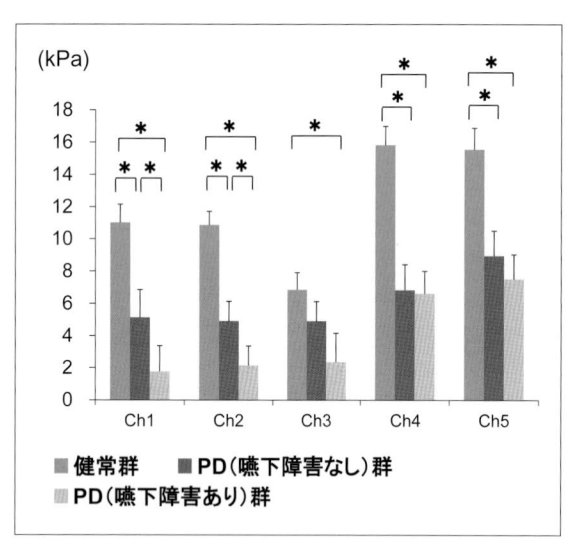

図 10. パーキンソン患者の水嚥下時舌圧

硬口蓋部5か所(Ch. 1〜5：図7参照)における舌圧最大値．Ch. 3 を除くすべての部位において，パーキンソン病(PD)患者群では健常群と比較して舌圧の低下が見られる．特に嚥下障害あり群においては正中部(Ch. 1〜3)における低下が著しく，舌の送り込み動作が弱いことを示している．

*：<0.05　　　　　　　　　　（文献25より）

度，高齢者で1/4〜1/2程度であったと報告されている[19]．しかし，これとてもバルーンを口腔に挿入しての「擬似嚥下」であり，生理的な嚥下動作ではない．

筆者らは，口蓋に直接貼り付けて，生理的な嚥下動作や構音動作を行うことができる極薄型の舌圧センサシート・システム(スワロースキャン，図7)を開発した[20]．このセンサシートは，5か所の感圧点(チャンネル＝Ch)を持ち，各 Ch で記録された「機能時舌圧」の発現・消失順序，持続時間，最大値，積分値などから，機能的な舌運動を評価することができる(図8)．

液体嚥下時の舌圧は，正中部では，Ch1→Ch2→Ch3 と前方から後方に向かって発現し，周縁部(Ch4, 5)は左右対称のタイミングで発現する．また，各部位の舌圧は発現して即座にピークに達した後，徐々に低下してほぼ同時に消失する．正中前方部(Ch1)における舌圧は，他の部位

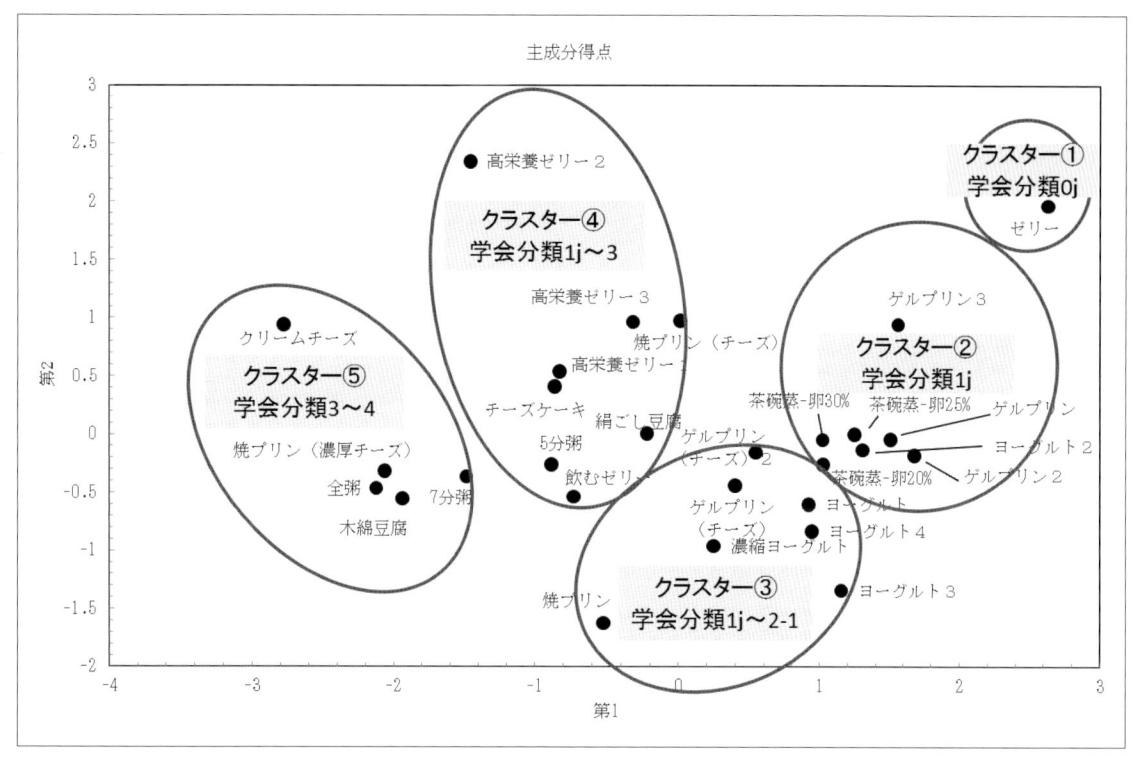

図 11. 各種食品摂取時の生体計測結果に基づく二次元テクスチャーマッピング
食塊の流動音継続時間，舌圧の押し潰し時総積分，舌圧の嚥下時中外指数(正中部と周縁部の舌圧最大値の比率)の3パラメータを使用して，各種類の食品をマッピングし，クラスター分析を行ったもの.

（文献29より）

と比較して長く大きい．このことは，嚥下動作の初期において，舌尖部が口蓋に強く接触することでいわゆる「アンカー」を作ることの重要性を示している.

嚥下時舌圧の産生は舌骨の挙上開始と同期しており，舌骨の最上方位付近で舌圧がピークに達し，舌骨が最前上方位を保っている間は，舌圧は減少しながらも維持されている(**図9**)[21]．すなわち，舌は単に食塊を口腔から送り込むだけでなく，咽頭収縮と協調しながら，舌骨・喉頭が挙上して食塊が最も安全に咽頭を通過する位置をとっている間，舌圧産生を持続することによって，食道も含めた圧勾配を維持している[22]．したがって，嚥下時舌圧産生と喉頭運動を同時記録することにより，嚥下障害の病態を理解するうえで重要な，準備期・口腔期と咽頭期の協調性について評価することができる.

舌圧検査の将来像

現在，保険医療としては歯科領域での適用に限られている「舌圧検査」であるが，本来は広く嚥下障害の臨床にかかわるすべての診療科において診断用ツールとして活用されるべきものである．また，検査の対象が「最大舌圧」だけではなく，「嚥下時舌圧」も可能になれば，早期診断から治療やリハビリテーションにおける様々なアプローチへと繋げていくことが可能になると思われる.

全身疾患に起因する嚥下障害が不顕性であった場合，発見と対策が後手に回ることが多い．筆者らはこれまで，脳卒中急性期[23,24]，パーキンソン病患者(**図10**)[25,26]，デュシェンヌ型筋ジンストロフィー[27]，ダウン症[28]などの「嚥下時舌圧」の特徴と嚥下障害の臨床症状との関連について報告してきた．たとえ臨床的には嚥下障害と認められない場合でも，「嚥下時舌圧」から舌運動異常の検出が可能である.

また，リハビリテーションにおける嚥下訓練や代償的嚥下法が舌運動にどのような影響を及ぼすかについても，「嚥下時舌圧」を測定することによって可視化することができる．これまで，chin-down swallow（顎引き嚥下）[29]，Mendelsohn maneuver（メンデルゾン法）[30]，effortful swallow（努力嚥下）[30]，supraglottic swallow（息こらえ嚥下）と super-supraglottic swallow（強い息こらえ嚥下）[31]，tongue hold swallow（前舌保持嚥下）[32][33] において，いずれも健常者においてであるが，舌圧変化の様態が明らかにされており，舌運動低下が認められた患者に対する適用選択の参考にすることができる．

さらに，日本摂食嚥下リハビリテーション学会による「嚥下調整食分類2013」[34]に分類されている各種市販食品について，準備期の指標である舌圧（押し潰し時総積分値，正中部と周縁部の比率）と咽頭期の指標である嚥下音（流動音継続時間）を計測し，主成分分析によって二次元マッピングしたところ，学会分類にほぼ対応した分布が見られた（**図11**）[35]．今後は，こうした生体計測の組み合わせによって，既存食品だけでなく新たに開発される食品の「食べやすさ」がより客観的に評価されるものと期待される．

文　献

1) 公益社団法人日本補綴歯科学会 医療問題検討委員会：舌圧検査の指針. 2016.〔http://hotetsu.com/files/files_210.pdf〕
2) 中東教江ほか：高齢者の舌圧が握力および食形態に及ぼす影響. 日栄養士会誌, **58**(4)：43-47, 2015.
3) Utanohara Y, et al：Standard values of maximum tongue pressure taken using newly developed disposable tongue pressure measurement device. *Dysphagia*, **23**：286-290, 2008.
4) Machida N, et al：Effects of aging and sarcopenia on tongue pressure and jaw-opening force. *Geriatr Gerontol Int*, **17**：295-301, 2017.
5) Maeda K and Akagi J：Decreased tongue pressure is associated with sarcopenia and sarcopenic dysphagia in the elderly. *Dysphagia*, **30**：80-87, 2015.
6) Sakai K, et al：Tongue strength is associated with grip strength and nutritional status in older adult inpatients of a rehabilitation hospital. *Dysphagia*, **32**：241-249, 2017.
7) Kamijo Y, et al：Low tongue pressure in peritoneal dialysis patients as a risk factor for malnutrition and sarcopenia：a cross-sectional study. *Renal Replacement Therapy*, **4**：23, 2018.
8) Nakamori M, et al：Prediction of pneumonia in acute stroke patients using tongue pressure measurements. *Plos One*, 0165837, 2016.
9) 梅本丈二ほか：神経筋疾患と脳梗塞患者の嚥下造影検査の所見と最大舌圧の関係. 老年歯学, **23**：354-359, 2008.
10) Umemoto G, et al：Impaired food transportation in Parkinson's disease related to lingual bradykinesia. *Dysphagia*, **26**：250-255, 2011.
11) Morimoto N, et al：Assessment of swallowing in motor neuron disease and Asidan/SCA36 patients with new methods. *J Neurol Sci*, **324**：149-155, 2013.
12) Mano T, et al：Tongue pressure as a novel biomaker of spinal and bulbar musclar atrophy. *Neurology*, **82**：255-261, 2014.
13) Yamanashi H, et al：Validity of maximum isometric tongue pressure as a screening test for physical frailty：Cross-sectional study of Japanese community-dwelling older adults. *Geriatr Gerontol Int*, **18**：240-249, 2018.
14) 武内和弘ほか：嚥下障害または構音障害を有する患者における最大舌圧測定の有用性 新たに開発した舌圧測定器を用いて. 日摂食嚥下会誌, **16**：165-174, 2012.
15) 児玉美穂ほか：施設入所高齢者にみられる低栄養と舌圧との関係. 老年歯学, **19**：161-168, 2004.
16) 歌野原有里ほか：ディスポーザブルプローブを用いて舌運動リハビリテーションを行った口腔癌症例. 日顎口腔機能会誌, **11**：158-159, 2005.
17) 菊谷 武ほか：機能的口腔ケアが要介護高齢者の舌機能に与える効果. 老年歯学, **19**：300-306, 2005.
18) 田代宗嗣ほか：舌抵抗訓練を含む摂食機能療法による最大舌圧の変化. 老年歯学, **29**：357-361, 2015.
19) Nicosia MA, et al：Age effects on the temporal evolution of isometric and swallowing pressure. *J Gerontol A Biol Sci Med Sci*, **55**：M634-M640, 2000.
20) Hori K, et al：A newly developed sensor sheet

for measuring tongue pressure in swallowing. *J Prosthodont Res*, **53**：28-32, 2009.

21）Li Q, et al：Coordination in oro-pharyngeal biomechanics during human swallowing. *Physiol Behav*, **147**：300-305, 2015.

22）Yano J, et al：Sequential coordination between lingual and pharyngeal pressures produced during dry swallowing. *Biomed Res Int*, Article ID 691352, 2014.

23）Konaka K, et al：Relationship between tongue pressure and dysphagia in stroke patients. *European Neurology*, **64**：101-107, 2010.

24）Hirota N, et al：Reduced tongue pressure against the hard palate on the paralyzed side during swallowing predicts dysphagia in acute stroke patients. *Stroke*, **41**：2982-2984, 2010.

25）Minagi Y, et al：Relationships between dysphagia and tongue pressure during swallowing in Parkinson's disease patients. *J Oral Rehabil*, **45**：459-466, 2018.

26）Fukuoka T, et al：Tongue pressure measurement and videofluoroscopic study of Swallowing in Patients with Parkinson's Disease. *Dysphagia*, **34**：80-88, 2018.

27）Hamanaka-Kondoh S, et al：Tongue pressure during swallowing is decreased in patients with Duchenne muscular dystrophy. *Neuromuscul Disord*, **24**：474-481, 2014.

28）Hashimoto M, et al：Tongue pressure during swallowing in adults with down syndrome and its relationship with palatal morphology. *Dysphagia*, **29**：509-518, 2014.

29）Hori K, et al：Influence of chin-down posture on tongue pressure during dry swallow and bolus swallows in healthy subjects. *Dysphagia*, **26**：238-245, 2011.

30）Fukuoka T, et al：Effect of effortful swallow and Mendelsohn maneuver on tongue pressure production against hard palate. *Dysphagia*, **28**：539-547, 2013.

31）Fujiwara S, et al：Effect of Supraglottic and Super-supraglottic swallows on Tongue Pressure Production against Hard Palate. *Dysphagia*, **29**：655-662, 2014.

32）Fujiu-Kurachi M, et al：Tongue pressure generation during tongue-hold swallows in young healthy adults measured with different tongue positions. *Dysphagia*, **29**：17-24, 2014

33）Fujiwara S, et al：Tongue pressure production and submental surface electromyogram activities during tongue-hold swallow with different holding positions and tongue length. *Dysphagia*, **33**：403-413, 2018.

34）医療検討委員会嚥下調整食特別委員会：日本摂食・嚥下リハビリテーション学会嚥下調整食分類 2013，日摂嚥下リハ会誌，**17**：255-267，2014.

35）櫻井英樹ほか：生体計測による食品のテクスチャー評価．日摂嚥下リハ会誌，**22**：193-204，2018.

MB Med Reha **No.240**：**70-78**, 2019

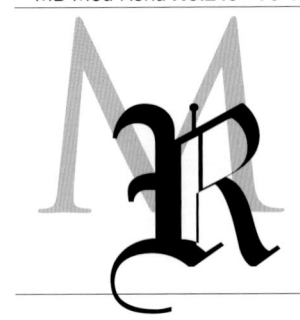

特集／これでナットク！摂食嚥下機能評価のコツ

Ⅲ．機器を用いた評価
嚥下内視鏡検査(1)正常所見と異常所見

太田喜久夫*

Abstract 嚥下内視鏡検査(VE)の画像評価のポイントについて解説した．特に，嚥下の機能解剖と嚥下動態を融合させて VE 画像を評価できるようにすることが重要と考える．嚥下造影検査(VF)画像と照らし合わせながら正常所見を把握し，姿勢や食事法などによって正常所見も変化すること，特に頭頸部回旋や，咀嚼嚥下による stage Ⅱ transport によって変化する嚥下動態を十分に理解しておく必要がある．また，異常所見は多彩であるが，咽頭残留，重度球麻痺，腫瘍性病変に対してケースを通して解説した．

Key words 嚥下内視鏡検査(videoendoscopic examination of swallowing；VE)，嚥下障害(dysphagia)，嚥下反射(swallowing reflex)

はじめに
嚥下内視鏡検査(VE) 良い評価を行うコツ

正常所見と異常所見の見分け方が本稿の主要なテーマであるが，正常所見と異常所見の線引きは意外と困難である．したがって，嚥下動態に悪影響を及ぼす状態を異常所見として考えることとする．嚥下動態の評価を行ううえでのポイントは，まず，検査法について患者に十分に説明し，検査に協力してもらうことである．患者から協力を得ることは，実際の食事時の嚥下動態を把握するうえで欠かせない．そのうえで，検査での内視鏡操作の影響を極力少なくすることである．いつもの食事姿勢で評価することを基本とし，そこから推奨できる姿勢を見極めながら評価していく．また，患者とモニターと評価者の位置関係を評価しやすいように調整することも良い画像が得られるコツの1つである．ファイバースコープの操作上で留意することは，その先端が咽頭や喉頭に触れないようにすることである．さもなければ嘔吐反射や咳反射を誘発し，唾液分泌が過剰となり，正常所見と異常所見の鑑別が困難となる．さらに患者がリラックスできるように声掛けしながら行うことも重要である[1]~[3]．

一例として**図1**に，健常者の咽頭・喉頭画像を示す．2つの画像では喉頭の形状などに違いがみられるが，同一人物である．**図1-a**はリラックスした状態で軽度頭頸部右回旋している状態である．右梨状窩は左梨状窩に比べて少し広がっている．声帯は両側均等に軽度開大している．**図1-b**は，強く頭頸部を左回旋し，イーと発声したときの画像である．右梨状窩はさらに広がり，舌骨右大角の突出が目立つ．両側披裂と声帯は緊張し，声帯は閉鎖して振動波が出ている．喉頭蓋は喉頭とともに前方に傾斜し喉頭前庭および咽頭腔は広くなっている．咽頭筋の筋緊張も亢進しているように見える．このように，評価するときの姿勢や動作・精神状態によって筋緊張は変化し，画像も異なって見えるのでそれらを総合的に判断して評価することが基本といえる．

* Kikuo OTA，〒470-1192 愛知県豊明市沓掛町田楽ヶ窪1-98　藤田医科大学医学部ロボット技術活用地域リハビリ医学，教授

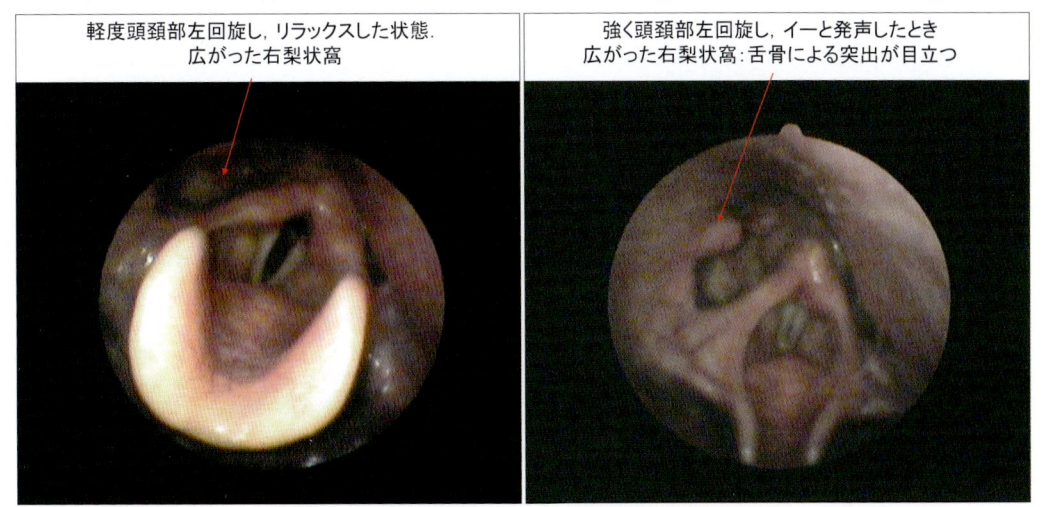

軽度頭頚部左回旋し, リラックスした状態.
広がった右梨状窩

強く頭頚部左回旋し, イーと発声したとき
広がった右梨状窩:舌骨による突出が目立つ

a｜b

図 1. 健常者の咽頭・喉頭　正常所見(同一人物)

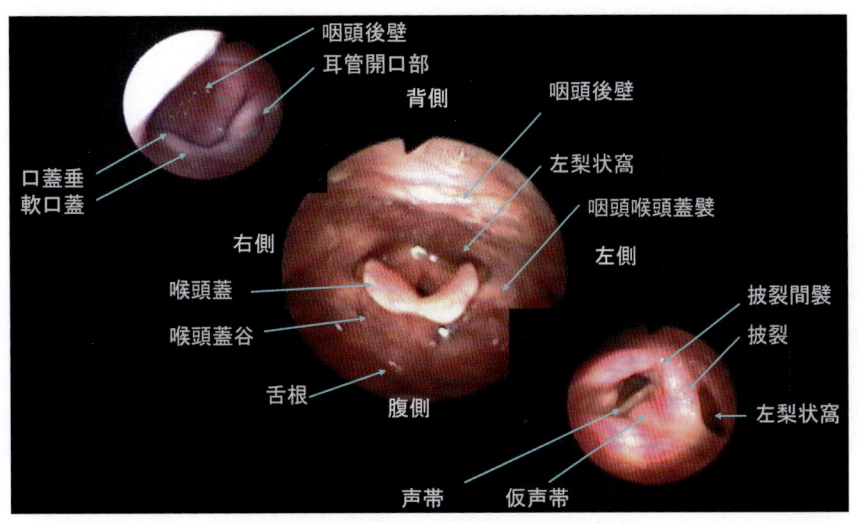

咽頭後壁
耳管開口部
背側
咽頭後壁
口蓋垂
軟口蓋
右側
左梨状窩
咽頭喉頭蓋襞
左側
喉頭蓋
喉頭蓋谷
披裂間襞
披裂
舌根
腹側
左梨状窩
声帯　　仮声帯

図 2. VE で観察できる咽頭・喉頭の解剖

正常所見のポイント
(VF/VE 画像と機能解剖学を融合させる)

　次に嚥下機能を評価するために必要な画像をイメージできるように記憶することである. 正常所見と異常所見を見分けるポイントは, 解剖の知識, 特に脊椎や舌骨, 咽頭壁, 軟口蓋, 舌, 喉頭などの骨・軟骨・軟部組織の位置関係, およびそれぞれを結びつける筋肉とその動きを理解することから始まる. **図 2**に VE で観察できる咽頭と喉頭の代表的な解剖用語を示す. これらは静的な画像である. 嚥下動態を評価するときは, 機能解剖としての知識が重要となる. つまり, 嚥下反射が生じるときにどのような筋肉が収縮し, その結果

喉頭や咽頭がどのように形状を変化させるかをイメージできるようにする必要がある. そのためには, VF 画像と VE 画像を照らし合わせて評価し, 機能解剖, さらには嚥下動態を把握できるようにすることをお勧めする. 繰り返し画像評価を行うことで, VF 画像を見て VE 画像を想像し, VE 画像を見て VF 画像を類推することができるようになる. **図 3**, **図 4**に喉頭開大時と閉鎖時(披裂前方傾斜時)の VF および VE 同期画像を示す. **図 3**は, 喉頭開大時の VE 所見であり, 両側披裂と声帯が開大している. VF では喉頭前庭の air column(air space)が広く見られる. **図 4**は, 喉頭閉鎖時の VE 所見で両側披裂が前方傾斜し, 喉頭が完全に閉鎖している. VF 画像では, 喉頭前庭の

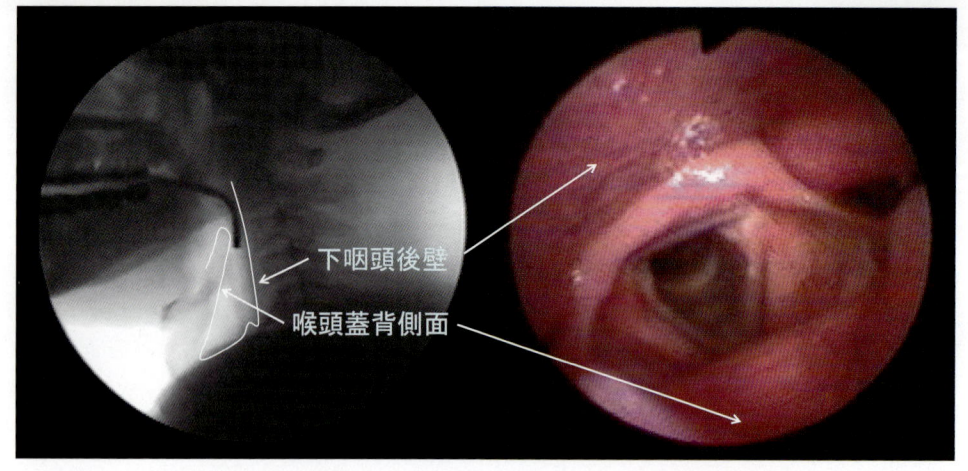

VF<喉頭開大時>　　　　　　　　　VE<喉頭開大時>

図 3. VF 所見と VE 所見との比較

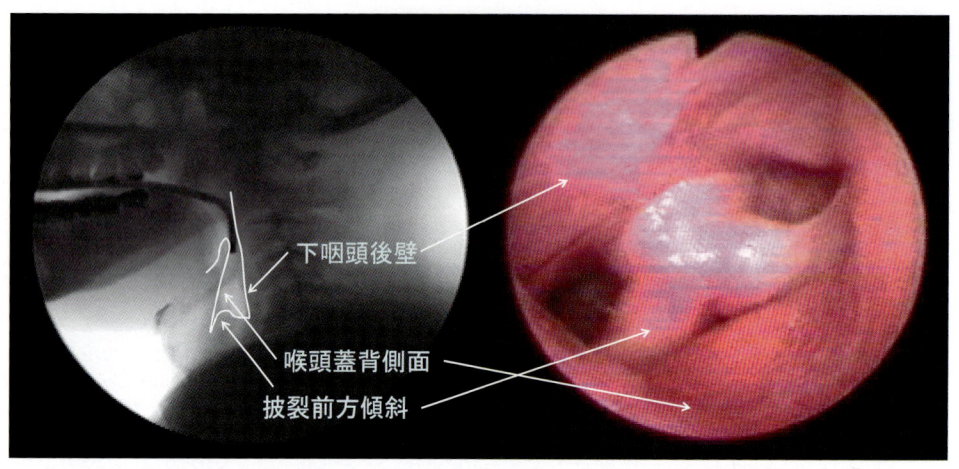

VF<喉頭閉鎖時>　　　　　　　　　VE<喉頭閉鎖時>

図 4. VF 所見と VE 所見との比較

air space が披裂の前方傾斜によって狭くなっていることが観察される．喉頭前庭の底部は披裂によって上方へ膨隆している．VF 画像では，軟部組織の評価は困難であるが，このように VE 画像をイメージすることで VF 画像の評価に役立てることができる．

代表的な嚥下動態としての VE 画像（正常所見）

1．鼻咽腔閉鎖

鼻咽腔閉鎖は嚥下反射開始時の初期に生じ，咽頭から食道へ食塊を輸送する重要な嚥下圧（駆出力）を創出する起点となる重要な機能である．**図5**は健常者の嚥下反射時の鼻咽腔閉鎖所見である．軟口蓋の挙上は初期では軽度であり，むしろ咽頭壁の内側への収縮が目立つ（medialization of lat-

eral wall）．正常所見では内側への収縮程度は両側対称性である．舌咽神経麻痺では麻痺側咽頭壁の内側への収縮が不良となる．次に咽頭後壁の収縮が強くなり，前方へ膨らんで鼻咽腔はカメラのシャッターが閉じるように閉鎖し始める．最後の閉鎖時では，軟口蓋挙上が強く生じ，完全に鼻咽腔は閉鎖される．

2．姿勢による嚥下動態の変化

頭頚部回旋や頭頚部屈曲およびリクライニング座位姿勢などの姿勢を組み合わせて嚥下動態を評価することは，体位効果を嚥下機能の代償的手段として利用するうえで重要である．**図6**は，健常者がリクライニング座位 60°，頭頚部屈曲，頭頚部右回旋でペースト状のトロミ液を嚥下したときの VF/VE 同期画像である．咀嚼嚥下させるとト

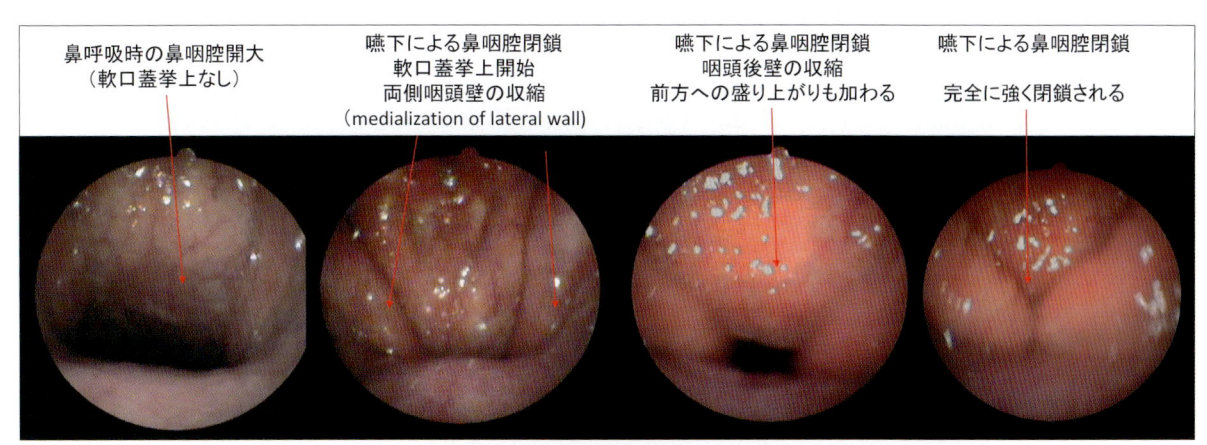

鼻呼吸時の鼻咽腔開大
（軟口蓋挙上なし）

嚥下による鼻咽腔閉鎖
軟口蓋挙上開始
両側咽頭壁の収縮
（medialization of lateral wall）

嚥下による鼻咽腔閉鎖
咽頭後壁の収縮
前方への盛り上がりも加わる

嚥下による鼻咽腔閉鎖

完全に強く閉鎖される

図 5. 嚥下時の鼻咽腔閉鎖　正常所見

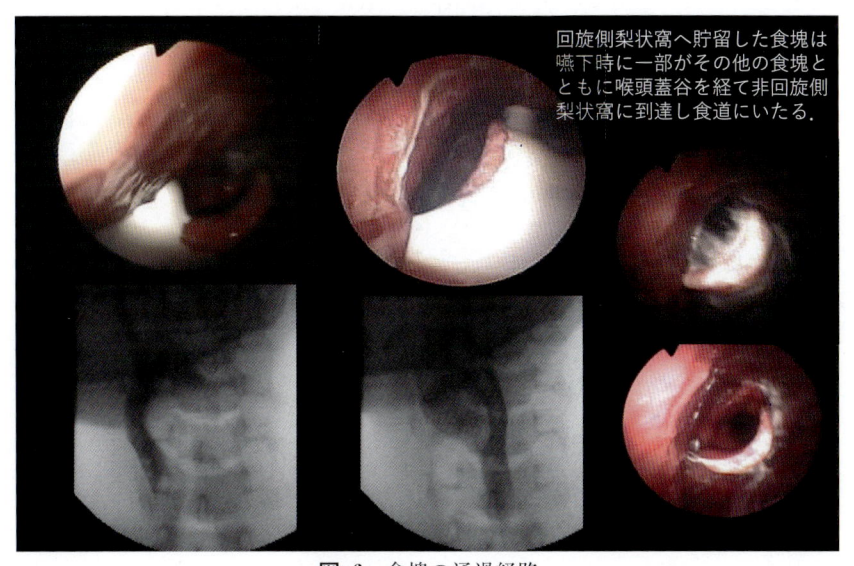

回旋側梨状窩へ貯留した食塊は
嚥下時に一部がその他の食塊と
ともに喉頭蓋谷を経て非回旋側
梨状窩に到達し食道にいたる．

図 6. 食塊の通過経路
健常者が頚部回旋し咀嚼嚥下で梨状窩まで到達させた画像

ロミ液は頭頚部回旋側の右梨状窩に輸送される．右梨状窩は頭頚部回旋の影響で狭くなっており，多くは喉頭蓋谷に貯留し，嚥下反射出現後その多くは左梨状窩に流れて食道へと輸送された．このように VE でも嚥下反射出現直後（ホワイトアウト直前まで）食塊が輸送される状況を観察することが可能であり，食事の形態（液体かトロミ液か）や嚥下法（丸飲みか咀嚼嚥下か），嚥下時の姿勢などで変化することを念頭に評価する必要がある．

3．プロセスモデルによる嚥下動態の評価

　実際の食事では，食べ物を咀嚼してから嚥下することが多い．プロセスモデルは，そのような咀嚼を伴う嚥下のモデルである．そのうち stage II transport では，咀嚼時に食塊が舌の動きで喉頭蓋谷まで能動輸送されることが明らかにされ

た[4]．図 7 は，健常者がバリウムクッキーを咀嚼嚥下しているところである．咀嚼されてペースト状になったバリウムクッキーが喉頭蓋谷まで能動輸送されている．トロミ液などを咀嚼せずに飲み込むときは，舌根は軟口蓋と接触して口峡を作り，嚥下反射前に喉頭蓋谷に輸送されることはない．したがって，咀嚼しない場合で嚥下反射前に喉頭蓋谷へ食塊が到達したら，異常所見と判断される．舌の動きが悪く，重力で喉頭蓋谷に落下してきたと考えられるからである．図 8 は，バリウムクッキーと液体を同時に口腔内に入れ，咀嚼嚥下したときの VF/VE 同期画像である．ペースト状のバリウムは喉頭蓋谷に能動輸送されるが，同時に輸送された液体は重力で右梨状窩へと落下し，その後嚥下反射が出現している．このように，

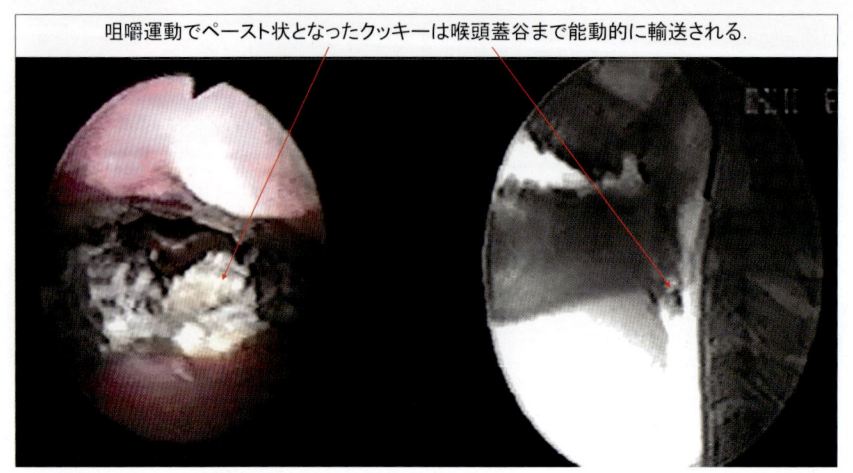

咀嚼運動でペースト状となったクッキーは喉頭蓋谷まで能動的に輸送される.

図 7. Stage II transport：バリウムクッキー

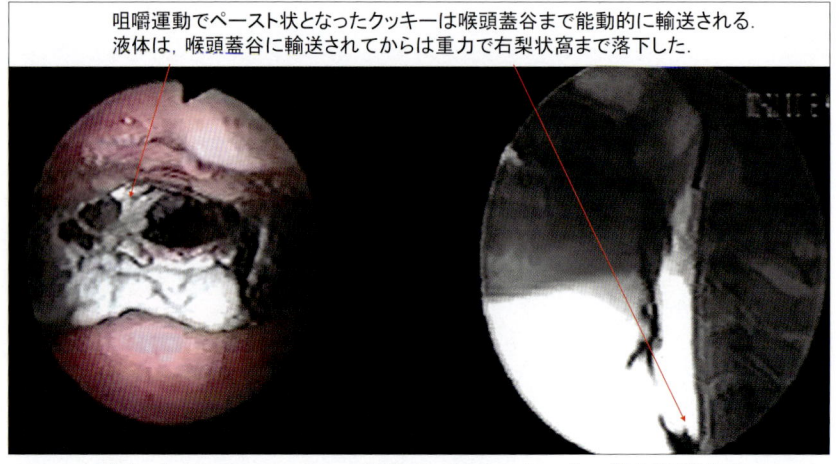

咀嚼運動でペースト状となったクッキーは喉頭蓋谷まで能動的に輸送される.
液体は，喉頭蓋谷に輸送されてからは重力で右梨状窩まで落下した.

図 8. Stage II transport：液体とバリウムクッキー混合咀嚼嚥下

液体と固体の食べ物を同時に咀嚼嚥下すると，健常者でも液体が梨状窩に落下してから嚥下反射が出現する状況が生まれるので注意が必要である[5].

代表的な嚥下動態としての VE 画像（異常所見）

1．異常所見の見分け方

異常所見は，疾患により多彩である．正常所見を何度も見ることで異常所見を鑑別できるようになる．正常所見としては疑わしいと考えられたら，専門の医師に相談することが早道である．教科書では異常所見を網羅することはできない．異常所見を見落とさないこと，その異常が何であるかを突き詰めることが，異常所見を見分ける力になっていくと思われる．

代表的な異常所見を解説する．まず，舌や咽頭・喉頭器官の粘膜の状態を観察することで，炎症や囊胞や潰瘍，肉芽腫やがんなどの腫瘍などの異常所見を捉えることができる．さらに，評価時の姿勢で咽頭腔の広さや対称性が変化するので異常と正常を区別する際に留意する必要がある．また，咽頭ミオクローヌスなどの不随意運動も異常所見として対応する．

2．咽頭収縮不全：ホワイトアウトが見られない

ホワイトアウトとは，ファイバースコープから出される光が咽頭壁などに反射して見られる現象である．したがって，正常嚥下では嚥下時に強く咽頭筋が収縮して咽頭腔の空間（pharyngeal air space）がほとんどなくなるので，ホワイトアウトが生じて嚥下中の喉頭閉鎖や UES 開大は見られない．

しかし，重度のワレンベルグ症候群や迷走神経炎などで咽頭収縮が不良となり，嚥下反射時にも

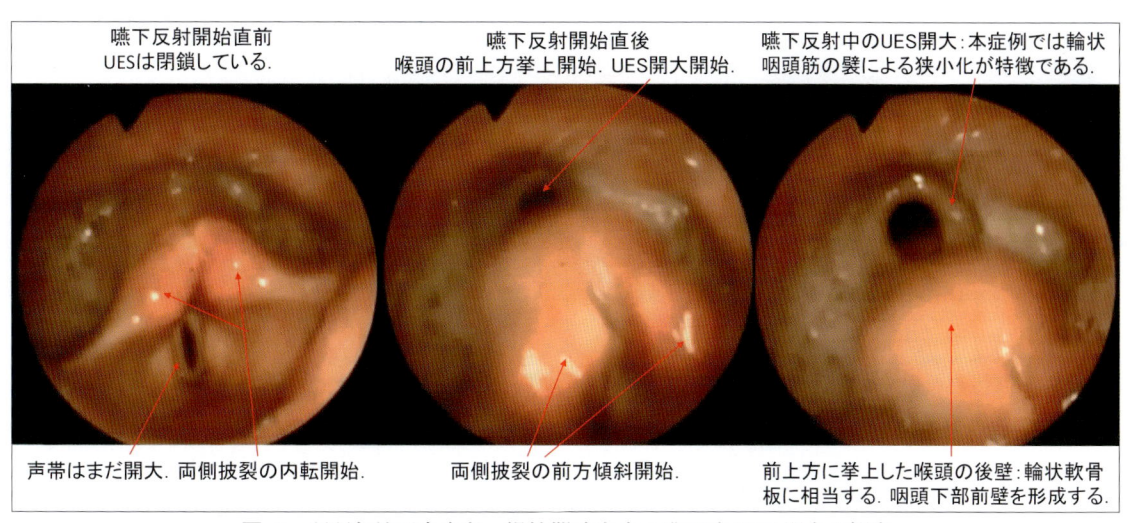

嚥下反射開始直前
UESは閉鎖している.

嚥下反射開始直後
喉頭の前上方挙上開始. UES開大開始.

嚥下反射中のUES開大：本症例では輪状
咽頭筋の襞による狭小化が特徴である.

声帯はまだ開大. 両側披裂の内転開始.

両側披裂の前方傾斜開始.

前上方に挙上した喉頭の後壁：輪状軟骨
板に相当する. 咽頭下部前壁を形成する.

図 9. 咽頭収縮不良患者　慢性期球麻痺：嚥下時 UES 開大の観察

通常は，嚥下時は咽頭収縮によって pharyngeal air space が少なくなるため内視鏡の光が反射して
ホワイトアウトする．そのため嚥下中の UES 開大は観察できないが，咽頭収縮がほとんど起こらな
い患者では UES 開大の観察が可能.

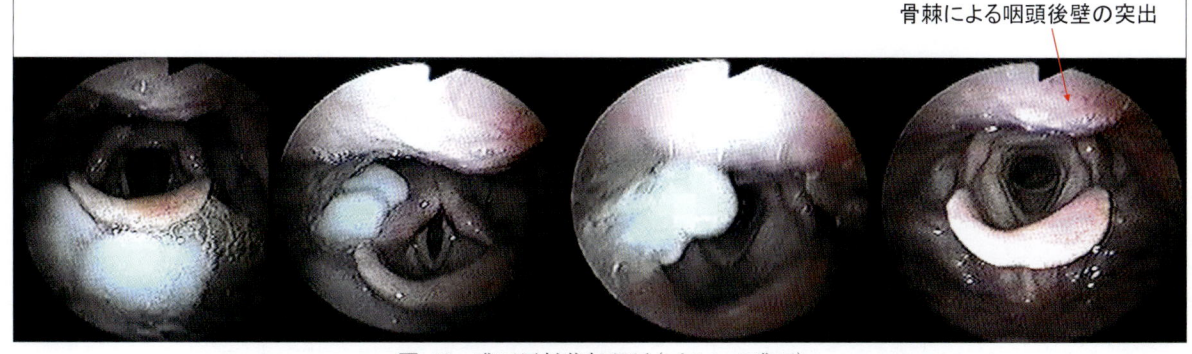

骨棘による咽頭後壁の突出

図 10. 嚥下反射惹起遅延（プリンの嚥下）
梨状窩に達した後嚥下反射が惹起された．まとまりのあるプリンでは誤嚥せず.

咽頭腔が広がっている場合には，ホワイトアウト
が見られず，喉頭閉鎖の状態や UES 開大の状況
を観察できる場合がある．**図 9** に咽頭収縮不良で
食事に時間を要する患者の VE 所見を示す．咽頭
腔は嚥下中も広い空間を保っているので両側披裂
が前方傾斜し，喉頭が前上方に挙上する所見が得
られた．披裂は喉頭蓋の背側面に入り込み，輪状
軟骨板で形成される咽頭前壁（喉頭後壁）が喉頭と
ともに前上方に傾斜しているところを観察でき
る．同時に UES が開大している所見も得られた
が，本ケースの開大は乏しいと考えられる.

3．嚥下反射惹起遅延・消失

嚥下反射には，大脳皮質から延髄への投射路を
介した随意的な嚥下と食べ物が咽頭に到達して迷
走神経を刺激して生じる嚥下反射がある．VE 評

価をする場合，後者の場合となることが多い．高
齢者では，梨状窩まで食塊が到達してから嚥下反
射が出現する場合が多く，嚥下反射惹起が遅延し
た異常所見と考えられる．**図 10** は，高齢者で認知
症を合併していた患者の VE 所見である．牛乳プ
リンの嚥下では，咀嚼運動が生じて喉頭蓋谷へ輸
送されたあと，右梨状窩に到達してから嚥下反射
が生じた．喉頭閉鎖のタイミングでは，プリンの
一部は披裂を乗り越えているが，その他の部分と
一緒に梨状窩から食道へと飲み込まれ，誤嚥は免
れている．しかし，**図 11** に示すように，薄いトロ
ミ液ではプリンと同様のタイミングで右梨状窩に
到達した後嚥下反射が生じたが，披裂を乗り越え
喉頭前庭を経て一部は声帯を越えて誤嚥した．こ
のように，嚥下反射惹起遅延は食事形態によって

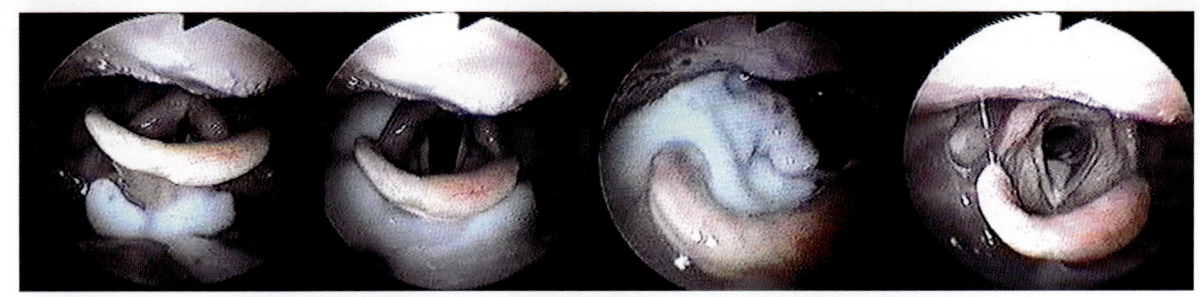

図11. 嚥下反射惹起遅延（トロミ液の嚥下）

右梨状窩に達してから嚥下反射が惹起された．嚥下反射開始時には喉頭が開いており離散性の
高いトロミ液では披裂を乗り越え喉頭前庭に落下，声帯を越え誤嚥した．

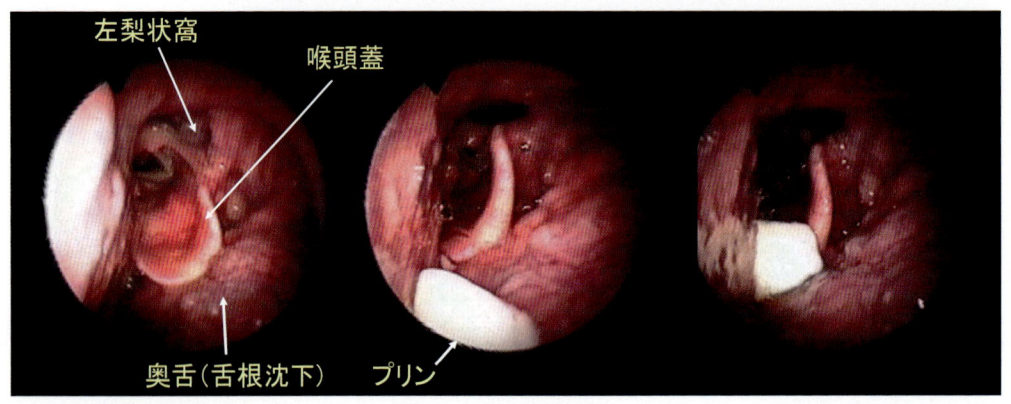

図12. 嚥下反射消失

嚥下反射は惹起されない．喉頭蓋は反転せずに舌根部と接触しており，落下した食物は
喉頭蓋背側面を伝って喉頭前庭へ落下し，誤嚥．気切口から排出された．

は誤嚥する危険性があるので，検査食や姿勢の評価とともに十分に評価すべき項目といえる．

図12は，低酸素脳症の患者でPEGでの栄養管理，気切口が開放されたままの状態である．遷延性意識障害患者であるが，家族の希望でプリンが食べられるかを評価した．嚥下反射は惹起されず，リクライニング30°で頭頸部右回旋の状態でプリンを少量奥舌の上に入れて観察した．喉頭蓋は舌根部に接触して喉頭蓋谷の上に乗りかかるように倒れており，右の奥舌の上を滑り落ちてきたプリンは喉頭蓋の上を通過してそのまま喉頭前庭，気管へと落下して気切口から排出された．まったく嚥下反射は惹起されなかった．

4．咽頭残留

原則的に嚥下後の咽頭残留は，多ければ異常所見とみなされる．少量であっても披裂間溝から喉頭前庭に流れ落ちる場合は喉頭侵入であり，異常所見である．その他，咽頭内に残留が多いと細菌叢が増殖し，微量誤嚥による誤嚥性肺炎の温床と

なり，口腔ケアと同様に咽頭内のケアも重要である．図13は，PEGによる経管栄養で経口摂取していない患者のVE画像である．咽頭内は分泌物や経管栄養の胃食道逆流物，吸引操作などで出血した凝血塊を含んだ分泌物が喉頭を覆うようにみられ，極めて誤嚥や窒息の危険が高い状態である．様々な咽頭残留があるので，その性状を確認し予防策を講じる必要がある．

5．ワレンベルグ症候群（急性期・重度球麻痺）

急性期ワレンベルグ症候群で気管切開患者である．唾液も嚥下できない状態である．図14のVE画像では，喉頭前庭に泡沫状の唾液が充満しているのが特徴である．カフ付きカニューレのため，発声はできず，喀出も不可能である．図15は，同一患者の2週間後のVE画像である．喉頭前庭の唾液を吸引で除去し，カフの空気を抜くことでわずかだが吸呼気が可能となっている．しかし，まだ唾液もわずかしか嚥下できず，梨状窩などに残留した唾液は吸気とともに誤嚥した．喀出は不十

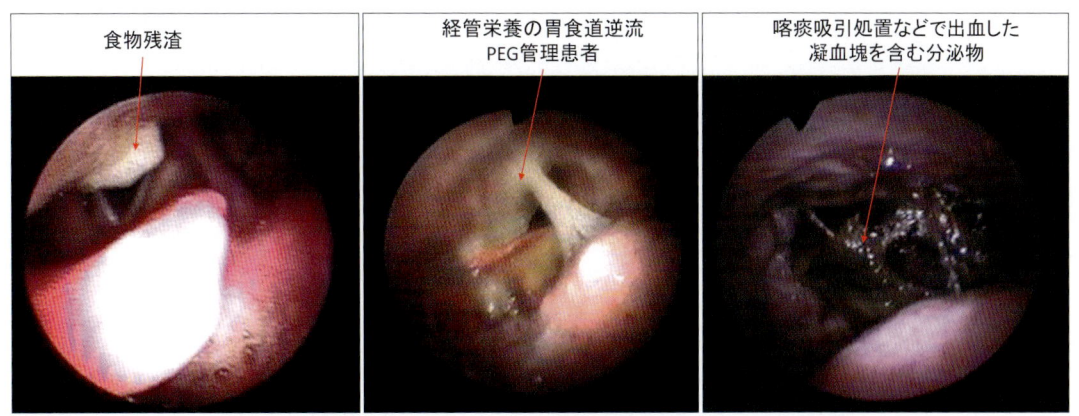

食物残渣

経管栄養の胃食道逆流
PEG管理患者

喀痰吸引処置などで出血した
凝血塊を含む分泌物

図 13. 咽頭内汚染：種々のタイプの分泌物が喉頭を覆う危険性

図 14.
ワレンベルグ症候群患者（急性期・重
度球麻痺）気管切開・ED チューブ挿
入中

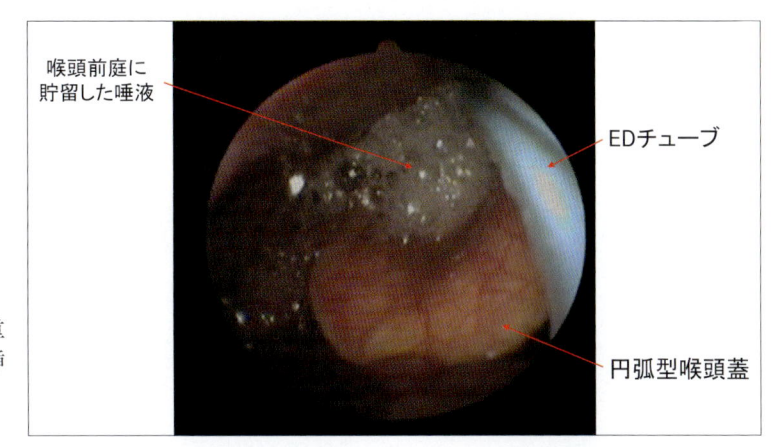

喉頭前庭に
貯留した唾液

EDチューブ

円弧型喉頭蓋

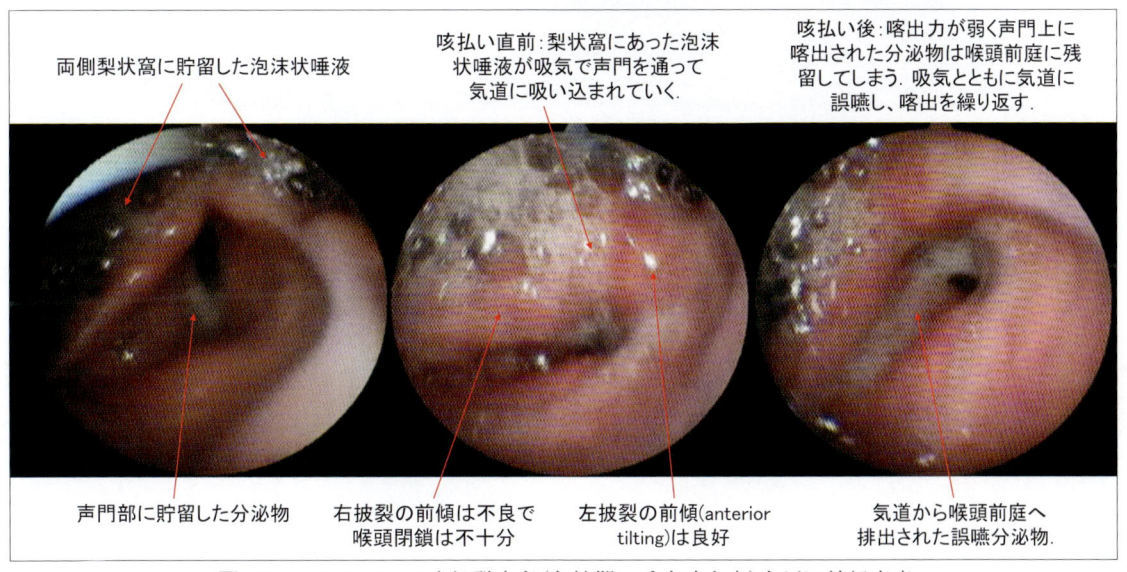

両側梨状窩に貯留した泡沫状唾液

咳払い直前：梨状窩にあった泡沫
状唾液が吸気で声門を通って
気道に吸い込まれていく.

咳払い後：喀出力が弱く声門上に
喀出された分泌物は喉頭前庭に残
留してしまう. 吸気とともに気道に
誤嚥し、喀出を繰り返す.

声門部に貯留した分泌物

右披裂の前傾は不良で
喉頭閉鎖は不十分

左披裂の前傾(anterior
tilting)は良好

気道から喉頭前庭へ
排出された誤嚥分泌物.

図 15. ワレンベルグ症候群患者（急性期・重度球麻痺）右反回神経麻痺

分であり，カフを膨らませて気管支への誤嚥を減
らすように対応した．**図16** は 4 週間後の VE 所見
である．スピーチカニューレに変更し，発声訓練
を開始したところである．右声帯はやや外転位で
固定され，左声帯は発声で内転するが声門はやや
開いたままで，嗄声の状態である．

6．腫瘍性病変

図 17 は，喉頭にみられた腫瘍である．左の VE

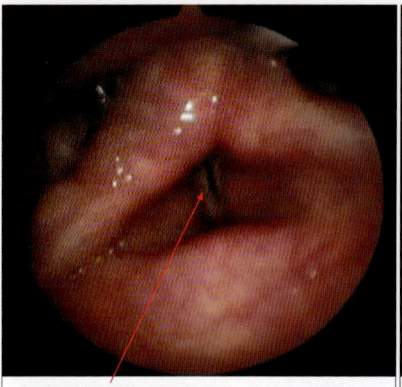
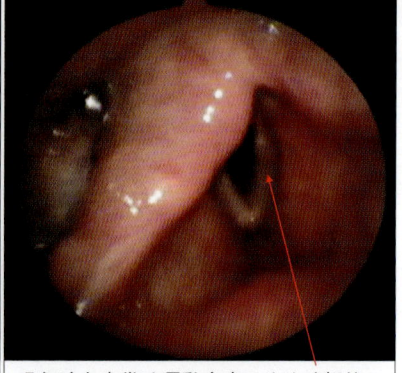

発声時右声帯は運動麻痺でやや外転位で固定された状態. 左声帯が右声帯に寄り添うように内転するが接触できず, 嗄声となる.

吸気時右声帯は運動麻痺でやや外転位で固定された状態. 左声帯だけが外転して吸気の通り道となる声門が開大する.

発声時　　　　　　　　　吸気時

図 16. ワレンベルグ症候群患者(急性期・重度球麻痺)右反回神経麻痺

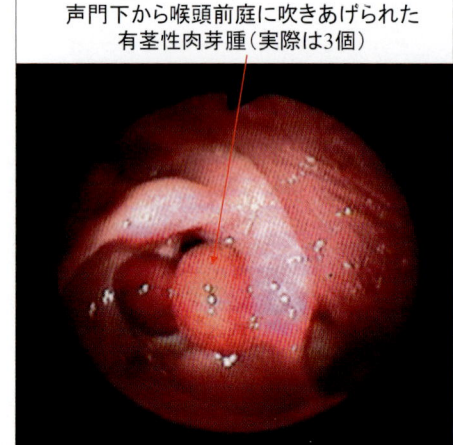

声門下から喉頭前庭に吹きあげられた有茎性肉芽腫(実際は3個)

左披裂部のarytenoid cyst

a│b

図 17. 腫瘍性病変

画像は, 回復期病棟入院中に夜間クループが聞こえるようになったとのことで喉頭を観察したときのものである. クモ膜下出血で手術を受け気管挿管時に声門下が損傷され有茎性の肉芽腫が複数できたと考えられる. **図17-b** は, 誤嚥性肺炎疑いで VE を実施したところ左披裂に囊腫 arytenoid cyst がみられた. 左梨状窩に到達した検査食は, 容易に cyst の上を乗り越えて喉頭侵入もしくは気管内誤嚥することを確認した. いずれのケースも耳鼻科医にコンサルトし, 対応していただいた.

以上, VE の正常所見と異常所見について画像を供覧しながら嚥下動態と機能解剖にポイントを置いて概説した. 静止画像で嚥下動態を解説することは困難であるが, 今後の VE 評価の参考にしていただければ幸甚である.

文　献

1) 太田喜久夫, 尾崎研一郎：VE の標準的手順と観察のポイント. *MB Med Reha*, 212：95-105, 2017.
2) 日本摂食・嚥下リハビリテーション学会医療検討委員会：嚥下内視鏡検査の手順 2012 改訂(修正版). 日摂食嚥下リハ会誌, **17**(1)：87-99, 2013.
3) 日本摂食・嚥下リハビリテーション学会編：日本摂食・嚥下リハビリテーション学会 e ラーニング対応　第3分野摂食・嚥下障害の評価　S9嚥下内視鏡検査. pp. 32-54, 医歯薬出版, 2011.
4) Parmer JB：Integration of oral and pharyngeal bolus propulsion：a new model for the physiology of swallowing. *Jpn J Dysphagia Rehabil*, 1：15-30, 1997.
5) 太田喜久夫, 柴田斉子：高齢者の嚥下障害の特徴とその対応法. *THE BONE*, **26**(1)：63-70, 2012.

MB Med Reha **No.240**：**79-83**, 2019

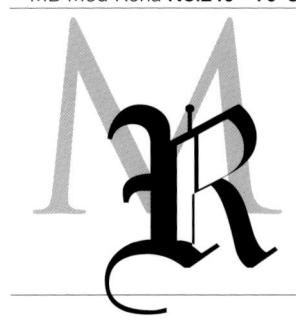

Ⅲ. 機器を用いた評価
嚥下内視鏡検査(2)客観的評価

兵頭政光[*1]　長尾明日香[*2]　弘瀬かほり[*3]

Abstract　嚥下障害は原因疾患が多岐にわたり，障害様式や重症度も患者ごとに様々である．嚥下障害患者に適切に対応するためには，それらを客観的に把握する必要がある．我々は嚥下障害の病態を簡便かつ客観的に評価することを目的に，スコア評価法を提唱した．本評価法では咽頭期嚥下にかかわる感覚機能と運動機能を評価できるほか，臨床経験の浅い医師やコメディカルも比較的容易に病態を把握することができる．また評価結果に基づいて経口摂取の可否の判断や治療手技の選択にも活用できるほか，スタッフとの情報共有，電子カルテへの記録，嚥下機能の経時的な比較などにも有用である．

Key words　嚥下内視鏡検査(videoendoscopic examination of swallowing)，スコア評価法(scoring evaluation)，感覚および運動機能(sensory and motor function)，経口摂取の判断(decision making for oral food intake)，嚥下造影検査(videofluoro-graphic examination of swallowing)

はじめに

嚥下障害は様々な原因によって生じ，小児から高齢者まであらゆる年齢層に及ぶ．このため，嚥下障害の病態すなわち障害様式と重症度は，患者ごとに様々である．嚥下障害に対する治療としては食形態の調整，口腔ケア，嚥下リハビリテーション，外科的治療などが嚥下障害の病態に応じて選択される．本稿では，嚥下障害の病態評価における嚥下内視鏡検査(videoendoscopic exami-nation of swallowing，以下，VE 検査)のスコア評価法の意義と役割について述べる．

嚥下機能検査における VE 検査の役割

嚥下機能検査は，何が原因で嚥下機能が障害されているのかを診断する「原因診断」と，嚥下機能がどの段階でどの程度障害されているかを診断す

る「病態診断」を行うことを目的とする[1]．嚥下機能検査として一般的にはいわゆる簡易検査，VE 検査，嚥下造影検査(videofluorographic examina-tion of swallowing，以下，VF 検査)が行われる．簡易検査には反復唾液飲みテスト，水飲みテスト，食物テスト，食事中の血中酸素飽和度モニターなどがある．これらの検査では実際の嚥下能力を大まかに把握することはできるが，嚥下障害の原因や障害部位，障害様式などを診断することはできず，嚥下障害診療ガイドラインにおいても，補助検査法または VE 検査や VF 検査が行えない場合の代替検査法と位置付けられている[2]．

VE 検査は経鼻内視鏡により嚥下器官である鼻咽腔，中・下咽頭，喉頭の機能を評価する検査である．本検査は主に嚥下の咽頭期を観察する検査であり，咽頭期のメカニズムを理解しておく必要がある．咽頭は食物の通過路である消化管として

[*1] Masamitsu HYODO，〒 783-8505 高知県南国市岡豊町小蓮　高知大学医学部耳鼻咽喉科，教授
[*2] Asuka NAGAO，同，助教
[*3] Kahori HIROSE，同，助教

表 1. 嚥下内視鏡検査における観察項目

1. 検査食を用いない状態での観察	
(1) 鼻咽腔閉鎖	空嚥下や発声時の鼻咽腔閉鎖
(2) 咽頭・喉頭の運動	咽頭麻痺や声帯麻痺の有無, 不随意運動の有無
(3) 唾液貯留や食物残留	喉頭蓋谷や梨状陥凹における貯留
(4) 咽頭・喉頭の感覚	内視鏡での刺激による声門閉鎖反射や咳反射の惹起性
(5) 器質的異常	咽頭, 喉頭での形態異常や腫瘍の有無
2. 着色水を用いた嚥下状態の観察	
(1) 早期咽頭流入	嚥下前の咽頭への流入(早期咽頭流入)の有無
(2) 嚥下反射の惹起性	ホワイトアウトのタイミング
(3) 咽頭残留	嚥下運動終了後の着色水残留の程度
(4) 喉頭流入・誤嚥	喉頭あるいは気管内への着色水流入の有無

の役割と, 呼吸における気道としての役割を兼ねるため, 咽頭期には食物を喉頭や気管を避けて食道へ送り込む必要がある. そのために, ① 軟口蓋挙上による鼻咽腔閉鎖, ② 舌背挙上による口腔と咽頭の遮断, ③ 喉頭の前上方への挙上, ④ 声門閉鎖による咽頭と気管の遮断, ⑤ 舌根の後方運動と咽頭収縮による食塊の駆動, ⑥ 輪状咽頭筋の弛緩による食道入口部の開大などが精密なタイミングで遂行される. それらの運動は1秒足らずの間に遂行される複雑な反射運動であるが, その活動パターンは極めて再現性が高い. これは延髄に局在する嚥下の中枢性パターン形成器(central pattern generator；CPG)により制御されると考えられているが[3], それにかかわる求心性経路には迷走神経と舌咽神経が, 一方, 嚥下関連筋への遠心性経路には三叉神経, 迷走神経, 舌下神経などがかかわっている. すなわち, VE検査による咽頭期嚥下の病態診断では, 嚥下器官の感覚機能と運動機能の両者の評価がポイントになる.

VE検査による観察項目

VE検査では, 検査食を用いない状態の観察と検査食嚥下時の嚥下動態の観察を行う(**表1**)[4]. 本検査では嚥下時の誤嚥や嚥下後の食物残留の有無を観察するばかりでなく, なぜ誤嚥するのか, なぜ食物が残留するのかを探ることが求められる.

1. 非嚥下時の観察

鼻咽腔閉鎖, 咽頭や喉頭麻痺の有無, 喉頭蓋谷や梨状陥凹の唾液貯留の程度, 気道防御反射である声門閉鎖反射や咳反射の惹起性, および咽頭や喉頭などの器質的異常の有無をみる[4]. これらの

所見の左右差も重要である. 声門閉鎖反射や咳反射の惹起性をみることは, 咽頭や喉頭の感覚機能の評価の意味を持つ. それらの誘発には内視鏡を通した注水刺激などの方法[5]もあるが, やや煩雑であり, 簡便には内視鏡の先端を喉頭蓋や披裂部に軽く接触させることでも誘発できる. 器質的疾患としては頸椎骨棘の突出(Forestier病), 喉頭がんや下咽頭がんなどに留意する.

2. 嚥下時の観察

着色水などの検査食を嚥下させて, 嚥下反射惹起のタイミング, 嚥下後の咽頭残留の程度(咽頭クリアランス), 喉頭流入や誤嚥の有無などを観察する[4]. 嚥下前に検査食が咽頭に流入する場合(早期咽頭流入)には口腔機能の低下が示唆される. 嚥下時には咽頭が収縮して内視鏡の視野が一時的に遮られて白くなる(ホワイトアウト). これは正常の嚥下運動において重要な所見で, ホワイトアウトが不十分な場合には咽頭収縮不全を, ホワイトアウト前に検査食が喉頭蓋谷や梨状陥凹まで流入するのが観察できる場合には嚥下反射の遅れを意味する. 嚥下反射の惹起障害が高度の場合には, 梨状陥凹に検査食が流入してもしばらく嚥下反射が起きないことがある. 嚥下後には喉頭蓋谷や梨状陥凹における検査食の残留度や, 気管内への流入の有無を観察する. また, 誤嚥がある場合には咳反射や随意的な咳により誤嚥物を喀出できるかどうかも確認する.

VE検査所見のスコア評価法

1. スコア評価法の概要

VE検査の評価にはこれまで客観的な判断基準

表 2. 嚥下内視鏡所見のスコア評価シート

	良好←		→不良	
梨状陥凹などの唾液貯留	0	・1	・2	・3
咳反射・声門閉鎖反射の惹起性	0	・1	・2	・3
嚥下反射の惹起性	0	・1	・2	・3
咽頭クリアランス	0	・1	・2	・3
誤嚥	なし・軽度・高度			
随伴所見	鼻咽腔閉鎖不全・早期咽頭流入			
	声帯麻痺・（　　　　　　　　）			

がなかったことから，評価が検者により一定しないこと，嚥下障害の様式や重症度が客観的に判定できないこと，検査結果に基づいて経口摂取の可否を判断し難いこと，経時的な比較が難しいことなどの問題点があった．Rosenbek ら[6]は，pene-tration-aspiration scale により誤嚥の程度を定量的に評価する方法を提唱した．このスケールはVE 検査にも適応可能であるが，分類がやや煩雑であり，嚥下機能の障害様式を反映する評価法でもない．そこで筆者らは，VE 検査所見をなるべく簡便かつ客観的に評価することを目的としたスコア評価法（**表2, 3**）を提唱した[7]．これは，検査食非嚥下時の観察項目として「喉頭蓋谷や梨状陥凹の唾液貯留の程度」および「声門閉鎖反射や咳反射の惹起性」を，着色水 3 ml を指示嚥下させた際の観察項目として「嚥下反射の惹起性」および「嚥下後の咽頭クリアランス」の計4項目を，それぞれ0（正常）〜3（高度障害）の4段階に評価する方法である（**図1**）．

「唾液貯留」および「咽頭クリアランス」は嚥下器官の運動機能に依存し，「声門閉鎖反射や咳反射の惹起性」および「嚥下反射の惹起性」は主に咽頭・喉頭の感覚機能を反映する．すなわち，本スコア評価法では咽頭期嚥下にかかわる運動機能と感覚機能の両者を評価することができる[7]．誤嚥の程度は，なし，軽度，高度の3段階で評価する．誤嚥をあえてスコア評価しないのは，誤嚥はホワイトアウトに同期することが多いため直接観察しにくいことや，喉頭・気管の感覚機能が低下している場合には誤嚥してもむせがみられないことがあり，定量的に評価することが難しいことによる．なお，鼻咽腔閉鎖不全，早期咽頭流入，声帯麻痺や咽頭麻痺，咽頭収縮不全などの異常所見があればそれぞれ別途記載することとしている．

本スコア評価法では検査食に着色水を用いる．少量の水であれば誤嚥しても安全性が高いこと，

表 3. 嚥下内視鏡所見のスコア評価基準

① **喉頭蓋谷や梨状陥凹の唾液貯留**
　0：唾液貯留がない
　1：軽度唾液貯留あり
　2：中等度の唾液貯留があるが，喉頭腔への流入はない
　3：唾液貯留が高度で，吸気時に喉頭腔へ流入する
② **声門閉鎖反射や咳反射の惹起性**
　0：喉頭蓋や披裂部に少し触れるだけで容易に反射が惹起される
　1：反射は惹起されるが弱い
　2：反射が惹起されないことがある
　3：反射の惹起が極めて不良
③ **嚥下反射の惹起性**
　0：着色水の咽頭流入がわずかに観察できるのみ
　1：着色水が喉頭蓋谷に達するのが観察できる
　2：着色水が梨状陥凹に達するのが観察できる
　3：着色水が梨状陥凹に達してもしばらくは嚥下反射が起きない
④ **着色水嚥下による咽頭クリアランス**
　0：嚥下後に着色水残留なし
　1：着色水残留が軽度あるが，2〜3回の空嚥下で wash out される
　2：着色水残留があり，複数回嚥下を行っても wash out されない
　3：着色水残留が高度で，喉頭腔に流入する

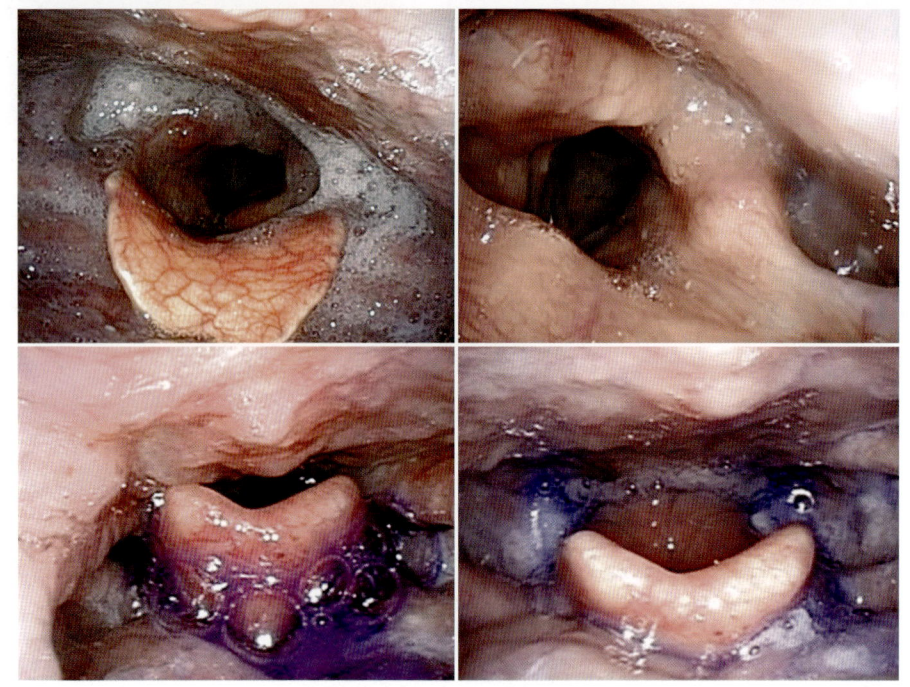

図 1. 嚥下内視鏡検査所見

いずれもスコア 2 点の所見を示す.

a：喉頭蓋谷や梨状陥凹の唾液貯留

b：声門閉鎖反射や咳反射の惹起性

c：嚥下反射の惹起性

d：着色水嚥下による咽頭クリアランス

$$\begin{array}{c|c} a & b \\ \hline c & d \end{array}$$

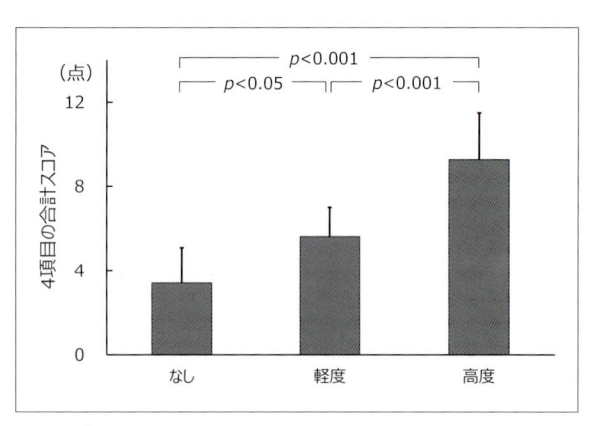

図 2. 誤嚥の程度と嚥下内視鏡検査スコア

誤嚥の程度により，4 項目の合計スコアには有意な差がある.

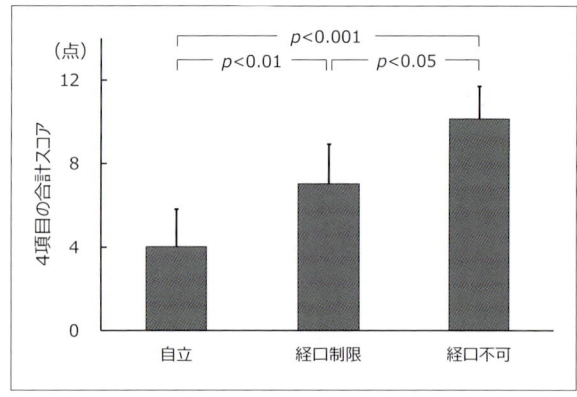

図 3. 経口摂取状況と嚥下内視鏡検査スコア

経口摂取状況の違いにより，4 項目の合計スコアには有意な差がある.

誤嚥しやすい水を用いることで嚥下機能の異常を抽出しやすいこと，および施設間での検査結果の比較が行いやすいことなどの理由による．必要に応じてとろみ水や実際の食物を嚥下させて嚥下動態を評価することも多いが，それらはあくまでオプションと位置付けている.

2．スコア評価法の客観性と有用性

このスコア評価法に沿って VE 所見を評価すると，嚥下障害診療に習熟した医師と臨床経験が浅い医師，または嚥下障害診療にかかわる言語聴覚士の評価に，それぞれ有意な相関が認められた[7]．また，VE 検査の咽頭クリアランススコアと VF

検査の造影剤残留度にも有意な相関が認められた. 誤嚥の程度(なし, 軽度, 高度)ごとに, 4項目のスコアの合計点を比較すると各群間に有意な差が認められ(**図2**), 4項目のスコアの合計点は嚥下障害の重症度と相関することが示唆された. 嚥下障害様式についても, 感覚機能の問題なのか運動機能の問題なのかを客観的に理解しやすい.

3. 治療方針決定への応用

経口摂取状況を, 経口摂取自立群, 食形態の調整や代替栄養が必要な群, 誤嚥が高度で経口摂取が不可と判断された群に分けて4項目のスコア合計点を比較すると各群間に有意な差が認められた(**図3**). このことは, 本スコア評価法の結果を経口摂取の可否の判断に活用できることを示しており, 筆者らは4項目の合計点が4点以下であれば経口摂取の自立が可能, 5〜8点であれば経口摂取は可能だが食形態の調整や補助栄養の併用などの介入が必要, 9点以上であれば経口摂取は困難, のような判断を行っている[1)7)].

嚥下リハビリテーションは嚥下障害治療の根幹をなし, 多くの治療手技がある. これらを症例ごとに適切に適用するためには, 嚥下障害の病態を把握することが必要であり, さらにこれらの治療手技の効果をリアルタイムに確認するうえでもVE検査の役割は大きい.

以上のように本スコア評価法は, 嚥下機能の障害様式や重症度を客観的に評価できること, 経口摂取の可否の判断を客観的に行えること, 嚥下リハビリテーションなどの治療法の選択などにつなげられること, スタッフ間での情報共有や嚥下機能の経時的な比較が容易なこと, さらに電子カルテなどへの記録にも有用であることなどの点で有用である[1)7)].

VE 検査の限界と留意点

先に述べたようにVE検査は咽頭期を中心とした嚥下機能検査法であり, 口腔準備期や食道期の評価はできない. また, 咽頭期においても喉頭挙上や食道入口部開大の評価は困難である. これらについてはVF検査や嚥下圧検査などでの評価が必要となる[1)8)]. また, 認知機能や意識レベルが低下した患者や小児患者では検査に協力が得られにくいことから, 正確な嚥下機能評価が困難である. VE検査に際してはこれらの点を念頭に置き, VF検査の必要性を考えながら検査所見を評価することが求められる.

文 献

1) 兵頭政光:嚥下障害の診断と対応—機序, 検査法, 治療法—. 日本医事新報, **4527**:59-64, 2011.
2) 日本耳鼻咽喉科学会嚥下障害診療ガイドライン作成委員会:CQ3嚥下機能評価に簡易検査は有用か?. 嚥下障害診療ガイドライン2018年版, 日本耳鼻咽喉科学会(編), pp.40-41, 金原出版, 2018.
3) 進 武幹:延髄における嚥下のパターン形成機構. 耳鼻, **40**(補1):296-312, 1994.
4) 日本耳鼻咽喉科学会嚥下障害診療ガイドライン作成委員会:嚥下内視鏡検査. 嚥下障害診療ガイドライン2018年版. 日本耳鼻咽喉科学会(編), pp.17-20, 金原出版, 2018.
5) 大前由紀雄ほか:嚥下障害に対する内視鏡下注水検査の有用性. 日耳鼻, **106**:1078-1083, 2003.
   Summary 口腔から咽頭への食塊移送の影響を除いた咽頭期の嚥下状況を直接評価できる検査法として内視鏡下咽頭注水検査を考案し, その有用性を検討した.
6) Rosenbek JC, et al:A penetration-aspiration scale. *Dysphagia*, **11**:93-98, 1996.
   Summary:喉頭侵入ないし誤嚥を8段階評価するpenetration-aspiration scaleを提唱し, 臨床的有用性を検討した.
7) 兵頭政光ほか:嚥下内視鏡検査におけるスコア評価基準(試案)の作成とその臨床的意義. 日耳鼻, **113**:670-678, 2010.
   Summary:嚥下内視鏡スコア評価法を提唱し, 嚥下障害の病態評価と治療への応用についての有用性を報告した.
8) 兵頭政光:超細径・軽量経鼻内視鏡は嚥下機能検査に有用か. 日本医事新報, **4767**:34-40, 2015.

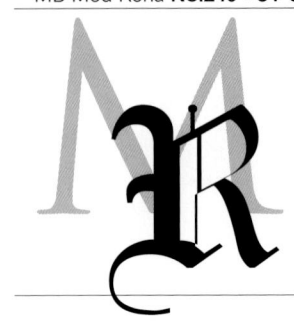

特集／これでナットク！摂食嚥下機能評価のコツ

Ⅲ. 機器を用いた評価
嚥下造影検査(1)正常所見と異常所見

西谷春彦[*1]　平岡 崇[*2]　花山耕三[*3]

Abstract　VF には X 線室への移動が必要であり被曝を伴うなどの欠点がある反面，嚥下動態や病態の評価に必要な多くの情報を得ることができる非常に有益な検査である．VF は摂食嚥下障害の疑われる患者において，その実施により病態の把握と治療法の選択に活かすことができる場合に適応となる．VF には大きく 2 つの目的があり，1 つは「診断のための検査」として形態的異常・機能的異常を把握することである．もう 1 つは，「治療のための検査」として，安全に摂食嚥下できる食物・体位・摂食方法を探すことである．
　本稿では，まず VF の方法について概説する．また実際の VF 画像をなるべく多く提示し，正常ならびに異常所見について解説する．なお紙面での提示となるため，異常所見については静止画で示すことができる異常のみに限り解説する．

Key words　嚥下造影検査(videofluoroscopic examinetion of swallowing；VF)，5 期モデル(five stage model)，プロセスモデル(process model)

VF の実施方法[1)]

　まず最初に VF(videofluoroscopic examinetion of swallowing)の方法について概説する．

　VF は，X 線室において X 線透視装置ならびに VF 用椅子を用いて実施する．

　VF 撮影の方向に関しては側面と正面があるが，必要に応じて両方の評価が必要である．原則として側面から開始し必要に応じて正面の透視を追加する．

　姿勢については，普段摂食している姿勢から開始する．長期間経口摂取を中止している場合においては30°仰臥位・頚部前屈位から開始し，安全に配慮しつつ徐々に角度を上げていく．また必要に応じて頚部回旋なども追加する．

　VF における造影剤入り検査食の作成方法は，

日本摂食嚥下リハビリテーション学会の示す嚥下造影検査の検査法(詳細版)(以下，ガイドライン)に示されている．造影剤入り検査食の代表的な形態は，液体(低粘度，中粘度，高粘度など)・ゼラチンゼリー・ピューレ(ヨーグルトなど)・寒天ゼリー・クッキー・模擬薬品などである[2)]．造影剤入り検査食については，その性状を常に一定に保つことが検査の再現性担保の観点から非常に重要である．VF 時の検査食摂取量については，安全の観点からスプーンや注射器を用い 1～3 ml 程度の少量から開始するのが望ましい．

　こうして実施した VF の結果については，所定の評価用紙に記載する．評価用紙には画一的な様式である必要はないが，penetration aspiration scale(以下，PAS)[3)](**表 1**)などを用いて客観的記載を行うとともに，主観的評価を記載できるフ

[*1] Haruhiko NISHITANI，〒 701-0192 岡山県倉敷市松島 577　川崎医科大学リハビリテーション医学教室，臨床助教
[*2] Takashi HIRAOKA，同，准教授
[*3] Kozo HANAYAMA，同，教授

表 1. 喉頭侵入・誤嚥の重症度スケール（penetration aspiration scale；PAS）

1. 喉頭に侵入しない
2. 喉頭侵入があるが，声門に達せずに排出される
3. 喉頭侵入があるが，声門に達せず，排出もされない
4. 声門に達する喉頭侵入があるが，排出される
5. 声門に達する喉頭侵入があり，排出されない
6. 声門下まで食塊が入り（誤嚥），喉頭または声門下から排出される
7. 声門下まで食塊が入り，咳嗽しても気道から排出されない
8. 声門下まで食塊が入り，排出しようとする動作が見られない

客観的評価として PAS は患者の VF 重症度を理解しやすい．

リースペースを設けておくことも重要である．ここでは日本摂食嚥下リハビリテーション学会のガイドラインに掲載されている評価用紙を例示する（**表2**）．なお VF は動画で記録し，検査終了後に再生確認を行い評価用紙に記載する．

上記 VF の方法については，本稿では紙面の関係で概説するにとどめた．方法の詳細については日本摂食嚥下リハビリテーション学会のホームページにも掲載されているガイドラインを参照されたい．**図1**に実際の VF 検査場面を示す．

正常所見と異常所見

ここからは，シェーマと実際の VF 画像を用いて，VF における正常所見ならびに代表的な異常所見について解説を行う．なお紙面での解説となるため，異常所見については静止画で示すことができる異常のみに限り解説を行う．

1．正常所見

VF 評価を行ううえでの基礎知識として，まずは口腔から食道にかけての解剖学的知識ならびに液体命令嚥下における5期モデル[4)5)]／固形物の咀嚼嚥下におけるプロセスモデル[6)]（**図2**）の理解が求められる．

まずは VF における評価の指標となる主な解剖学的構造を**図3**（側面像）・**図4**（正面像）に示す．次に，固形物の咀嚼嚥下の VF 正常側面像のシェーマを時系列で示す（**図5**）．このようにヒトの安全な摂食嚥下は，多くの器官が非常に正確なタイミング・運動量で連動することによって可能となっている．前記のような嚥下動態の確認において，VF は非常に多くの有益な情報をもたらしてくれる重要な検査であるといえる．

以下に5期モデルならびにプロセスモデルについて概説を行う．この2つのモデルは正確に一致するものではないが，概略を理解するため本稿ではあえて併記することとする．

1）Stage I transport：第1期輸送（プロセスモデル）／準備期 oral preparatory stage（5期モデル）

食物が口唇を超えてintake され，舌のpull back と rotation によって臼歯部まで運ばれる現象を第1期輸送（Stage I transport）と呼ぶ．

2）Oral Processing：咀嚼（プロセスモデル）／口腔期 lingual stage or oral propulsive stage（5期モデル）（図5-a）

食物を咀嚼して食塊を形成し嚥下可能な状態にする時期である．液体の嚥下（5期モデル）においては当然ながら咀嚼は生じない．

3）Stage II transport（プロセスモデル）／口腔期 lingual stage or oral propulsive stage（5期モデル）（図5-a）

固形物の咀嚼嚥下に特有の現象であり，液体嚥下（5期モデル）ではみられない現象である．咀嚼された食塊の一部が，舌と口蓋による squeeze back によって中咽頭や喉頭蓋谷に集積される現象を Stage II transport という．発生には個人差が大きく，全く起こらないものや逆に10秒以上喉頭蓋谷に貯留される場合もある[7)]が喉頭侵入や誤嚥が見られなければ異常所見ではない．

4）Pharyngeal（プロセスモデル）／咽頭期 pharyngeal stage（5期モデル）（図5-b）

咽頭／喉頭の運動などにより食塊が咽頭を通過する時期を指す．5期モデルとプロセスモデルで差はない．

表 2. 嚥下造影検査の評価表紙の例

氏名：			（男・女） 歳	VF-NO ID：			
病名　　障害							
科　　病棟・外来　主治医：				実施医：			
検査日：　年　月　日　　回目　　ST：					記録者：		
造影剤：　　　　　O₂SAT：検査前（　）%　検査後（　）%							
義歯（要・不要）	着・非	着・非	着・非	着・非	着・非	着・非	着・非
摂食方法							
嚥下手技							
指示嚥下・自由嚥下	指・自	指・自	指・自	指・自	指・自	指・自	指・自
撮影方向	側・正	側・正	側・正	側・正	側・正	側・正	側・正
食物の取り込み	3 2 1	3 2 1	3 2 1	3 2 1	3 2 1	3 2 1	3 2 1
咀嚼・押しつぶし	3 2 1	3 2 1	3 2 1	3 2 1	3 2 1	3 2 1	3 2 1
口唇からの漏出	3 2 1	3 2 1	3 2 1	3 2 1	3 2 1	3 2 1	3 2 1
口腔内保持	3 2 1	3 2 1	3 2 1	3 2 1	3 2 1	3 2 1	3 2 1
食塊形成	3 2 1	3 2 1	3 2 1	3 2 1	3 2 1	3 2 1	3 2 1
口腔残留（前庭部）	3 2 1	3 2 1	3 2 1	3 2 1	3 2 1	3 2 1	3 2 1
（口腔底）	3 2 1	3 2 1	3 2 1	3 2 1	3 2 1	3 2 1	3 2 1
（舌背）	3 2 1	3 2 1	3 2 1	3 2 1	3 2 1	3 2 1	3 2 1
咽頭への送り込み	3 2 1	3 2 1	3 2 1	3 2 1	3 2 1	3 2 1	3 2 1
嚥下反射惹起遅延	3 2 1	3 2 1	3 2 1	3 2 1	3 2 1	3 2 1	3 2 1
口腔への逆流	3 2 1	3 2 1	3 2 1	3 2 1	3 2 1	3 2 1	3 2 1
鼻咽腔への逆流	3 2 1	3 2 1	3 2 1	3 2 1	3 2 1	3 2 1	3 2 1
食道入口部の通過	3 2 1	3 2 1	3 2 1	3 2 1	3 2 1	3 2 1	3 2 1
喉頭侵入	3 2 1	3 2 1	3 2 1	3 2 1	3 2 1	3 2 1	3 2 1
誤嚥	3 2 1	3 2 1	3 2 1	3 2 1	3 2 1	3 2 1	3 2 1
通過経路	右 左 両	右 左 両	右 左 両	右 左 両	右 左 両	右 左 両	右 左 両
反射的なむせ	3 2 1	3 2 1	3 2 1	3 2 1	3 2 1	3 2 1	3 2 1
誤嚥物の喀出	3 2 1	3 2 1	3 2 1	3 2 1	3 2 1	3 2 1	3 2 1
喉頭蓋谷残留	3 2 1	3 2 1	3 2 1	3 2 1	3 2 1	3 2 1	3 2 1
	右 左 両	右 左 両	右 左 両	右 左 両	右 左 両	右 左 両	右 左 両
梨状陥凹残留	3 2 1	3 2 1	3 2 1	3 2 1	3 2 1	3 2 1	3 2 1
	右 左 両	右 左 両	右 左 両	右 左 両	右 左 両	右 左 両	右 左 両
食道残留	3 2 1	3 2 1	3 2 1	3 2 1	3 2 1	3 2 1	3 2 1
食道内逆流	3 2 1	3 2 1	3 2 1	3 2 1	3 2 1	3 2 1	3 2 1
胃食道逆流	3 2 1	3 2 1	3 2 1	3 2 1	3 2 1	3 2 1	3 2 1
コメント							

各評価項目を 3 段階で評価する．詳細は日本摂食嚥下リハビリテーション学会の VF ガイドラインを参照．

（文献 1 より）

5）Swallow or esophageal（プロセスモデル）／食道期 esophageal stage（5期モデル）（図5-c）

食塊が食道から胃に向けて送り込まれていく時期である．5期モデルとプロセスモデルで差はない．

2．異常所見

VF で確認できる主な異常所見としては，口腔期（相）においては，開口不全・口唇閉鎖不全・舌運動不全・咀嚼不全・食塊形成不全・食塊移送不全など，咽頭期（相）においては，嚥下反射消失／遅延・喉頭挙上不全・咽頭残留・骨棘／腫瘤など

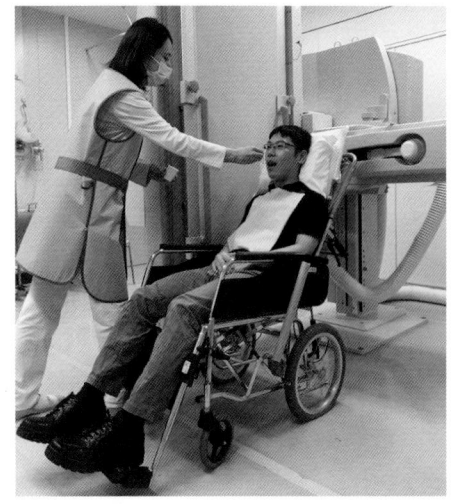

図 1. 実際の VF 検査場面
被験者は背もたれの角度を変えられる VF 用椅子に腰掛けて検査を行う．検査者は，被曝対策として放射線防護衣（含放射線防護眼鏡）を着用し検査を行う．

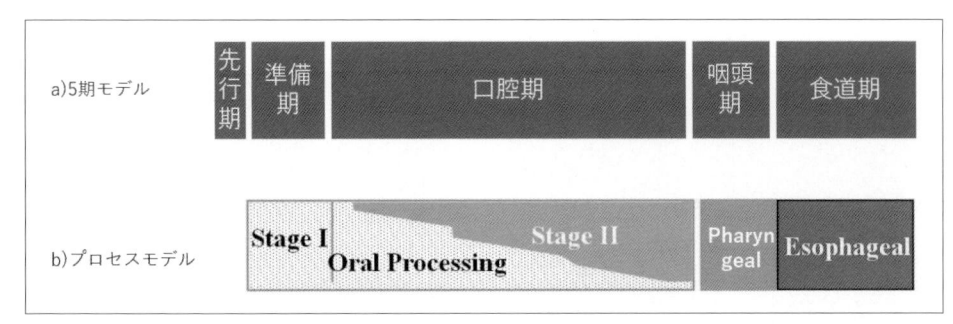

図 2. 5期モデルとプロセスモデル
両者の時間的関係は概ねこのようになる．

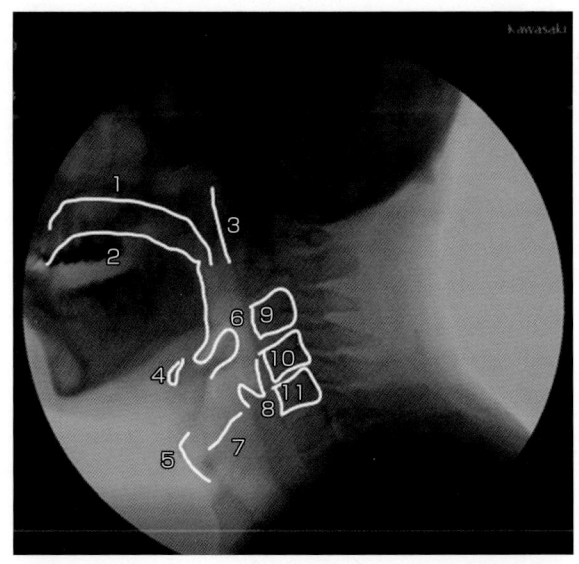

図 3. VF における評価の指標となる主な解剖学的構造（側面像）
1：口蓋（硬口蓋〜軟口蓋）　2：舌　　3：咽頭後壁
4：舌骨　　5：甲状軟骨　　6：喉頭蓋
7：声帯　　8：梨状窩　　9：C4 椎体
10：C5 椎体　　11：C6 椎体

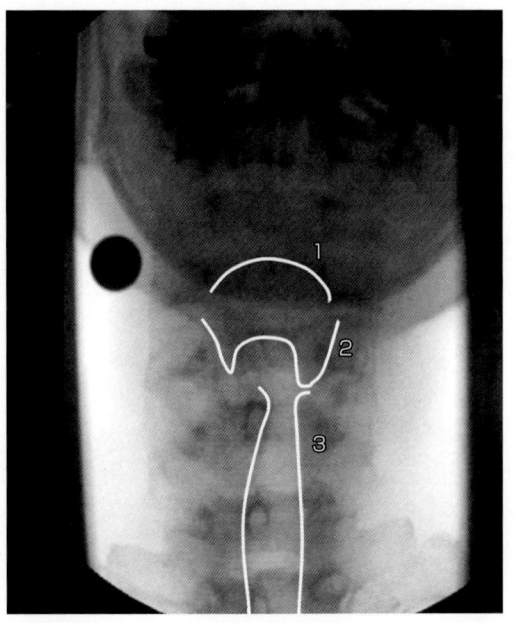

図 4. VF における評価の指標となる主な解剖学的構造（正面像）
1：喉頭蓋谷　　2：梨状窩　　3：気管

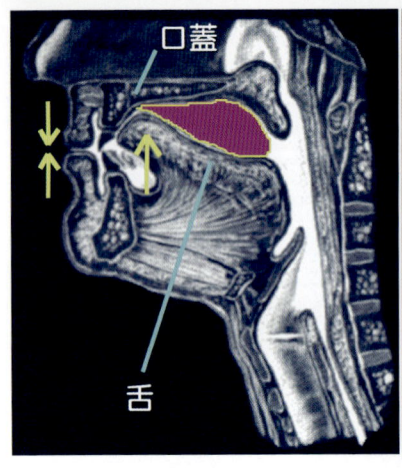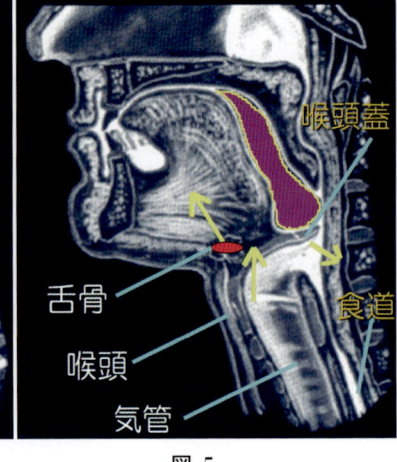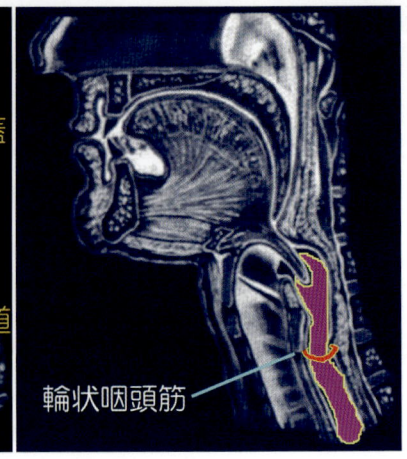

図 5. a|b|c

a：口腔期～咽頭期への移行期
口唇は閉鎖し，舌は前方から後方へと徐々にせり上がり食塊を後方へ絞り出すように移送する．軟口蓋は挙上・閉鎖し後鼻腔への逆流を防ぐ．

b：咽頭期初期
食塊が口腔から咽頭へ流入している場面．舌骨／喉頭は挙上し喉頭蓋は閉鎖の途上である．

c：食道期
食塊が食道から胃に向けて送り込まれていく時期である．

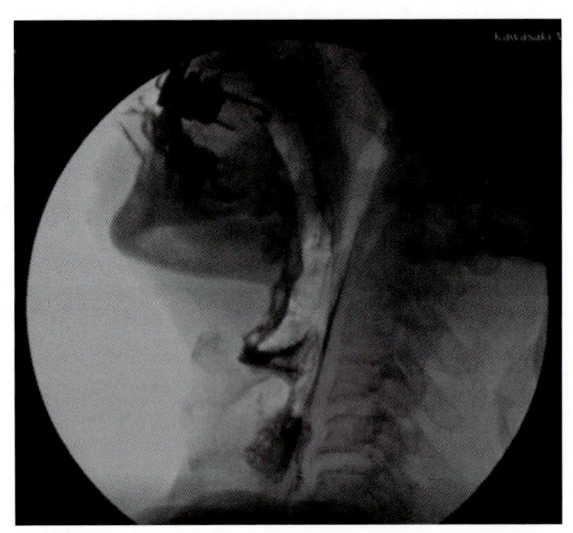

図 6. 咽頭残留(76 歳，男性．脳梗塞に伴う仮性球麻痺)

嚥下後に喉頭蓋谷と梨状窩への食物の残留が確認できる．咽頭残留は少量ならば正常例でも稀に見られることもあるが，大量の場合は誤嚥の原因となる可能性が高く異常と捉える．

による物理的閉塞・喉頭蓋閉鎖不全・後鼻腔／口腔への逆流・silent aspiration・各器官の連動のタイミングのずれなど，食道期においては，食道入口部の弛緩不全・食道内残留／逆流などが挙げられる．これらの内容がもれなく評価できるような評価用紙にしておく必要がある．先述の日本摂食

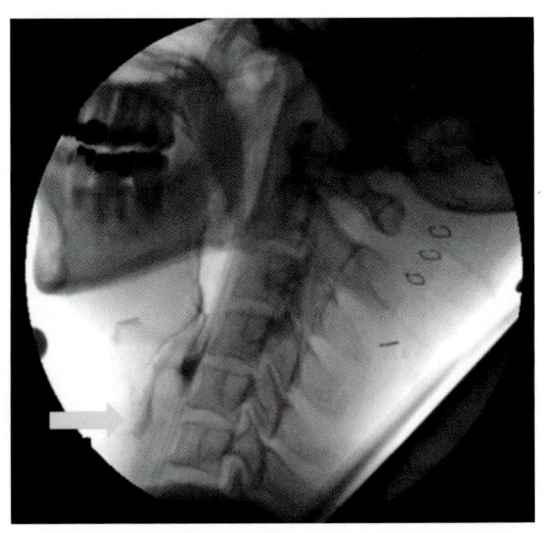

図 7. 誤嚥(83 歳，男性．脳梗塞に伴う仮性球麻痺)

矢印部に声門を越えて気道内に食塊の流入を認めている．本症例ではむせもみられずPAS8の状態であった．

嚥下リハビリテーション学会ガイドライン掲載の評価用紙は，これらの項目がもれなく評価できる様式となっているため，これを基本に各病院で使用しやすいように改定したものを使用することを推奨する．

　図6～8に静止画でも理解いただける代表的VF異常所見を示す．

最後に

　安全かつ適切な摂食嚥下能力を獲得するためには，まずは正確な嚥下機能評価が欠かせない．嚥下機能評価のゴールドスタンダードとして VF・VE(Videoendoscopic examination of swallowing)が挙げられるが，本稿では VF の方法ならびに正常所見と静止画でも解説可能な代表的異常所見について概説した．ポイントを押さえた VF からは非常に多くの有益な情報が得られる．得られた情報をもとに，適切な transdisciplinary team approach を実施することが，摂食嚥下障害のリハビリテーションにおいては非常に重要である．

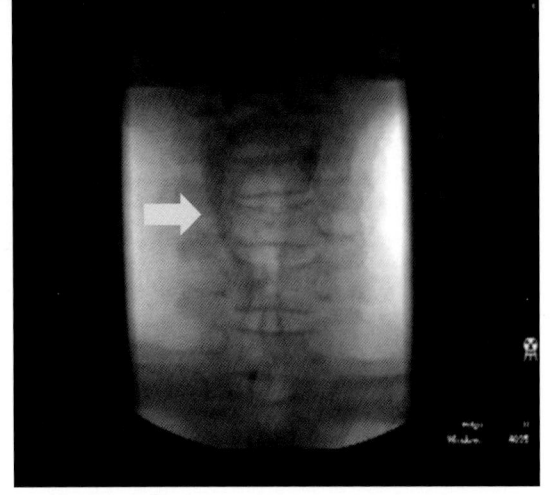

図 8. 左食道入口部の片側の通過障害(78 歳, 男性. ワーレンベルグ症候群に伴う球麻痺)
正面画像で，矢印部に右食道入口部のみ食塊の通過が見られる．頸部左回旋によって左梨状窩への残留が減少することも確認できたため，本症例では摂食時の頸部回旋導入を決定した．

文　献

1) 日本摂食嚥下リハビリテーション学会医療検討委員会：嚥下造影検査の検査法(詳細版). 2014 年度版日摂食嚥下リハ会誌, **18**(2)：166-186, 2014.
　Summary　日本摂食嚥下リハビリテーション学会により VF の検査・評価に一定の統一性を与えるために作成され，はじめに読むべきである．

2) 日本摂食・嚥下リハビリテーション学会嚥下調整食分類 2013. 日摂食嚥下リハ会誌, **17**(3)：255-267, 2013.

3) Rosenbek JC：A penetration-aspiration scale. *Dysphagia*, **11**(2)：93-98, 1996.

4) Leopold NA, Kagel MC：Dysphagia-ingestionordeglutition?： aproposedparadigm. *Dysphagia*, **12**：202-206, 1997.

5) 才藤栄一：摂食嚥下リハビリテーション. 第 3 版, 医歯薬出版, 96-105, 2016.

6) Palmer JB：Bolus aggregation in the oropharynx does not depend on gravity. *Arch Phys Med Rehabil*, **79**：691-696, 1998.

7) Inokuchi H：Frequency of stage Ⅱ oral transport cycles in healthy human. *Dysphagia*, **29**：685-691, 2014.

MB Med Reha **No.240**：**90-92**, 2019

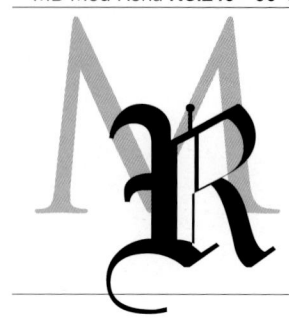

特集／これでナットク！摂食嚥下機能評価のコツ

Ⅲ．機器を用いた評価
嚥下造影検査(2)評価法

加賀谷　斉[*1]　戸田芙美[*2]

Abstract　嚥下造影検査から得られる情報は多い．評価には定性的評価と定量的評価があり，実際の検査場面では時間の制約から定量的評価を行うのは現実的に困難である．定性的評価は日本摂食嚥下リハビリテーション学会の評価法を用いるのが良い．各項目について3段階で評価する．嚥下造影検査では側面像の情報量が多いが，正面像も大切である．定量的評価で行いやすいのは時間計測である．食塊がいくつかのポイントを通過した時間を計測することで，それぞれの通過に要する時間がわかる．また，何らかのキャリブレーションがあれば距離も計測可能であり，舌骨の軌跡や嚥下時の上部食道入口部の開大幅も評価可能である．一方，2次元画像である嚥下造影検査から3次元の体積を評価することは非常に困難である．

Key words　嚥下造影検査(videofluoroscopic examination of swallowing)，定性的評価(qualitative assessment)，定量的評価(quantitative assessment)

はじめに

嚥下造影検査(videofluoroscopic examination of swallowing；VF)は摂食嚥下障害の評価法のゴールドスタンダードといわれ，VF から得られる情報は多い．嚥下動作は正常の場合，一口嚥下(discrete swallow)においては1秒程度で行われるため，すべての情報をその場で把握するのは必ずしも容易ではない．VF では画像が記録されるため，後から繰り返し確認することが可能である．特に初心者は，何回も画像を丁寧に見ることで評価が適切にできるようになる．

評価には定性的の評価と定量的評価があり，実際の検査場面では時間の制約から定量的評価を行うのは現実的に困難である．また，VF の検査場面では，ある試行の結果をその場で評価して，次にどのような試行を行うかを決定していくために，定性的評価は極めて重要になる．

定性的評価

日本摂食嚥下リハビリテーション学会ではホームページにおいて医療検討委員会作成マニュアルを公開している〔https://www.jsdr.or.jp/doc/doc_manual1.html〕．その中の「嚥下造影の検査法(詳細版)2014版」[1] に VF の定性的評価法があるので，それを参考にするのが良い．

基本的な情報としては，体幹角度，頚部角度，検査食の種類(量，形態，温度)，義歯の有無，摂食方法(自力，介助)，嚥下手技の有無と種類，撮影方向などがある．そして，毎試行において，嚥下動態の評価(**表1**)と解剖・生理学的構造と動きの評価(**表2**)の項目を3段階で評価する．日本摂食嚥下リハビリテーション学会の評価法においては，点数が大きいほど良好であることを示し，3点は良好または正常範囲，2点はやや不良・やや異常，1点は不良・異常であることを示す．評価

[*1] Hitoshi KAGAYA，〒470-1192 愛知県豊明市沓掛町田楽ヶ窪1-98　藤田医科大学医学部リハビリテーション医学Ⅰ講座，教授
[*2] Fumi TODA，同講座，講師

にあたって注意すべき点をいくつか**表 3**に記した．また，咀嚼嚥下か否かも非常に重要である．4 期モデルで説明される一口嚥下と異なり，プロセスモデルが適用される咀嚼嚥下では健常者においても嚥下反射前に食塊が咽頭に存在することは稀ではない[2)3)]．特に固形物と液体の混合物を嚥下したときには，嚥下反射開始前に下咽頭に食塊が達することも多い[4)]．また，VF では側面像の情報量は多いが，正面像も大切である．正面像では特に，食塊通過の左右差，残留の左右差，声帯閉鎖，食道についての評価が可能であり，頭部回旋（head rotation）の効果も確認できる．また，喉頭侵入，誤嚥の評価には 8-point penetration-aspiration scale[5)]（**表 4**）も広く用いられている．

定量的評価

VF において定量的評価を検査場面で行うことは困難であり，通常は後日に行われる．定量的評価で行いやすいのは時間計測である．1 秒間に 30 フレームの VF であれば，フレーム間の時間は 1/30 秒となる．また，距離も計測可能であるが，この場合，何らかのキャリブレーションが必要である．我々は，鉛玉を患者につけることにより距離の計測を可能にしている．一方，2 次元画像である VF から 3 次元の体積を評価することは非常に困難である．したがって，咽頭残留量などは定性的評価を行うことになるが，定性的評価においても通常は 1 方向からの画像による評価であることは念頭に置く必要がある．なお，最近は CT の進歩により，残留量の正確な計測も可能になっている．

1．時間計測

食塊がいくつかのポイントを通過した時間を計測することで，それぞれの通過に要する時間がわかる．また，舌骨が急峻な挙上を開始した時点を嚥下反射開始時間とすることで，嚥下反射時点の食塊の位置もわかる．

ⅰ）嚥下開始から食塊先端が後鼻棘に達するまでの時間

ⅱ）食塊先端が後鼻棘から下顎骨下縁に達するまでの時間

ⅲ）食塊先端が下顎骨下縁から喉頭蓋谷底に達するまでの時間

ⅳ）食塊先端が喉頭蓋谷底から梨状窩底に達す

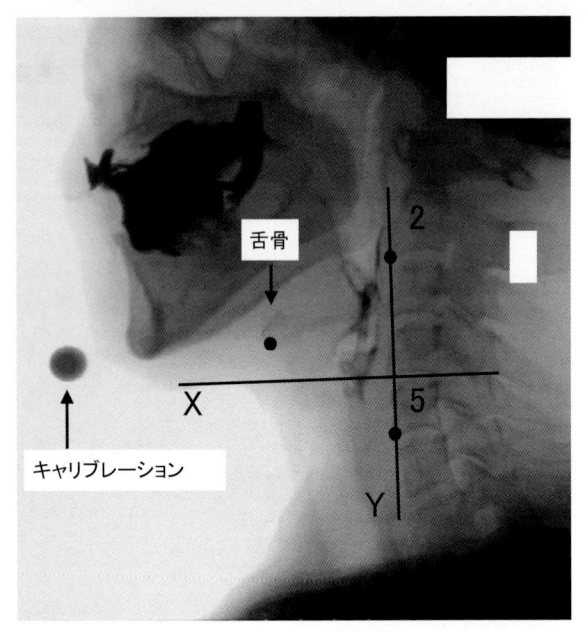

図 1．舌骨の位置座標
第2頚椎椎体前下縁と第5頚椎椎体前下縁を結ぶ直線をY軸，それに垂直な直線をX軸としている．

るまでの時間

ⅴ）食塊先端が梨状窩底に達してから食塊尾端が食道上部食道括約筋を通過するまでの時間

上記は時間計測の1例であるが，必要に応じて変更して良い．例えば，咀嚼嚥下においては，咀嚼中に一度食塊が後鼻棘に達してから前方に戻ることも珍しくないので，上記ⅰ）とⅱ）を合わせた時間を計測するほうが実用的である．

また，嚥下反射遅延の指標として，食塊先端が下顎骨下縁に達してから嚥下反射開始までの時間（stage transition duration；STD）がよく用いられる．一口嚥下においては，通常STDが1秒を超えると嚥下反射遅延とされるが，咀嚼嚥下においてはSTDは健常者においても遅延するので，STDは嚥下反射遅延の指標にはならない[6]．喉頭閉鎖については，喉頭蓋と披裂が接触している時間で評価する．

2．距離計測

嚥下時の舌骨の軌跡は比較的計測されることが多い．舌骨の軌跡を自動追跡するソフトもいくつか開発はされているが，まだその精度は高いとはいえない．舌骨の軌跡は個人によるバリエーション

が非常に大きいのが特徴である[7]．舌骨の位置座標は頚椎を基準にすることが一般的である（**図1**）．また，嚥下時の上部食道入口部の開大幅は，一般的にバリウム嚥下時に，最も狭い部分の最大開大時の前後径で評価される．

おわりに

VFにおける定性的評価は臨床的によく用いられる．これに対し，定量的評価は主として研究に用いられることが多い．しかし，特に治療に難渋する症例においては定量的評価による病態把握が解決の糸口になることもあるので，労力をいとわずに定量的評価法もぜひ身につけておいて欲しい．

文　献

1）日本摂食嚥下リハビリテーション学会医療検討委員会：嚥下造影の検査法（詳細版）日本摂食嚥下リハビリテーション学会医療検討委員会 2014年度版．日摂食嚥下リハ会誌, **18**：166-186, 2014.
2）Palmer JB, et al：Coordination of mastication and swallowing. *Dysphagia*, **7**：187-200, 1992.
3）Hiiemae KM, Palmer JB：Food transport and bolus formation during complete feeding sequences on foods of different initial consistency. *Dysphagia*, **14**：31-42, 1999.
4）Saitoh E, et al：Chewing and food consistency：effects on bolus transport and swallow initiation. *Dysphagia*, **22**：100-107, 2007.
　Summary 咀嚼により，健常者でも食塊が嚥下反射開始前に咽頭深くまで達することを証明した．
5）Rosenbek JC, et al：A Penetration-Aspiration Scale. *Dysphagia*, **11**：93-98, 1996.
　Summary 8-point penetration-aspiration scale の初出の論文である．
6）Kagaya H, et al：Delayed pharyngeal response in chew-swallow does not increase risk of aspiration in individuals with stroke. *J Am Geriatr Soc*, **63**：1698-1699, 2015.
7）加賀谷　斉：咽頭期における舌骨・喉頭運動. *MB Med Reha*, **212**：10-16, 2017.

MB Med Reha **No.240** : **93-98**, 2019

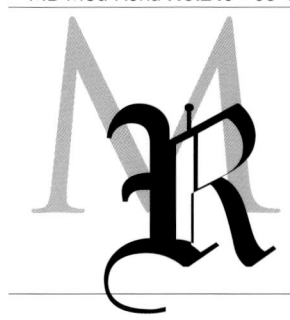

Ⅲ. 機器を用いた評価
嚥下 CT

稲本陽子*

Abstract 嚥下 CT は，嚥下動態の初の 3 次元描出，さらに定量評価をもたらし，嚥下の生理，病態理解を加速させる治療指向的評価法ツールとして臨床場面で活用されている．3 次元描出により，従来は観察困難であった声帯の動態や食道入口部開大の断面の観察がはじめて可能となり，時間計測，体積・面積計測など様々な定量評価を可能した．こうした定量評価にて健常嚥下動態の基準値が明らかとなってきており，嚥下障害の病態理解を明快にしている．特に咽頭残留については，その原因が咽頭収縮にあるのか，UES 開大にあるのかを明らかにすることができ，リハビリテーションで対象とすべき練習や方針を方向づけ，さらには経過を定量的に示していける点が有用である．

Key words 嚥下 CT(CT)，評価(evaluation)，動態解析(kinematic analysis)，摂食嚥下障害(dysphagia)

はじめに

嚥下 CT による嚥下動態の初の 3 次元描出は，嚥下リハビリテーションにおいて「可視化」と「定量評価」を促進させ大きなインパクトを与えた．3 次元描出により，従来不可能であった諸器官の動態をも，また従来は一方向的な観察しか可能でなかった諸器官をあらゆる方向から観察ができるようになったのである．さらには，3 次元描出により従来は考えられなかった様々な定量評価を可能としたのである．

嚥下 CT は，専用の CT 機器がないと実施できず，どこでも行える評価ではない．しかし，嚥下 CT により明らかとなってきた嚥下動態や計測値は，基準値として用いることができ，嚥下動態生理，障害の病態理解を促進するものである．本稿では，嚥下 CT の概要，嚥下 CT により明らかとなってきた嚥下の生理，そして臨床応用について概説する．

嚥下 CT の概要

1. 嚥下 CT で用いる機器[1)2)]

嚥下 CT を実施できる CT の 320 列面検出器型 CT Aquilion ONE(キャノンメディカル製)はスライス厚 0.5 mm×320 列の検出器を装備し，体軸方向 160 mm 範囲を 1 回転 0.275 秒ノンヘリカルで撮影できる(**図 1**)．160 mm 範囲は，頭蓋底から頚部食道までを網羅できる．連続撮影(0.275 秒×X 回転)にて，頭蓋底から頚部食道までの時系列画像を収集でき，3 次元嚥下動態が描出できる(**図 2**)．再構成による画像収集は 10 フレーム／秒である．

2. 撮影方法・撮影条件

専用の嚥下 CT 検査用リクライニング椅子 Offset Sliding CT Chair(東名ブレース製)が開発され，座位に近い姿勢での撮影が可能である．CT 装置寝台の反対側に設置し，椅子を後方にスライドさせ頭蓋底から頚部食道までがスキャン面に入

* Yoko INAMOTO, 〒 470-1192 愛知県豊明市沓掛町田楽ヶ窪 1-98 藤田医科大学保健衛生学部リハビリテーション学科，教授

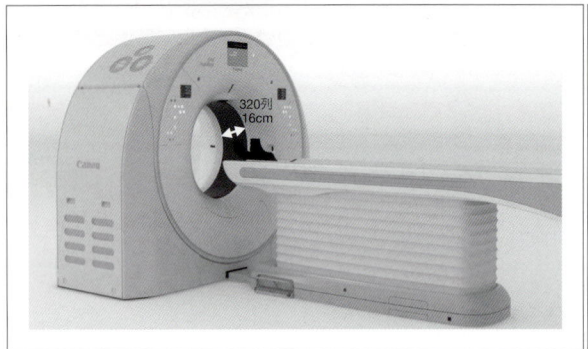

図 1. 320 列面検出器型 CT（Aquilion ONE，キャノンメディカル製）（左）と
嚥下 CT 撮影用椅子 Offset Sliding CT Chair（東名ブレース製）（右）

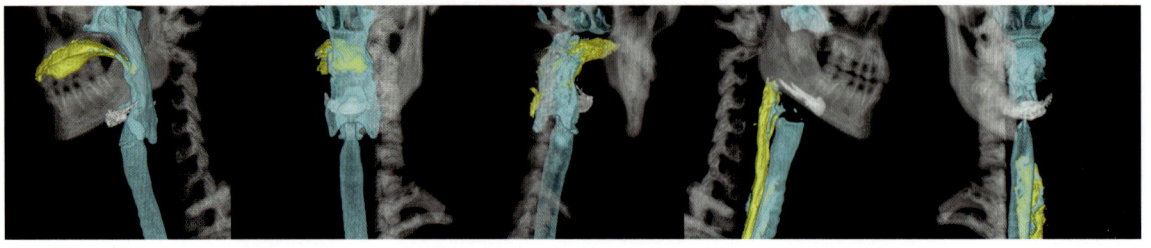

図 2. 嚥下動態の 3D-CT 像
健常成人（30 代，女性）の 10 ml の嚥下．制限なく，どの方向からも観察可能である．
水色：腔表面，黄色：食塊，白色：骨

るように設定する（**図 1**）[1)2)]．

　評価において，当然，十分な撮影時間と画質が求められるが，撮影時間および管電流は線量とトレードオフの関係にあり，それぞれを満たす最適な撮影条件を設定する必要がある．現場では，撮影時間は 12 回転（0.275 秒×12 回転）3.3 秒を基本とし，1 回の撮影で 3 施行までとしている．また条件は管電流 40 mA，管電圧 120 kV とし，低線量画像再構成法技術を用いている．この条件下での線量は CTDI 12.1 mGy，DLP 193.9 mGy，実効線量は 1.08 mSV である．臨床上問題となるレベル以下の線量に設定できるが，この値は VF と比較すると，5 分間の VF 撮影（1.05 mSV）とほぼ同程度の線量であり，VF に比し依然高い線量となる[3)]．被験者や患者の嚥下時間によって撮影時間や施行数を調整し，最小限の被曝になるように設定する工夫が必要である．また嚥下時間が延長し，撮影時間が長くなるケースでは，管電流を下げて対応することで，被曝量の低減をはかることができる．

3．定量評価

1）時間計測

　嚥下運動の重要な 2 要素は，食物を口腔から食道へと輸送することと気道を防御することであり，複数の諸器官による緻密な連鎖的運動にて成り立つ．各諸器官の運動の開始，持続時間およびそれぞれの時間的関係が重要となる．嚥下 CT では従来法では観察困難であった諸器官を観察できるようになったことで，嚥下関連諸器官すべての運動動態の時間計測が可能である．その 1 つが気道防御の要である声帯閉鎖の動態である（**図 3**）．声帯を制限なく可視化できるようになったことで，はじめて気道防御の 3 事象を同時に観察し計測できるようになり，喉頭閉鎖のタイミングの理解が進んだ[4)]．もう 1 つが食道入口部である．従来は，VF 側方像で食道開大の前後の開大または VF 前後像で食道開大の左右開大の評価をする，いずれかに限られていたが，食道入口部の断面を評価できるようになり，正確に運動時間の計測が可能となった（**図 3**）[5)]．

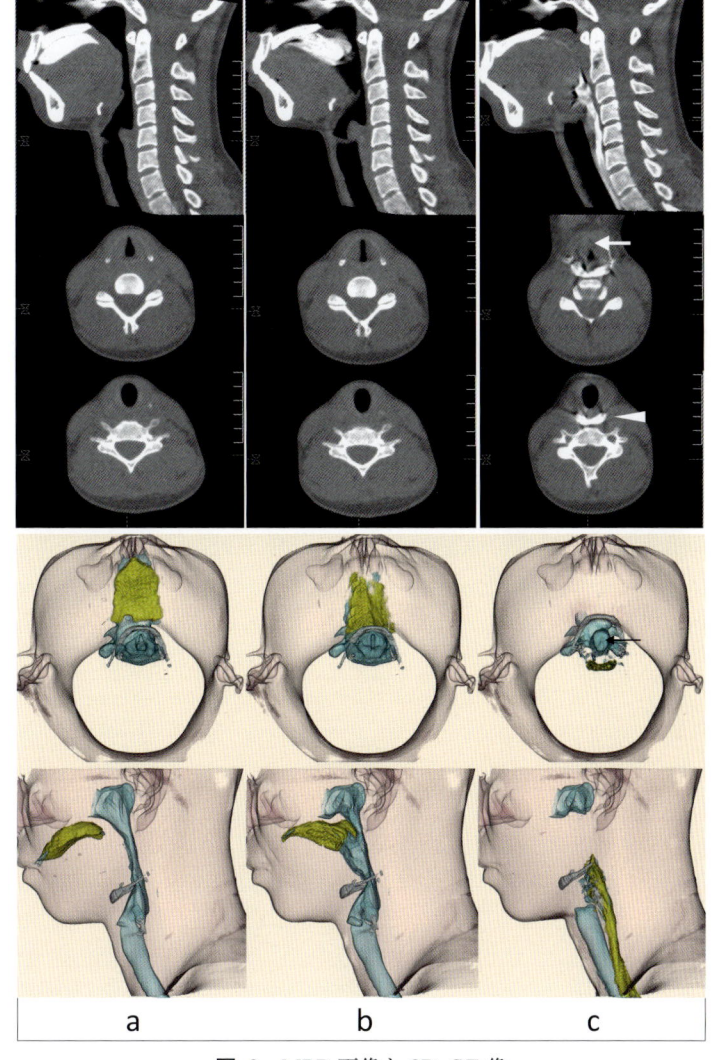

図 3. MPR 画像と 3D-CT 像

a：食塊 10 m が口腔内に保持　　b：食塊が咽頭に移送　　c：食塊が UES を通過

1 段目：正中矢状断

2 段目：声帯にあわせて展開した軸位断 b で内転，c で閉鎖（白矢印）

3 段目：UES にあわせて展開した軸位断 c で UES が開大（白矢頭）

4 断目：3D-CT 像下方像：声帯の動態が観察可能，c で声帯閉鎖（黒矢印）

5 段目：3D-CT 像側方像

2）体積・面積・距離計測

嚥下中，諸器官はダイナミックに位置や形態を変化させる．3 次元描出では，こうした諸器官の動態変化を体積や距離計測にて捉えることが可能である．これにより従来までは 2 次元でしか評価できなかった咽頭腔の変化を体積で捉えられ，咽頭収縮の正確な評価につながった[6]（**図 4**）．また食道入口部に関しては上述したように軸位断面で描出できるようになったため，その断面積の計測が可能となり，嚥下中の食道開大の程度を定量的に示すことができる（**図 3**）．舌骨喉頭の運動距離については，舌骨だけでなく喉頭の前方，上方運動の軌跡および運動距離を計測できる．

嚥下 CT で明らかとなってきた嚥下の生理

1．嚥下諸器官の喉頭閉鎖調整（表 1）

年齢，物性，量，姿勢による諸器官の運動開始・持続時間の総合的な検討にて，喉頭閉鎖，特

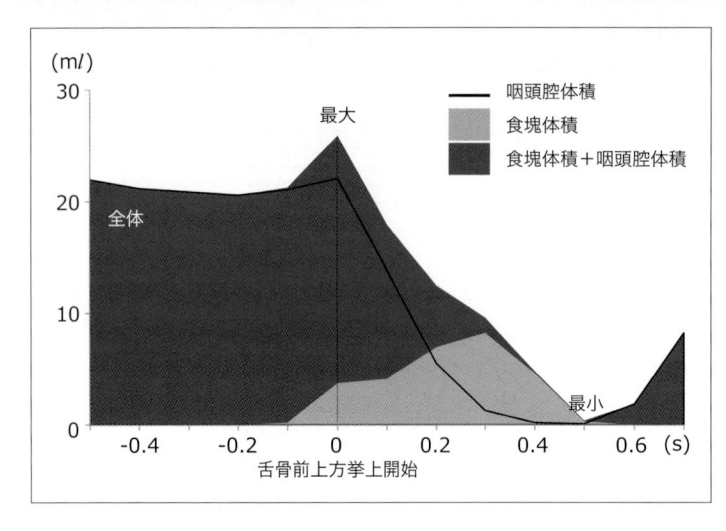

図 4.
咽頭腔体積変化
健常成人ととろみ水 10 ml の咽頭腔体積変化
舌骨前上方挙上開始後，咽頭腔は急速に縮小（咽頭収縮）し，同時に食塊が食道へ移送され食塊体積が低下し，咽頭腔総体積は 0 近くまで縮小する．

表 1. 嚥下 CT 計測から得られた声帯閉鎖，UES 開大，咽頭収縮，舌骨挙上の基準値

舌骨挙上開始～声帯閉鎖開始	液体 10 ml vs とろみ 3 ml	秒	液体 0.50(0.5)，とろみ 1.02(0.70)
声帯閉鎖持続時間	液体 10 ml vs とろみ 3 ml	秒	液体−0.08(0.26)，とろみ 0.24(0.11)
UES 開大最大面積	とろみ 3 ml vs 10 ml vs 20 ml	cm²	3 ml 1.41(0.45)，10 ml 1.94(0.57)，20 ml 2.52(0.60)
UES 開大前後径	とろみ 3 ml vs 10 ml vs 20 ml	cm	3 ml 0.90(0.24)，10 ml 1.06(0.25)，20 ml 1.22(0.19)
UES 開大時間	とろみ 3 ml vs 10 ml vs 20 ml	秒	3 ml 0.47(0.09)，10 ml 0.58(0.10)，20 ml 0.58(0.07)
咽頭腔体積最小	とろみ 3 ml vs 10 ml vs 20 ml	ml	3 ml 0.6(0.5)，10 ml 0.9(0.9)，20 ml 0.7(0.6)
咽頭腔縮小率	とろみ 3 ml vs 10 ml vs 20 ml	%	3 ml 97.2，10 ml 96.1，20 ml 97.3
舌骨前方・上方移動	とろみ 10 ml	cm	上方 1.65(0.92)，前方 1.28(0.5)

（文献 4～7 より一部改変）

に声帯閉鎖の動態が明らかになった．従来までは声帯閉鎖の運動開始時間には初期から開始される，後半で開始されるなど諸説があった．こうした諸説はいずれも正しいことが明らかになった．というのも，声帯は運動調整が可能な諸器官であることが示されたからである．具体的には，物性ではとろみ水に比し液体で，また量では液体の量が多くなると，また姿勢ではより口腔の重力が影響するリクライニング 45° で，早期から声帯閉鎖を開始する例が増加する．これは食塊移送に対する声帯の予期的な反応と捉えることができる．声帯は，他の喉頭閉鎖の 2 事象と独立して，様々な変数に対して，運動調整が随意的にコントロールできる諸器官であることが示された．こうした声帯の運動調整が嚥下の安全性を高め，誤嚥の防止機構となっている．

2．咽頭収縮と食道入口部開大と咽頭残留（表1）

嚥下中の食塊移送は，咽頭収縮および食道入口部開大で成立し，これらが不十分であると効率性は低下し，咽頭残留の原因となる．咽頭残留については両者の評価が重要となる．嚥下 CT ではこの両者を定量的に評価することができ，正常の咽頭縮小率と UES 開大面積が示されている．さらに UES 開大については，その 1 要素である喉頭による食道入口部の牽引について，喉頭挙上の前方，上方の移動距離の基準値が示されている．こうした基準値は，咽頭残留を呈した場合，咽頭収縮に問題があるのか，食道入口部に問題があるのか，さらには食道入口部に問題がみられる場合，それが喉頭挙上の低下によるものなのか，食道入口部の筋弛緩の問題であるのかを鑑別することができる．

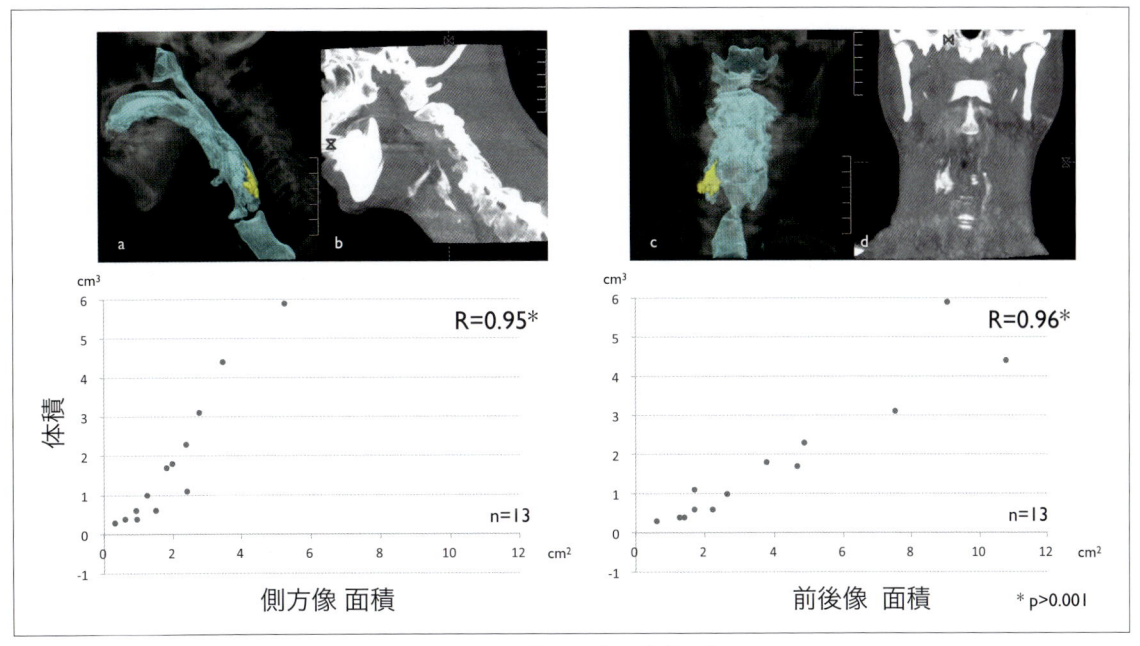

図 5. 咽頭残留　面積と体積の相関
延髄梗塞患者の嚥下後の 3D-CT 像側方像(a)，MIP 画像(透視に類似させた画像)矢状断(b)，
3D-CT 像後方像(c)，MIP 画像前額断(d)
咽頭残留計測は，側方像の面積，前後像の面積ともに体積と高い相関を示した.

臨床応用

1．訓練にどう活かせるか

上述した定量評価および計測の基準値により，誤嚥および咽頭残留の病態をより詳細に評価可能である．所見から低下している機能の低下を把握でき，低下している諸器官の運動を特定することができるため，嚥下リハビリテーションにおいてアプローチすべき諸器官および訓練法を明確に示すことができる．また定期的に再評価を行うことで，障害された機能の改善程度を定量的に示すことができ，訓練の効果について検証することができる．咽頭残留を呈した球麻痺による嚥下障害例を具体例に挙げる．定量評価にて，嚥下中の咽頭縮小の低下，食道入口部開大低下の両者が指摘され，咽頭収縮筋を増強する訓練が推奨された．食道入口部に対しては，舌骨喉頭の運動距離が正常範囲であったことから，舌骨上筋群の筋力増強ではなく，バルーン拡張法によるアプローチが推奨され実施された．再評価にて咽頭残留は軽減を認めた．定量評価にて，咽頭縮小は標準値と同等の90％以上の縮小率を示したが，食道入口部開大は

依然，標準値に比し不十分であった．これらの評価から，咽頭残留軽減は咽頭収縮の改善が寄与したことが示され，食道入口部開大に対しては継続的な対応が必要であることが示された．

以上のように嚥下 CT は病態理解および訓練の方向性の決定に有効であるが，被曝線量により何施行も行うことができないという限界がある．嚥下 CT は，嚥下造影検査や嚥下内視鏡検査実施後に，評価すべきターゲットを決め，撮影の条件(物性や量や姿勢)を決定し実施することで，治療指向的な評価として有用性を発揮できる．また高解像度マノメトリーとの検査の併用も，運動学的解析に神経生理学的評価が加わることで嚥下障害の詳細な評価を促進する．

2．従来の評価法への応用(図5)

嚥下 CT にて，従来の 2 次元評価の妥当性を検証する試みが始まっている．最近の検討を紹介する．2 次元の咽頭残留評価が，本来 3 次元である残留量をどの程度正確に捉えることができているかという検討である．嚥下 CT にて透視像に擬似させた側方像と前後像を用いて，咽頭残留の面積をそれぞれ計測し，さらに 3D-CT 像にて残留体

積を計測し，面積と体積の相関を算出した．側方像，前後像ともに計測された残留面積は，残留体積と高い相関を示し，嚥下造影を用いた残留評価が有効であることが示された．一方で，はずれ値も存在し，面積から体積をうまく推測できないパターンとしては，残留が咽頭の前後や左右に広がり咽頭全体に認める場合で，こうした場合に面積から体積を正確に予測することは困難であることが示された．

おわりに

嚥下リハビリテーションは，嚥下造影により嚥下動態をはじめて可視化できるようになったのが始まりであるが，嚥下CTによる3次元の可視化は嚥下リハビリテーションの可能性をさらに広げ，新たなフェーズに入ったと言っても良いであろう．嚥下造影や嚥下内視鏡評価を補強する治療指向的評価として，今後ますます期待できる評価法である．

文　献

1) 稲本陽子：3D-CT による評価．才藤栄一，植田耕一郎(監)摂食嚥下リハビリテーション第3版，pp. 155-158，医歯薬出版，2016.
   Summary 嚥下CT による評価法について概要，撮影方法，画像作成，臨床応用について概説している．

2) Inamoto Y, Saitoh E：Morphologic and kinematic analysis of swallowing using multislice CT. Ekberg O(Ed), Dysphagia Diagnosis and Treat-ment 2nd Edition, pp. 333-349, Springer, 2018.
   Summary 嚥下CT による評価法について概要，画像作成，定量評価，明らかとなった嚥下生理，臨床応用について概説している．

3) 金森大輔，加賀谷大輔：CT の被曝線量．才藤栄一，植田耕一郎(監)，摂食嚥下リハビリテーション第3版，pp. 159-160，医歯薬出版，2016.
   Summary 嚥下CT における撮影条件と被曝線量についてまとめている．

4) Inamoto Y, et al：The effect of bolus viscosity on laryngeal closure in swallowing：kinematic analysis using 320-row area detector CT. *Dysphagia*, **28**：33-42, 2013.
   Summary 物性(とろみ水と液体)による諸器官の運動時間の相違についてまとめた論文である．

5) Wattanapan P, et al：Evaluation of pharyngo-esophageal segment using 320-row area detec-tor computed tomography(320-ADCT). *Ann Otol Rhino Laryngol*, **127**：888-894, 2018.
   Summary とろみ水 3, 10, 20 ml 嚥下時の UES 開大時間，開大面積の相違についてまとめた論文である．

6) Iida T, et al：Measurement of Pharyngo-laryn-geal Volume During Swallowing Using 320-Row Area Detector Computed Tomography. *Dysphagia*, **32**：749-758, 2017.
   Summary とろみ水 3, 10, 20 ml 嚥下時の咽頭腔体積変化の相違についてまとめた論文である．

7) Okada T, et al：Dynamic change in hyoid muscle length associated with trajectory of hyoid bone during swallowing：Analysis using 320-row area detector computed tomography. *J Appl Physiol*, **115**：1138-1145, 2013.
   Summary とろみ水 10 ml 嚥下時の舌骨上筋群の起始-停止長の変化をまとめた論文である．

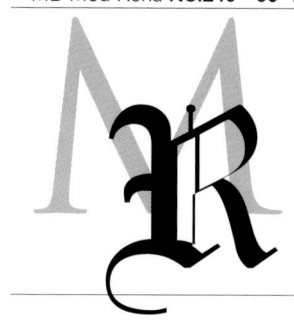

特集／これでナットク！摂食嚥下機能評価のコツ

Ⅲ．機器を用いた評価
嚥下マノメトリー

青柳陽一郎*

Abstract 高解像度マノメトリーカテーテルは 1 cm 間隔で圧センサーを有し，嚥下関与筋が活動する際に上咽頭から食道へと協調的かつ連続的に発生する詳細な時間・空間的内圧データを得ることができる．よく用いられる咽頭関連の解析パラメータは，最大圧，収縮時間などである．上部食道括約筋関連のパラメータとしては，安静時圧，弛緩時間，活動時間，nadir 圧（弛緩圧）などがある．高解像度マノメトリーを用いると，嚥下造影検査ではしばしば判断が難しい咽頭内圧の異常，UES 圧の異常，協調性の異常を比較的容易に診断できる．高解像度マノメトリーは，嚥下障害の生理学的評価を行うツールとして，病態診断，治療方針の決定に有用な役割を果たす．研究目的や治療効果の判定手段としても用いる．

Key words 高解像度マノメトリー（high-resolution manometry），高解像度インピーダンスマノメトリー（high-resolution impedance manometry；HRIM），嚥下障害（dysphagia），上部食道括約筋（upper esophageal sphincter），評価（evaluation）

はじめに

我が国の高齢化率は 2018 年に 28％を突破し，過去最高を更新中である．超高齢社会が本格的になるにつれて，嚥下障害患者は増加している．しかしながら嚥下障害は比較的新しい研究領域であり，嚥下運動の生理学的ならびに形態学的メカニズムは十分に解明されていない．嚥下障害の病態評価，治療が飛躍的に向上すれば，より高い QOL が実現可能となる．

嚥下造影検査は，食塊通過の様子を観察する検査法として臨床実用されている．しかし X 線透視下で行うため，被曝の問題と隣り合わせである．また嚥下造影検査は誤嚥や咽頭残留の観察を得意とする一方で，神経生理学的現象を詳細に捉えるにはやや不向きである．生理学的機能異常を正確に捉え有効な治療法を確立することは，臨床現場における大きな課題である．生理学的機能異常を評価する代表的なツールとして，マノメトリーと筋電図がある．本稿では，近年普及しつつあり，生理学的機能異常をより詳細に評価できる高解像度マノメトリー（high-resolution manometry；HRM）[1]~[3]を中心に概説したい．

高解像度マノメトリー（HRM）

HRM カテーテルは 1 cm 間隔で計 20〜36 チャンネルの圧センサーを有する．カテーテルを経鼻的に食道下部まで挿入し，嚥下反射時の圧を測定する．嚥下関与筋が活動する際に上咽頭から食道へと協調的かつ連続的に発生する詳細な時間・空間的内圧データが得られる．**図 1** の左図は HRM から得られた正常嚥下の内圧データから構成された圧トポグラフィーである．

HRM を用いた圧トポグラフィー表示は，数 cm

* Yoichiro AOYAGI, 〒 470-1192 愛知県豊明市沓掛町田楽ヶ窪 1-98　藤田医科大学医学部リハビリテーション医学 I 講座，准教授

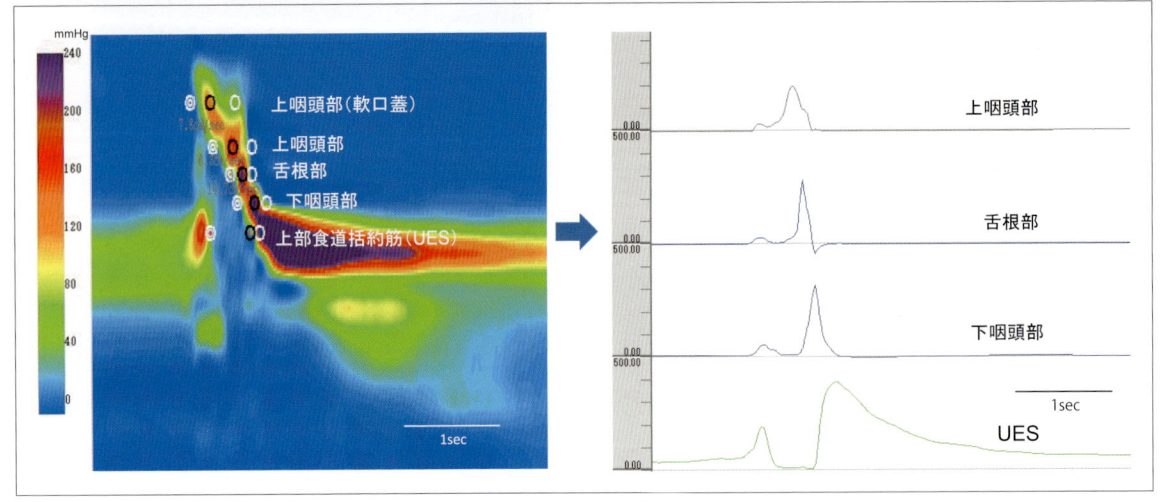

図 1.

左：高解像度マノメトリー(high-resolution manometry；HRM)測定によって得られた正常嚥下時の圧トポグラフィー. 1 cm 間隔で搭載された圧センサーから得られた圧データからリアルタイムで PC 上にトポグラフィーが映し出される. マークはオフラインの自動解析から得られたものであり, 咽頭部では白二重丸が収縮開始, 黒丸がピーク, 白一重丸が収縮終了を, UES 部ではそれぞれ弛緩開始, nadir, 弛緩終了を表す.
右：HRM データから上〜下咽頭部, 上部食道括約筋(upper esophageal sphincter；UES)に相当するチャンネルを抜粋したもの. 3〜4 チャンネルを有する従来型マノメトリーでは, このように表示される.

間隔で計 3〜4 チャンネルのみの圧センサーを有する従来型マノメトリーと比較した場合の大きな違いである. 従来型マノメトリーを用いた場合は, **図 1** の右図のようにそれぞれのチャンネルの圧波形がリアルタイムで見えるのみでトポグラフィーの再構成はできない.

　圧トポグラフィーは PC モニター上にリアルタイムで表示される. もちろん, 特定のチャンネルの内圧波形を表示させることもできるが, トポグラフィーに慣れると視覚的, 瞬間的に多チャンネルの圧情報が正常なのか異常なのか, 異常であればどこが異常なのかを判断できるようになる. PC モニター上からリアルタイムの嚥下造影検査映像, web カメラ動画も映し出せる.

嚥下生理学と解析可能なパラメータ

　食道入口部を構成する上部食道括約筋(upper esophageal sphincter；UES)部は数 cm にわたる高圧帯で安静時(非嚥下時)は陽圧に保たれている. 正常嚥下では, まず上咽頭部から収縮が開始され, すぐに中咽頭部(舌根部), 下咽頭部収縮へと続く. 収縮は内圧上昇を起こし, 弛緩は下降を起こす. 安静時は陽圧に保たれていた UES 圧が,

咽頭内圧上昇とほぼ同期して, わずかに上昇した直後に急下降する. 健常人の場合, 圧はゼロ付近まで下降し, 場合によってはわずかな陰圧になる. このとき, 食道入口部は開大し, 食塊が通過する. 圧下降後は一過性の圧上昇がみられ, 再び陽圧状態に戻る.

　健常者における基礎データ(口腔内圧, 上・中・下咽頭内圧, UES 弛緩時間・弛緩圧などのパラメータ)は確立されつつある[4)〜8)]. 食塊は内圧が高いところから低いところに移動する. 最も高い圧は食塊輸送終了後に記録され, それはクリアランス能力を意味する. 正常な咽頭内圧は 100〜300 mmHg と報告されているが, 報告や部位, 性別により差がある. おおむね 100 mmHg 以上あれば, 咽頭内圧の機能を果たしていると考えて良いが, HRM カテーテルの種類(全方向もしくはポイントセンサー)や径による違いもあるため, 自身が使っているカテーテルの特徴や正常値を把握しておくことが望ましい.

　UES に関連する重要なパラメータとしては, UES 弛緩直前の最大圧(preopening UES pressure peak), UES 閉鎖直後の最大圧(postclosure UES pressure peak), UES 最大弛緩圧(nadir

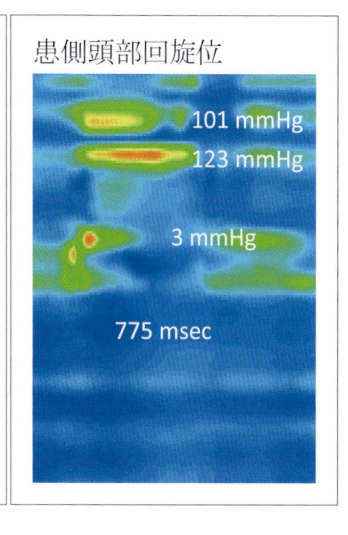

図 2.
左ワレンベルグ症候群患者(58歳，男性．発症11日目)の唾液嚥下時の圧トポグラフィー．数値は上から上咽頭部最大圧，舌根部最大圧，nadir UES圧，UES弛緩時間．左は正中位．咽頭内圧は低く，nadir UES圧，UES弛緩時間は正常範囲内である．右は患側頭部回旋位．舌根部圧が上昇している．

図中：正中位　患側頭部回旋位
101 mmHg　101 mmHg
51 mmHg　123 mmHg
2 mmHg　3 mmHg
600 msec　775 msec
5cm　1sec

UES pressure)，UES弛緩時間，UES活動時間(UES activity time)などがある[8]．UES弛緩時間は，UES部に認める圧力帯でpreopening UES pressure peakからpostclosure UES pressure peakの時間内で，圧波形の傾きが最小(下向きに最大)になる時間から傾きが最大(上向きに最大)になるまでの時間をUES弛緩時間とし計測する．定義上，UES activity timeはUES弛緩時間よりも長くなる．総嚥下時間(total swallow duration)という概念もあり，上咽頭部の収縮開始からpostclosure UES pressure peakまでの時間を表す．

嚥下障害と HRM

食塊輸送時の咽頭内圧の低下は，咽頭収縮力の低下を反映しており，しばしば咽頭残留，喉頭侵入や誤嚥と関連している．低圧は神経・筋の障害に関連しており，高圧は末梢障害など他の嚥下の問題の代償と関係している．

嚥下障害におけるHRMのパラメータの解析，特にUESに関連するパラメータの解析はまだ限られている．Chavezらは2015年にアカラシアの患者例における検討から，UESの安静時圧104 mmHg以上を過活動性，34 mmHg未満を低活動性，nadir UES圧は12 mmHg以上を不完全弛緩とした[9]．

HRMでは咽頭内圧上昇とUES圧下降の協調性をみることができる．上咽頭から下咽頭にかけて

の連続的な圧上昇と，それに同期したUES圧下降のタイミングにずれが生じると，食塊通過は妨げられる．このようにHRMは，嚥下造影検査では判断が難しい咽頭内圧の異常，UESの異常，協調性の異常を比較的容易に診断できる．

いくつか実例を提示する．

図2は急性期左ワレンベルグ症候群患者(58歳，男性．発症11日目)における唾液嚥下時の圧トポグラフィーを示す．嚥下造影検査ではとろみ水の嚥下で咽頭残留，特に梨状窩残留が多くみられた．上咽頭部圧は101 mmHgとやや低く，舌根部圧は51 mmHgとさらに低く，上咽頭部と舌根部の圧の連続性が保たれていない．下咽頭圧はほぼゼロである．Nadir UES圧は2 mmHg，弛緩時間は600 msecと正常であった．患側頭部回旋位で舌根部圧が高まり，さらにUES弛緩時間が延長した．嚥下造影検査でも患側頭部回旋位で咽頭残留の減少を確認し，回旋位での経口摂取を開始した．

図3は左ワレンベルグ症候群患者(53歳，男性．発症96日目)の圧トポグラフィーを示す．正中位ではUESの弛緩が不完全ながら起こっているように見えるが，咽頭収縮の前に生じているため，協調性の異常がある．咽頭収縮時には，逆にUES圧が上昇しており，嚥下造影検査では正中位で食塊通過が非常に乏しかった．患側頭部回旋位ではUES圧は同じような傾向を示すものの咽頭収縮時のUES圧は正中位よりは低く，嚥下造影検査

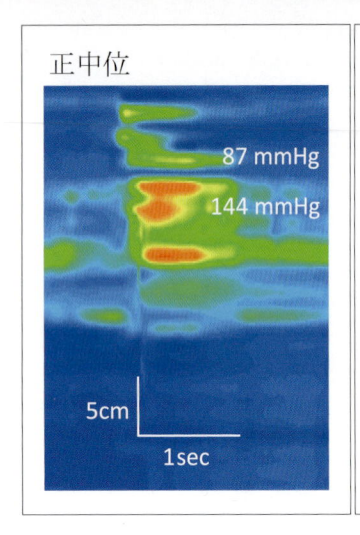
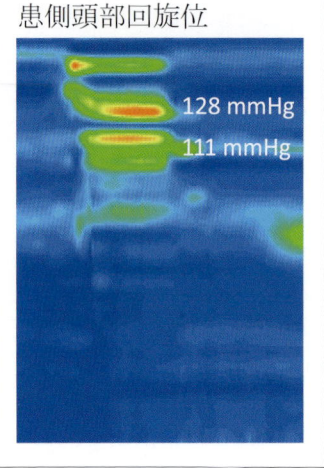

正中位　患側頭部回旋位

87 mmHg
144 mmHg

128 mmHg
111 mmHg

5cm
1sec

図 3.
左ワレンベルグ症候群患者(53歳,男性.発症96日目)の唾液嚥下時の圧トポグラフィー数値は上から上咽頭部最大圧,舌根部最大圧.左は正中位.UESの不完全な弛緩が咽頭内圧上昇直前にあり,咽頭内圧ピーク時にUES圧が上昇している.右は患側頭部回旋位.UES圧の上昇が抑えられている.

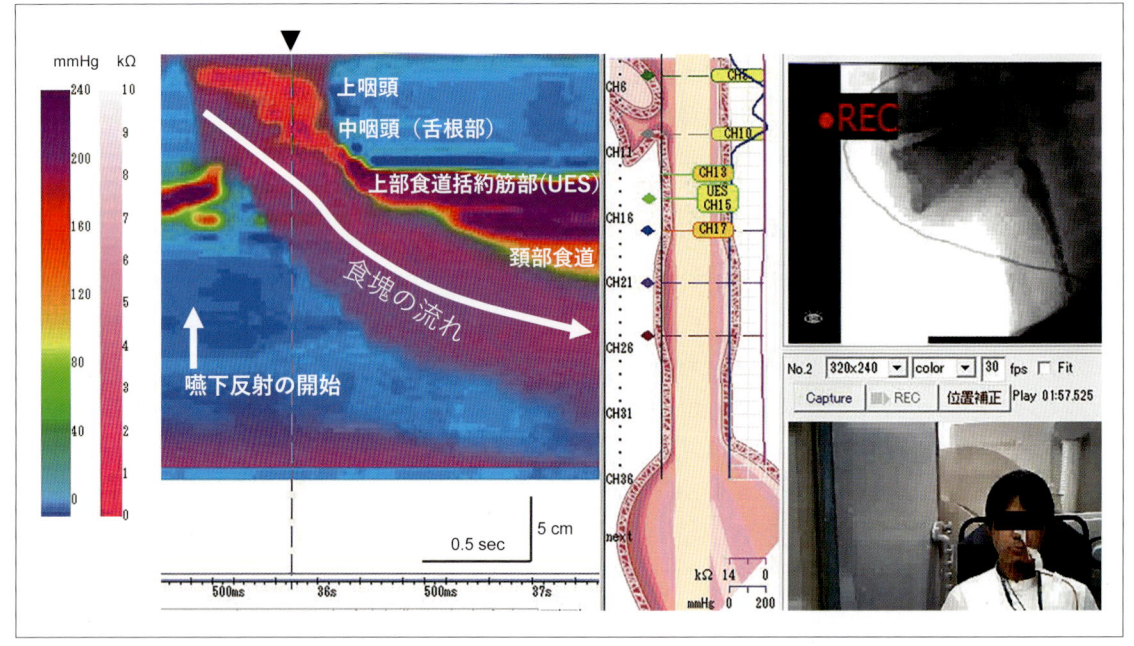

図 4. 正常嚥下時の高解像度インピーダンスマノメトリー(high-resolution impedance manometry：HRIM)
左図は PC 上のオフライン動画再生で切り取った静止画に注釈を加えたもの.右上は嚥下造影検査,右下は
Web カメラの静止画.▼時のタイミングに相当する.

での食塊通過も改善したため,回旋位での経口摂取を行った.

高解像度インピーダンスマノメトリー(HRIM)

近年,高解像度インピーダンスマノメトリー(high-resolution impedance manometry；HRIM)が登場し,内圧とインピーダンスが同時に計測できるようになった[10]~[12].**図4**はリアルタイムで表示される PC モニター上の咽頭・食道内圧とインピーダンスのトポグラフィーの重ね合わせたもの,ならびに矢頭(▼)の時点で同期計測された嚥下造影検査画像を示す.▼の時点ではUES圧が低下し,食塊が弛緩・開大した UES 部を通過する.食塊通過時はインピーダンスが低下する.食塊が通過後,インピーダンスは再び上昇する.咽頭や食道に食塊が停滞・残留するとインピーダンスは低下したままになるため,停滞・残留が推定できる.

HRM の内圧のみの解析でもある程度の誤嚥は予測可能であるが,インピーダンスを加えた

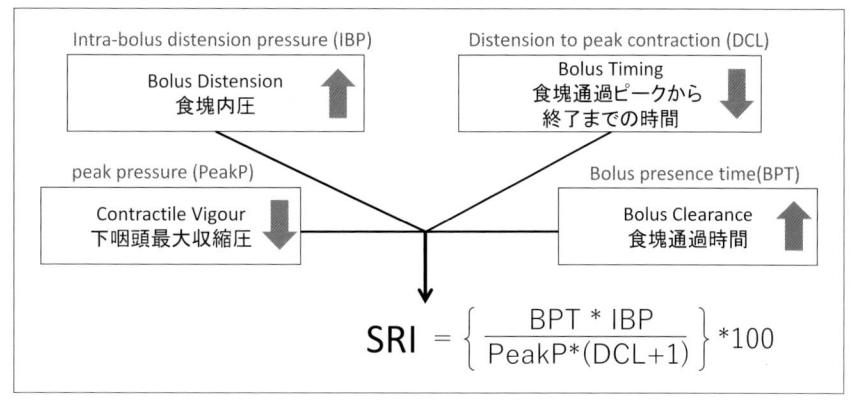

図 5. 咽頭の 4 つのパラメータと嚥下機能の関係

4つのパラメータからSRI(swallow risk index)が計算される. 上矢印は高値で誤嚥リスクが高まり, 下矢印は低値で誤嚥リスクが高まることを意味する.

HRIM では, より高い精度で誤嚥の有無が推定可能である. Omari らのグループは予備研究で内圧とインピーダンス値の組み合わせからなる SRI (swallow risk index)という指標を提唱した[10)12)] (**図5**). SRI は, 食塊内圧(intra-bolus distension pressure), 食塊通過ピークから終了までの時間 (distension to peak contraction), 下咽頭最大収縮圧(peak pressure), 食塊通過時間(bolus presence time)から計算される. SRI と penetration-aspiration scale(PAS)[13)]はよく相関し, SRI が 15 を上回ると喉頭侵入, 誤嚥のリスクが上昇すると報告した. これまでアジア人を対象にした同様の報告はみられず, HRIM の有用性に関する国内でのデータ蓄積が待たれる.

おわりに

HRM・HRIM に関して筆者の経験を交えて解説した. 咽頭, UES の運動異常に関しては, 食道運動障害の分類であるシカゴ分類[14)]のような体系的診断フローチャートがまだ確立されていない. 今後, 神経生理学的基盤に基づいた嚥下障害分類が構築されれば, HRM・HRIM はさらに普及し, 嚥下障害のマネージメントに最も有用な臨床的なツールとなることが期待される.

文 献

1) 青柳陽一郎：摂食嚥下障害の評価. 医のあゆみ, **264**：1315-1319, 2018.

2) Knigge MA, et al：Implementation of High-resolution Manometry in the Clinical Practice of Speech Language Pathology. *Dysphagia*, **29**：2-16, 2013.

3) Hoffman MR, et al：Classification of high-resolution manometry data according to videofluoroscopic parameters using pattern recognition. *Otolaryngol Head Neck Surg*, **149**：126-133, 2013.

4) Yano J, et al：Sequential coordination between lingual and pharyngeal pressures produced during dry swallowing. *Biomed Res Int*, **2014**：1-10, 2014.

5) Yano J, et al：Effect of bolus volume and flow time on temporospatial coordination in oropharyngeal pressure production in healthy subjects. *Physiol Behav*, **189**：92-98, 2018.

6) Takasaki K, et al：Investigation of pharyngeal swallowing function using high-resolution manometry. *Laryngoscope*, **118**：1729-1732, 2008.

7) Ghosh SK, et al：Deglutitive upper esophageal sphincter relaxation：a study of 75 volunteer subjects using solid-state high-resolution manometry. *Am J Physiol Gastrointest Liver Physiol*, **291**：G525-531, 2006.

8) Hoffman MR, et al：High-resolution manometry of pharyngeal swallow pressure events associated with effortful swallow and the Mendelsohn maneuver. *Dysphagia*, **27**：418-426, 2012.

9) Chavez YH, et al：Upper esophageal sphincter abnormalities：frequent finding on high-resolu-

tion esophageal manometry and associated with poorer treatment response in achalasia. *J Clin Gastroenterol*, **49** : 17-23, 2015.

10) Omari TI, et al : Swallowing dysfunction in healthy older people using pharyngeal pressure-flow analysis. *Neurogastroenterol Motil*, **26** : 59-68, 2014.

11) Cock C, Jones CA, et al : Modulation of Upper Esophageal Sphincter(UES) Relaxation and Opening During Volume Swallowing. *Dysphagia*, **32** : 216-224, 2017.

12) Omari TI, et al : A method to objectively assess swallow function in adults with suspected aspiration. *Gastroenterology*, **140** : 1454-1463, 2011.

13) Rosenbek JC, et al : A penetration-aspiration scale. *Dysphagia*, **11** : 93-98, 1996.

14) Kahrilas PJ, et al : International High Resolution Manometry Working G : The Chicago Classification of esophageal motility disorders, v3.0. *Neurogastroenterol Motil*, **27** : 160-174, 2015.

MB Med Reha **No.240** : 105-112, 2019

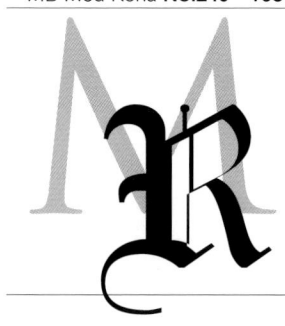

Ⅲ. 機器を用いた評価
筋電図検査

井上　誠*

Abstract　筋電図検査とは，表面電極や針電極を用いて対象とする筋の活動電位（筋電位）を記録することで，筋収縮の定量的評価を行うものである．表面筋電図では電極を皮膚や粘膜上に貼付するため，ターゲットとする筋活動を非侵襲的に広く記録することができる反面，筋を限定して記録するのが難しいという欠点をもつ．針電極では，限定した部位の単一運動単位を記録でき，波形解析や伝導速度の計測により，脳神経内科疾患などの診断に用いることができるが，電極刺入時に痛みを伴うことや，筋の限局部位のみの評価であることから深部の筋活動の記録以外には適さず，摂食嚥下運動という統合機能の評価には向かない．目的に応じて嚥下内視鏡検査や嚥下造影検査などを併用し，多面的なアプローチを行うことによって機能評価が可能となる．

Key words　筋活動電位（muscle action potential），表面筋電図（surface electromyogram），針筋電図（needle electromyogram），舌骨上筋群（suprahyoid muscles），同時記録（simultaneous recording）

骨格筋の筋収縮

　骨格筋は運動神経によって支配されている．脳幹内の脳神経核や脊髄神経前角に位置するα運動神経が，筋の固有受容器（筋紡錘や腱器官）および上位からの入力によって興奮して活動電位を発生させた後に，末梢に向かって軸索を伝導してきた信号（インパルス）が神経筋接合部に到達する．神経筋接合部では，アセチルコリンを伝達物質とするシナプス伝達が起こり，シナプス後膜を有する筋細胞を興奮させる．この筋線維上で得られた活動電位を筋活動電位という．その信号はT管系によって筋線維の内部に伝えられ，アクチンとミオシンから構成される筋節が短縮することによって筋収縮が得られる（**図 1**）．

　1つのα運動神経は数本から千本に及ぶ筋線維を支配し，これを運動単位と呼んで，支配されている筋線維の数を神経支配比と呼ぶ．1つの運動神経の興奮によって，支配される筋線維は全か無の法則に従いすべて興奮する．このことは，神経支配比の大きな筋は少ない数の運動神経の興奮によって効率良く収縮することができる反面，微細な運動の調節には向かないことを示す（**表 1**）．

　一般的には大きな細胞体を有する運動単位の神経支配比は大きく，さらに速い収縮力と疲労しやすいという性質をもつ．1つの運動単位による筋収縮力（張力）は 0.1〜1.0 g に及び，収縮時間は 20〜100 ms といわれる．筋収縮には「大きさの原理（サイズの原理）」が存在し，筋収縮の初期には神経支配比の小さい運動単位から活動して，後に大きい運動単位が動員される（recruitment）[1]（**図 2**）．前者は後者に対して張力が小さく，収縮時間が長く，疲労しにくいという性質をもつ．一方，筋活動の増加のためには，動員される運動単位が増え

* Makoto INOUE，〒 951-8514　新潟県新潟市中央区学校町通り 2-5274　新潟大学大学院医歯学総合研究科摂食嚥下リハビリテーション学分野，教授

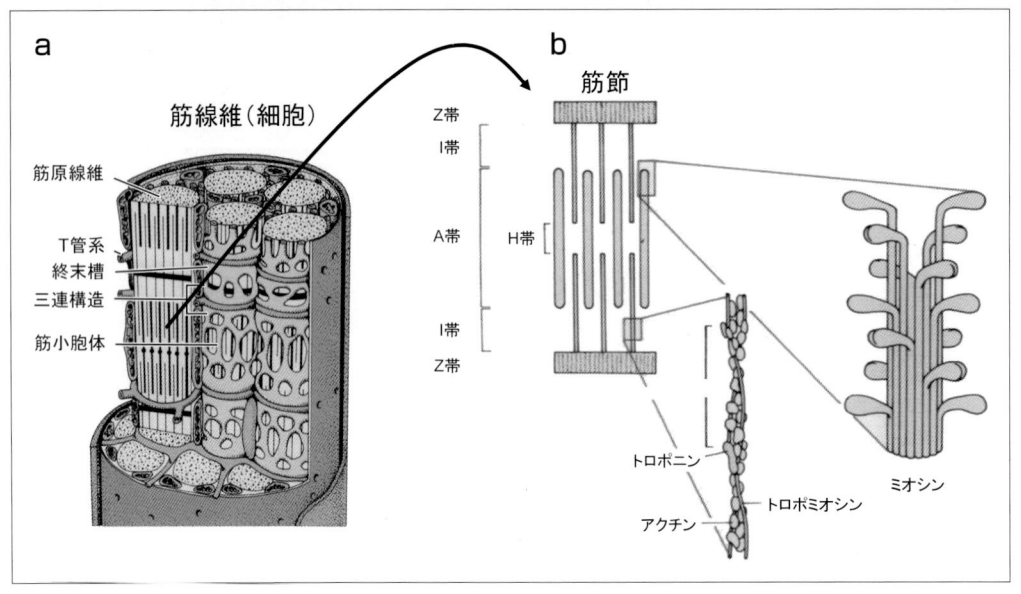

図 1. 筋肉の微細構造

a：筋線維を構成する筋原線維の周囲には筋小胞体が発達しており，Ca+の放出と取り込みにより筋原線維の収縮・弛緩を調整する．髄鞘は T 管系として細胞内へ陥入して細胞を貫通している．T 管系の両側に筋小胞体終末槽が配置しており，三連構造と呼ばれる．

b：筋原線維中の筋フィラメントは，Z 帯と Z 帯の間（筋節）を 1 単位として細いフィラメントと太いフィラメントがあり，前者はアクチン，トロポミオシン，トロポニン，後者はミオシンからなる[2].

表 1. 神経支配比（運動単位ごとの筋線維数）の例

対象	筋	太い神経線維の数	筋線維の数	運動単位電位の計測数	神経支配比	筋線維の平均直径（μm）	運動単位の横断面積（mm²）
22 男	広頚筋	1,826	27,100	1,096	25	20	0.008
40 男	腕橈骨筋	右525	>129,200	315	>410	34	
		左584		350			
22 男	第一背側骨間筋	199	40,500	119	340	26	0.18
54 男	第一虫様筋	155	10,038	93	108	19	0.031
29 女	第一虫様筋	164	10,500	98	107	21	0.037
40 男	前脛骨筋	742	250,200	445	562		
22 男	前脛骨筋		292,500		657	57	1.7
28 男	腓腹筋内側頭	965	1,120,000	579	1,934		
22 男	腓腹筋内側頭		916,000		1,634	54	3.4

（文献 3 より）

るだけでなく，すでに興奮している運動単位の発火頻度も増加する（augmentation）．

　個々の運動単位でみると，筋収縮の初期には 5〜15 Hz 程度で活動をしていたものが後に 60〜150 Hz にまで達することがある．運動単位における筋収縮の頻度は，単なる張力の総和ではない．充分な時間を空けて 2 つの筋活動電位が筋収縮を導けば，筋線維は 1 対 1 の関係で収縮する（単収縮）．しかし，2 つ目の筋活動電位が最初の収縮の終了前に発生すると収縮力が重なってくる（収縮の加重）．短い間隔で多くの筋活動電位が発生して収縮の加重が重なると，筋の収縮力は大きくなり，やがて単収縮は融合して滑らかな 1 つの筋収縮となる（強縮）[1]（**図3**）．日常的な随意動作で発揮されるほとんどの筋活動は筋の強縮によるところが多く，また嚥下反射ではその活動時間の長さから，これもまた嚥下関連筋の強縮による収縮によって得られる運動である．

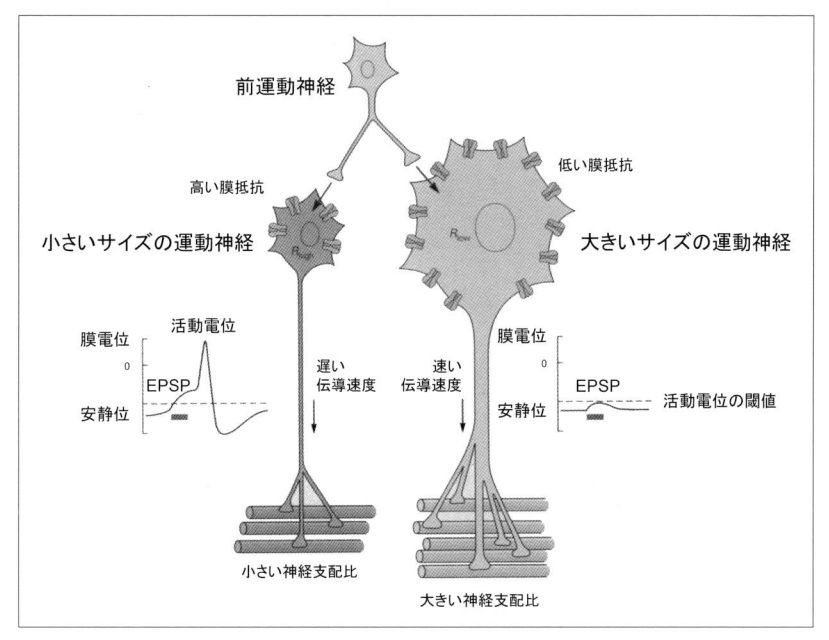

図 2. 大きさの異なる 2 つの運動単位

小さい運動単位(左)は細胞体の表面積も小さく膜抵抗が高いため，同じシナプス電流に対して大きな電位を得ることで活動電位の閾値も低い．また小さい運動単位の軸索は大きい運動単位(右)に比べて細いためインパルスの伝導速度は遅い．

ほとんどの骨格筋は起始部と停止部が骨に付着している．これにより，筋収縮のタイプは等張性収縮と等尺性収縮に分けられる．筋に一定の負荷がかかった状態でその張力を保ったまま収縮することを等張性収縮，筋の長さが一定のまま収縮する場合を等尺性収縮という．筋の長さを変えながら等尺性収縮をさせると，発生する張力は変化するが，多くの筋は静止長のときに最も大きくなる[1](**図 4**)．例えば，頸部中間位と後屈位での嚥下時の舌骨上筋群活動を比較すると，前者のほうがより効率的な筋収縮を得られる．それは頸部後屈位では，上下の固定源(下顎骨や甲状軟骨，鎖骨，肩甲骨など)の距離が伸びることで可動域の制限を受けるだけでなく，筋収縮前の筋長が長くなることで収縮効率も下がるためと予想される．

筋電図検査

骨格筋を構成する筋細胞が興奮することで生じるのが筋活動電位であり，筋電位とも呼ぶ．これを記録したものが筋電図である．筋電図は収縮そのものを記録しているのではない．このことは，筋電位発生から筋収縮までには数ミリ秒の潜時を生じることを意味しており，筋電図と舌圧や動作

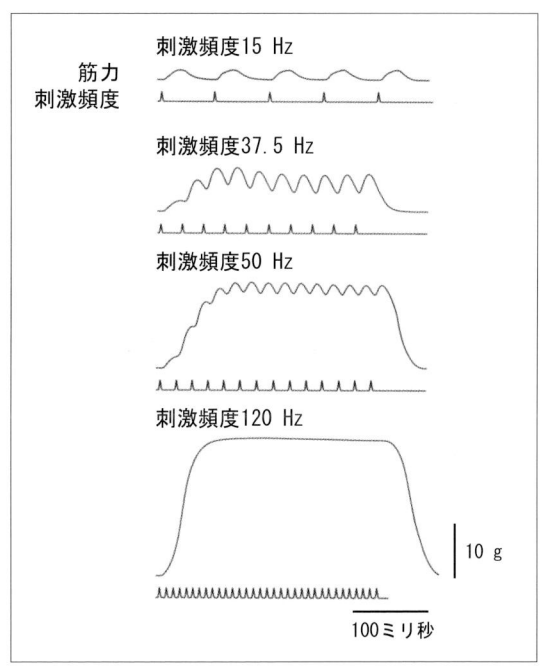

図 3. 運動神経への電気刺激の頻度とネコ尾大腿筋収縮

運動神経への刺激頻度を上げることにより，筋収縮は加重により収縮力が上がり，刺激頻度 120 Hz 時には完全強縮を示す．

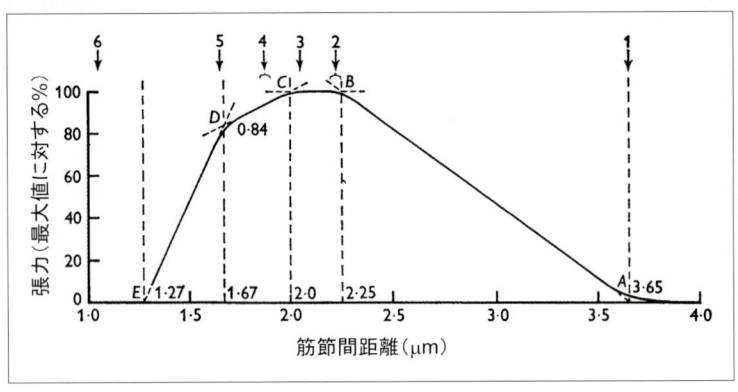

図 4. 様々な筋節間距離における筋張力(張力長さ曲線)
筋節間距離が 2〜2.2 μm のときに最大の張力が得られる.

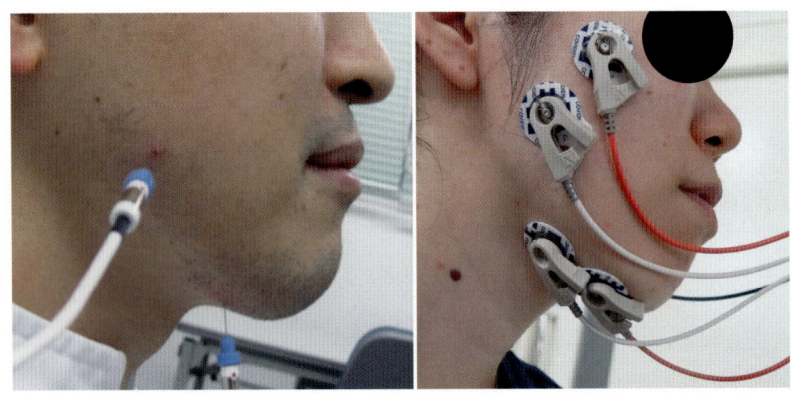

図 5. 各電極の使用
針電極(左)およびシールタイプのディスポーザブル表面電極(右)を用いた
咬筋, 舌骨上筋群へのアプローチ.

などの生体力学的なパラメータを同時記録して時系列的な解析をする際には注意を要する[4].

　嚥下運動記録の際の筋電図検査では, 関連筋活動を針電極, ワイヤー電極, 表面電極などを用いて記録する(**図 5**).

　表面電極はプラチナまたは銀でできた 2 枚の円盤状の板で, その電極間の電位差を記録する. 表面電極を筋の直上の皮膚に固定する際, 皮膚接触面との間のインピーダンスを下げるために伝導性クリームを塗ることもある. 表面電極は侵襲性が少なく, 広く多くの筋活動電位(複合活動電位)が記録できることから, 咀嚼や嚥下運動全体の記録や評価には都合が良い. しかし, 個々の筋線維の評価, 殊に高域周波数の記録には適さない. また, 電極貼付の簡便さの反面, 対象とする筋の同定が難しい. 例えば舌骨上筋群の表面筋電図の場合, 対象となる筋は顎二腹筋前腹, 顎舌骨筋, オトガ

イ舌筋, 内舌筋などを含むであろう. 嚥下時の筋活動パターンのみで嚥下運動とは同定できない場合もあり, 他の手段と併用することが多い. 摂食嚥下運動時の表面電極を用いた筋電図記録では, 顎筋, 舌筋, 舌骨筋などの筋線維の走行に沿って電極を貼付して記録する. 近年, シールタイプのディスポーザブル電極が使われることも増えたが, 舌骨上筋の記録時には, 電極貼付部位が狭くて可動性も高いためにシールがはがれやすいので注意が必要である.

　一方, 表面電極ではアプローチが難しい内舌筋, 口蓋筋, 咽頭筋, 喉頭筋などには針電極やワイヤー電極を用いる. 針電極による記録(針筋電図)では, 一般的に電極が周囲と絶縁されるように注射針のようなステンレス管の中にワイヤー(プラチナ製など)を埋め込んだものを使用する. 針電極を用いると, 最小の運動単位の活動, 深層

の筋活動の記録をすることができる反面，電極の刺入時に痛みを伴うことがあり，電極の留置には細心の注意を必要とする．輪状咽頭筋を針筋電図にて記録すると，安静時に認められる持続発火が嚥下時に消失するのが観察できる[5]（**図6**）．Wallenberg症候群などでは輪状咽頭筋の一過性の弛緩が認められないことを筋電図で観察できる．また，針筋電図は，安静時や軽度な随意運動時の波形を観察して，筋疾患や神経疾患の診断に用いる．

　上記の他に，ワイヤー電極や多極針電極などを用いた方法がある．前者は柔軟性のあるワイヤー電極を注射針とともに筋肉内に刺入して針だけを抜き取るため，検査中の筋の動きを極力妨げないという利点をもつ．一方で電極の固定や規格を一定にするのが難しいことなどから筋活動電位の定量的な評価には不向きである．

　電極間距離に絶対的な設定はないが，その距離を広げれば振幅が大きくなる半面，他の筋からの電位を記録する可能性が高くなる．検査ごとに電

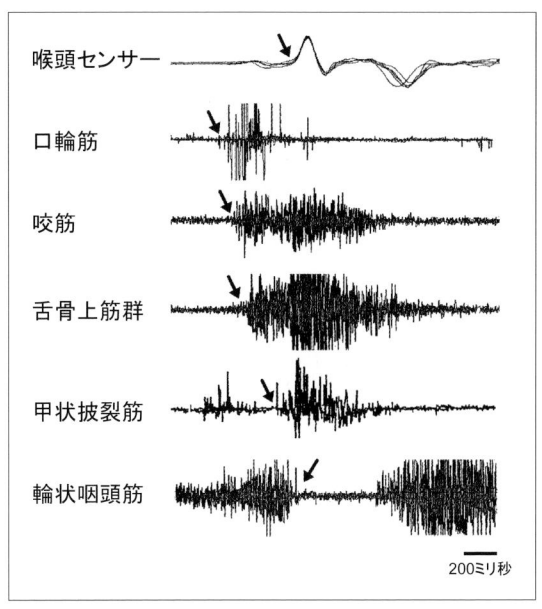

図6. 水3ml嚥下時の筋電図同時記録
喉頭センサーの矢印は喉頭挙上の開始，輪状咽頭筋以外の各筋電図の矢印は筋活動開始を示す．輪状咽頭筋では，嚥下咽頭期に一過性に活動がなくなる．

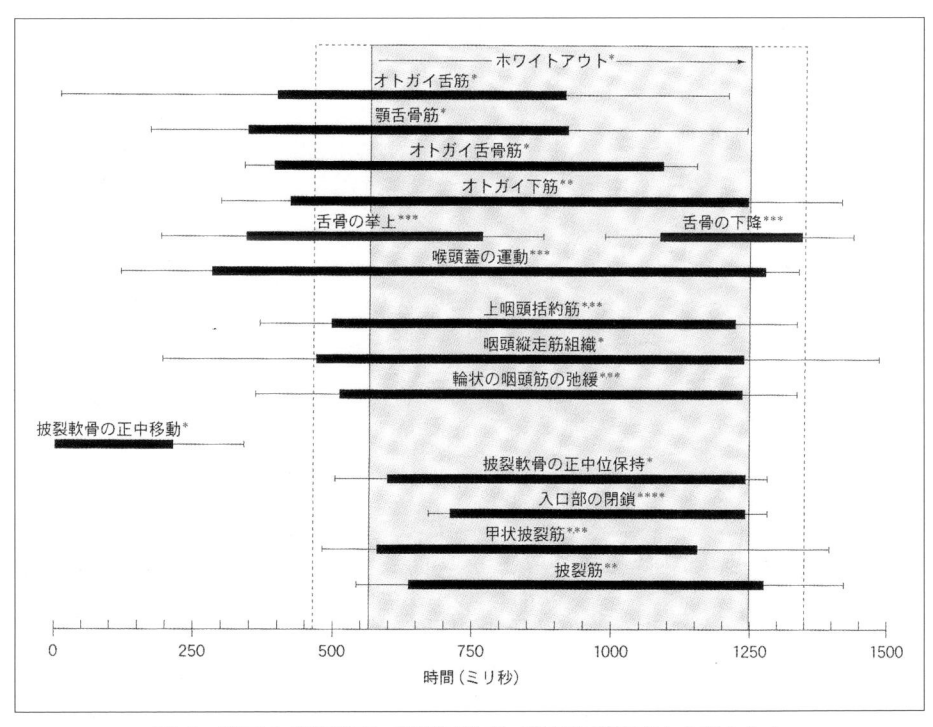

図7. 嚥下内視鏡検査，筋電図検査，嚥下造影検査から得られた咽頭期の主要な事象の時間系列

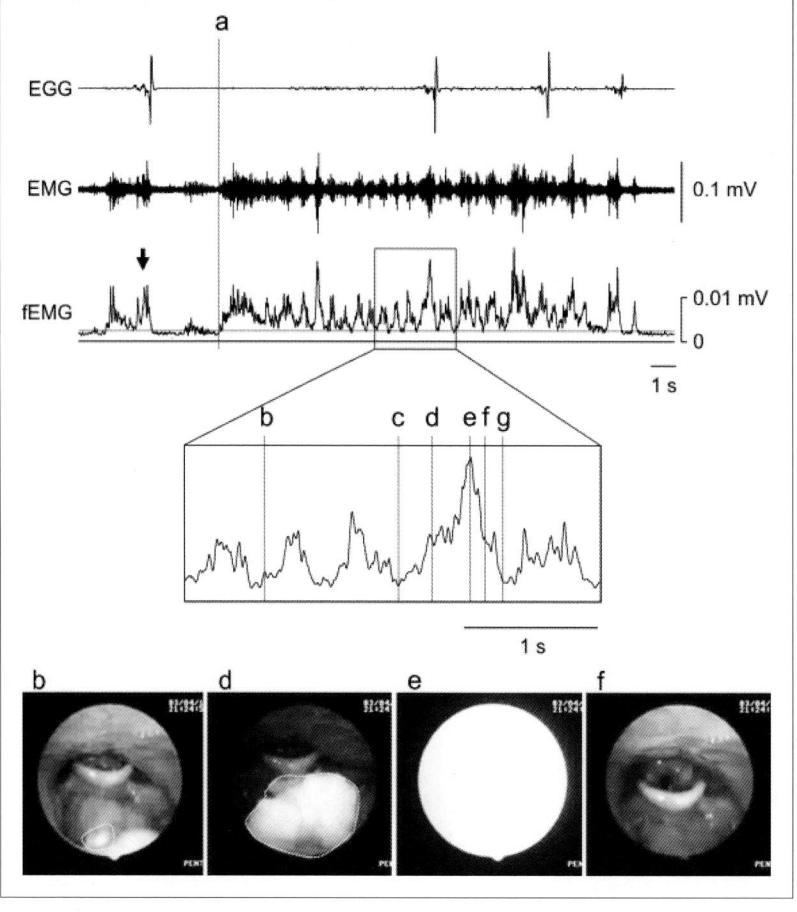

図 8. 咀嚼嚥下運動中のグロトグラフ(EGG)，舌骨上筋群筋電図(EMG)，
嚥下内視鏡(最下段)の同時記録
嚥下時の舌骨上筋群活動のピークがホワイトアウト中に起きていることがわ
かる．矢印は随意嚥下動作時記録．fEMG，フィルター処理後の筋電図波形．

極間距離を決めて導出する必要があろう．

　電極で記録された筋電位はリード線を経て，増幅器によって増幅され，フィルターによって波形処理された後に記録される．複数の筋から同時に記録をする際には，リード線が絡み合わないように整理し，筋ごとにリード線を電極から離れた位置でテープ固定する．リード線にノイズが入らないようリード線を銅線などでシールドする，リード線を極力短くする，体動などで生じる筋電位以外の電位変化(アーチファクト)を拾わないよう固定を工夫するなどの注意も必要である．

　筋電位は $1\,\mu V$ 以下から数 mV までの微小な信号であることから，記録のためには増幅器を用いて増幅する必要がある．一般的に使用される差動増幅器では，2つの入力信号の差分を一定係数で増幅するため，電極間のインピーダンスが一致し

ていれば，電磁場などによる外部干渉があっても相互に打ち消されて増幅には影響しない．したがって記録の際には電磁場の影響を受けにくいシールドルーム内で記録し，2電極間の抵抗を極力一致させ，リード線をツイストして電磁場の影響をできるだけ同一にするなどの配慮が必要である．増幅されるのに必要な筋電位信号の周波数帯域は一般的に 10 Hz～10 kHz であるが，増幅するべき必要な信号のみを取り出すためにフィルターをかけることがある．これには設定した周波数よりも高い成分のみを遮断するハイカット(ローパス)フィルターや低い成分のみを遮断するローカット(ハイパス)フィルターがある．また，呼吸や発汗による基線の動揺を少なくするために，時定数の設定を 0.01～0.03秒として低い周波数成分を減衰させることがある．加えて商用電源から

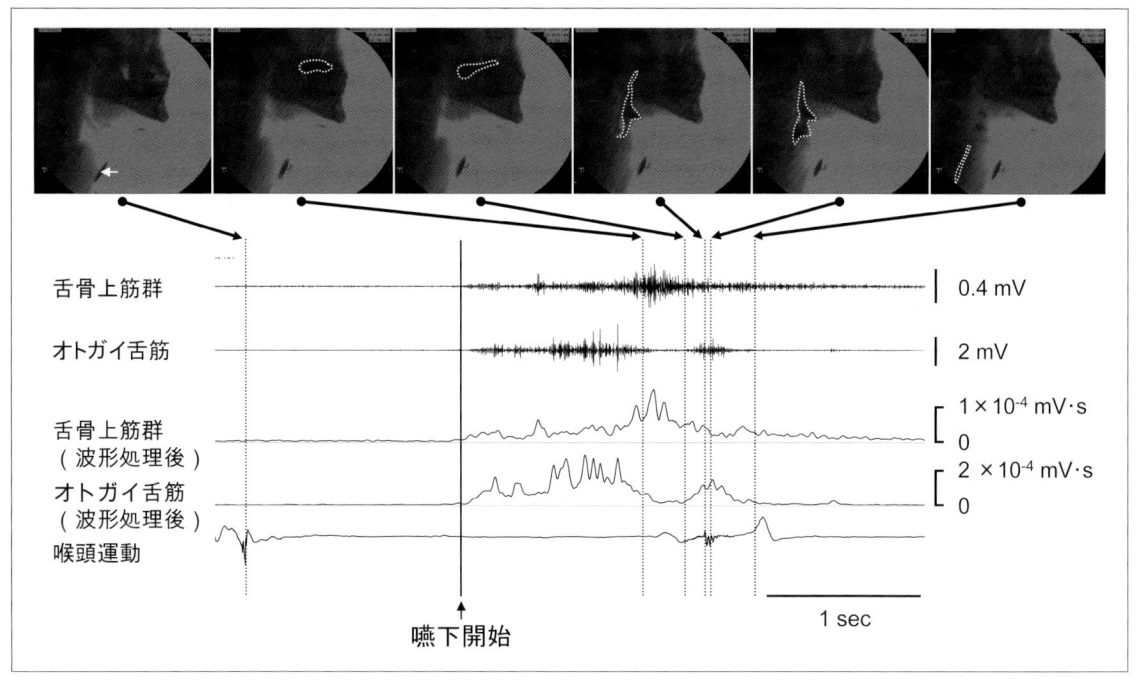

図 9. 表面筋電図と嚥下造影検査の同時記録
食塊の流れと筋活動様式を同期させて記録することで，食塊移送にかかわる筋活動の変化が観察できる．

誘導されるノイズを除去（西日本60 Hz，東日本50 Hz）するためにハム（ノッチ）フィルターをかけることのできる機器もある．

摂食嚥下運動時の筋電図記録

筋電図検査は電気生理学的検査の1つである．筋電図からわかることは，筋収縮の有無，筋収縮の順序，筋収縮の強度である．殊に摂食嚥下運動時には複数の筋が動員されることから，多くの研究が表面筋電図活動の時系列的解析を行っている．さらに，筋収縮の周波数成分を観察することにより筋疲労の程度を知ることができる．一方，筋電図から得られる振幅は，電極の環境などによって大きく異なるため，筋張力や筋収縮の強度を被検者間で比較することはできない．針電極を用いて行う運動単位の波形解析や伝導速度の測定などは，先に述べたように疾患の診断に用いられることが多いが，摂食嚥下障害の病態解明に用いられることは比較的少ない．

基礎研究において筋電図記録は，嚥下造影検査や嚥下内視鏡検査との併用により，摂食嚥下機能を多面的，総合的に理解するうえでは有用とされる．例えば嚥下内視鏡検査は摂食嚥下障害の画像評価ができる機器として臨床的価値は高いものの，咽頭期ではファイバーの先を咽頭筋が塞いでしまい（ホワイトアウト），咽頭内の筋収縮や食塊の流れを観察することができない[6]（**図7**）．このように筋収縮の定量的解析を行う筋電図記録と，動作解析を行うための画像検査を併用して機能の解明を目指す研究は，古典的な手法ではあるものの，今も摂食嚥下運動の研究の中心となっている[7)8]（**図8，9**）．

以上，筋電図検査は手技にある程度の経験を要すること，得られる情報が限られていることから卓越した手法とは言えないものの，摂食嚥下に関連する研究という立場からは，対象とする筋を限定し，目的に応じた記録方法の選択をすることで，嚥下時のより詳細な筋活動パターンを知ることができるという意味では，今後も機能研究の一端を担うであろう．

文　献

1) Kandel ER, et al：The Motor Unit and Muscle Action, in Principles of Neural Science. McGraw-Hill, pp. 674-694, 2013.
　Summary　神経科学の専門書である．

2) Feinstein B, et al：Morphologic studies of motor units in normal human muscles. *Acta Anat* (Basel), **23**(2)：127-142, 1955.
Summary 筋力と筋長の関係を調べた研究である.

3) 大地睦男：生理学テキスト. 文光堂, 2017.
Summary 生理学の教科書である.

4) Morita T, et al：Movement of the mandibular condyle and activity of the masseter and lateral pterygoid muscles during masticatory-like jaw movements induced by electrical stimulation of the cortical masticatory area of rabbits. *Arch Oral Biol*, **53**(5)：462-477, 2008.
Summary 筋活動電位発生と筋張力の時間のずれを観察している.

5) Ertekin C, Aydogdu I：Neurophysiology of swallowing. *Clin Neurophysiol*, **114**(12)：2226-2244, 2003.

Summary 嚥下機能の基本と嚥下障害の病態生理学を総説している.

6) Langmore SE：Normal Swallowing：The Endoscopic Perspective, in Endoscopic Evaluation and Treatment of Dysphagia. Thieme Medical Publishers, pp. 37-60, 2001.
Summary 嚥下内視鏡検査の教科書である.

7) Shiino Y, et al：Effect of body posture on involuntary swallow in healthy volunteers. *Physiol Behav*, **155**：250-259, 2016.
Summary 姿勢の変化に伴う嚥下運動の変化を嚥下内視鏡と筋電図で評価している.

8) Tsukada T, et al：Effects of food texture and head posture on oropharyngeal swallowing. *J Appl Physiol*, **106**(6)：1848-1857, 2009.
Summary 様々な食塊嚥下時の運動の違いを筋電図と嚥下造影検査で観察している.

MB Med Reha **No.240**：**113**-**118**, 2019

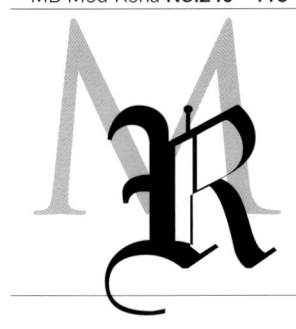

特集／これでナットク！摂食嚥下機能評価のコツ

Ⅲ．機器を用いた評価
超音波を用いた嚥下機能評価

中藤流以[*1]　眞部紀明[*2]　畠　二郎[*3]
山本五弥子[*4]　花山耕三[*5]　春間　賢[*6]

Abstract　嚥下機能評価法には嚥下造影検査と嚥下内視鏡検査があるが，それぞれ利点と欠点がある．体外式超音波は非侵襲的かつ簡便に場所の制約なく繰り返し行うことが可能な検査法である．Tissue Doppler imaging（TDI）は微細かつ高速な運動の定量評価が可能であり，循環器領域においてその有用性が確かめられている．この TDI を用いて頚部食道の運動評価を行うことで，嚥下機能評価に臨床応用した．近年，嚥下障害に対するカプサイシンの効果が複数報告されている．TDI を用いて頚部食道運動評価を行うと，カプサイシン使用前後で頚部食道開大時間は有意に短縮し，唾液中の substance P の増加率と頚部食道開大時間の短縮率は有意な相関関係があることを明らかにした．以上より，TDI を用いた頚部食道運動評価は非侵襲的かつ簡便な嚥下運動評価に臨床応用可能と考えられる．

Key words　超音波（ultrasound），嚥下障害（dysphagia），tissue Doppler imaging；TDI，カプサイシン（capsaicin）

はじめに

体外式超音波は放射線被曝なく簡便に繰り返し行うことができ，ベッドサイドでも施行可能な優れた断層診断法である．また，空間分解能，時間分解能に優れ，リアルタイムに観察可能であることから，器質的疾患の形態診断のみならず機能的疾患の病態診断にも臨床応用可能である[1]．嚥下機能評価法には嚥下造影検査（videofluoroscopic examination of swallowing；VF）と嚥下内視鏡検査（videoendoscopic examination of swallowing；VE）がゴールドスタンダードとされている．これらを用いることで，詳細な嚥下機能評価が可能で

あるが，放射線被曝や場所の制約，粘膜傷害の可能性や嚥下反射時に咽頭粘膜と内視鏡先端部が接近し観察不能となる（white out）などといった制限もある（**表 1**）[2]．近年では高解像度内圧測定（high resolution manometry；HRM）も注目されているが[3]，未だ広く普及しているとはいえず，行える施設が限られている．体外式超音波は場所の制約や放射線被曝，粘膜傷害のリスクなく検査を行うことが可能であり，体外式超音波を用いた嚥下機能評価法として，舌や舌骨上筋群などの観察を応用した評価法が報告されている[4,5]．体外式超音波はその有用性の反面，動態評価については定量評価が困難な点が課題として挙げられてきた

[*1] Rui NAKATO，〒 701-0192 岡山県倉敷市松島 577　川崎医科大学リハビリテーション医学，臨床助教・検査診断学（内視鏡・超音波），講師
[*2] Noriaki MANABE，同大学検査診断学（内視鏡・超音波），教授
[*3] Jiro HATA，同大学検査診断学（内視鏡・超音波），教授
[*4] Sayako YAMAMOTO，同大学リハビリテーション医学，講師
[*5] Kozo HANAYAMA，同，教授
[*6] Ken HARUMA，同大学総合内科学 2，教授

表 1. 嚥下機能評価法

	評価期 （臨床的モデル）	検査場所	放射線 被曝	その他
嚥下造影検査 （VF）	口腔〜食道	X線透視装置	あり	重症度判定可能
嚥下内視鏡検査 （VE）	咽頭	制約なし	なし	反復検査可能 white out あり 粘膜傷害リスク
体外式超音波 （TDI）	咽頭（〜食道）	制約なし	なし	反復検査可能 前処置不要 粘膜傷害なし

VF：videofluoroscopic examination of swallowing
VE：videoendoscopic examination of swallowing
TDI：tissue Doppler imaging

（文献 2 より作成）

が，近年の機器の発達に伴い，Doppler 機能を応用することで運動機能の詳細な定量的な計測が可能となってきた[6)7)]．

嚥下運動は大きく先行・準備期，口腔期，咽頭期，食道期に分けられ，咽頭期以降は反射により調節されている．食物が咽頭から食道入口部を越えて食道へ送り込まれる際には，安静時には収縮している上部食道括約筋（upper esophageal sphincter；UES，輪状咽頭筋：cricopharyngeal muscle）が弛緩し，食道入口部の開大が起こる．VFによる検討ではUES開大時間は高齢者で延長することが報告されており[8)9)]，UES運動の評価は嚥下機能を評価するうえで重要と考えられる．体外式超音波で直接 UES を観察することは UES の前方の輪状軟骨により音響陰影が出現するため困難である．しかし UES 肛門側の頚部食道は体外式超音波で容易に描出でき，弛緩・収縮や食物の通過をリアルタイムに観察可能である[1)10)]．また，超音波を応用した Doppler imaging は血流や筋肉運動の速度を含めた詳細な評価が可能で，中でも tissue Doppler imaging（TDI）は描出範囲に関心領域（region of interest；ROI）を設定することで，その ROI の移動方向や移動速度，移動距離を詳細に定量評価することができ，微細かつ高速に運動している心筋運動評価など高い有用性が報告されている[6)]．本稿では，TDI を用いた新たな嚥下機能評価法（US-TDI）を用いて高齢者の嚥下障害の病態評価と治療前後の変化に関して検討を行った

我々の data を元に解説する．

臨床応用に向けて[1)10)]

体外式超音波を嚥下運動評価に臨床応用するにあたり，US-TDI の再現性，および VF や HRM といった他の検査法との間の相関を確認した[1)10)]．

1．US-TDI の再現性の確認
1）対象と方法

10 例の健常者を対象に，US-TDI の再現性を確認するため，（a）同日かつ同じ被験者で異なる検査者（2名），（b）同日かつ同じ検査者で異なる被験者，そして（c）同じ検査者かつ同じ被験者で異なる検査日でそれぞれ US-TDI を行った．

2）US-TDI の方法

被験者は座位で，前処置は不要である．被験者の左頚部に超音波プローブを当て，頚部食道を描出する．甲状腺左葉の背側に描出される管腔臓器が頚部食道である．頚部食道を描出した状態で被験者に検査食を嚥下してもらうと，頚部食道前壁が大きく腹側へ移動した後，開大した頚部食道内に検査食が流入する．その後，頚部食道は背側へと移動を始め，閉鎖する．頚部食道前壁に ROI を設定することで，上記の頚部食道運動のリアルタイムでの解析が可能となり，その結果は波形として表記される．頚部食道開大時間（cervical esophageal wall opening time；CEOT）は頚部食道が腹側へと大きく動いた後，移動速度が0となった（＝速度の波形が基線に戻った）時点である（**図 1**）．

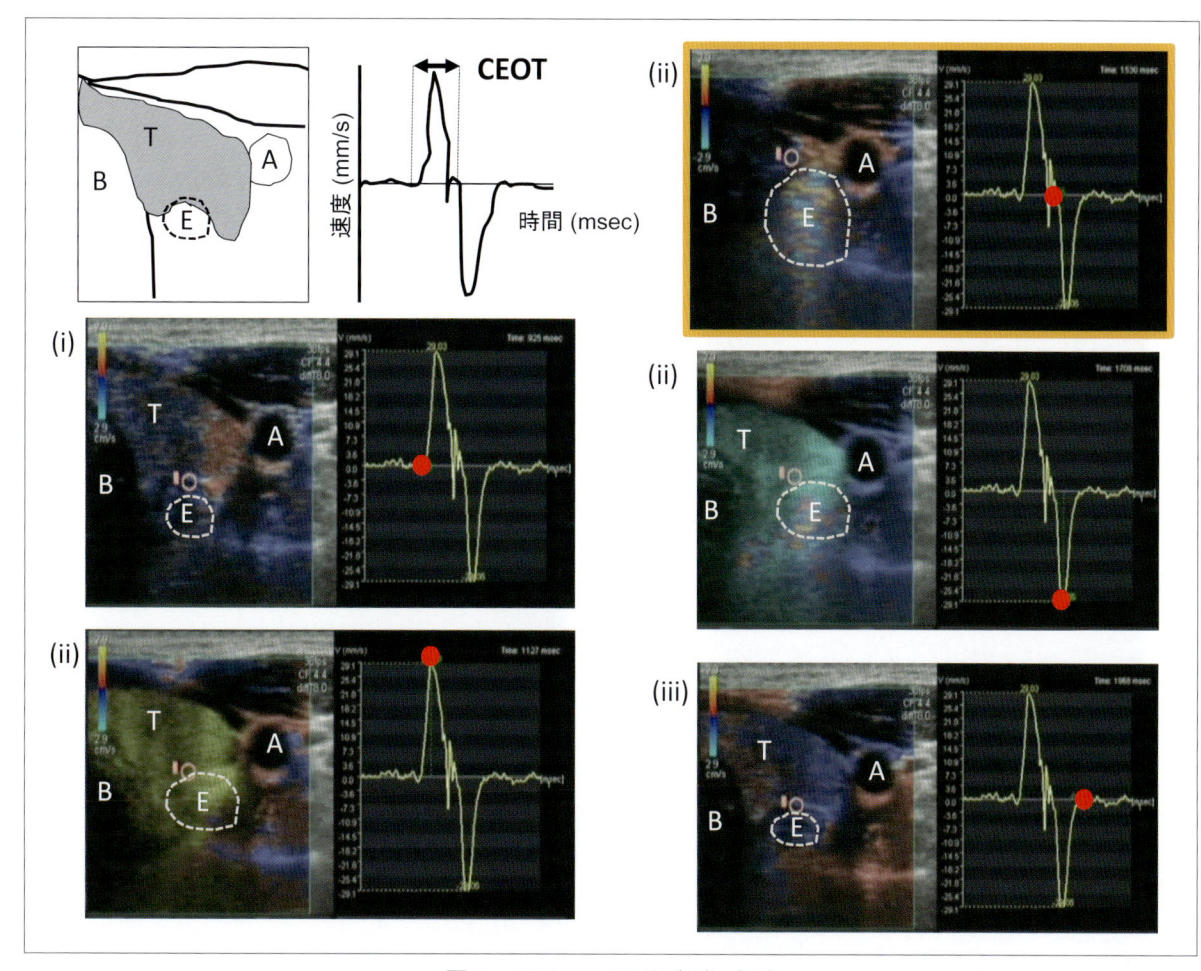

図 1. TDI による頚部食道の観察

画面は 2 分割で示され，左側は観察範囲が描出されている．右側は関心領域(region of interest：ROI)の移動速度(mm/s)が基線を速度 0，横軸を右方向に向かって経過時間(msec)として波形で示される．波形は上方向がプローブに近づく速度(ROI が腹側へと移動する速度)，下方向がプローブから遠ざかる速度(ROI が背側へと移動する速度)で表される．

(ⅰ) 安静時．頚部食道(E)は閉鎖しており，ROI の運動速度は 0 である．

(ⅱ) 嚥下時．頚部食道(E)が腹側(画面では上方向)に向かって大きく移動し，その後速度が 0 となり最大開大し(黄太枠)，その後背側(画面では下方向)に向かって大きく移動する．開大した食道内に高エコーの検査食が流入している．この最大開大時間が頚部食道開大時間(cervical esophageal wall opening time：CEOT)とした．

(ⅲ) 安静時．ROI の速度が再び 0 となり，頚部食道が閉鎖したことを示す．

B：bronchus, T：thyroid gland, A：left common carotid artery, E：cervical esophagus

(文献 11 から引用改変)

3）結　果

(a) 同日かつ同じ被験者で異なる検査者による US-TDI では，CEOT は再現性係数(reproducibility coefficients：RC)0.88 [95% confidence interval(CI)：0.85〜0.92, $p<0.01$] であった．

(b) 同日かつ同じ検査者が異なる被験者に対して行った US-TDI では，CEOT は RC 0.89 [95% CI：0.62〜0.98, $p<0.01$]，(c) 同じ検査者が同じ被験者に対して異なる検査日で行った US-TDI では，CEOT は RC 0.80 [95% CI：0.68〜0.98, $p<0.01$] であった．以上より，US-TDI は異なる検査日，異なる被験者，異なる検査者間について良好な再現性が認められた．

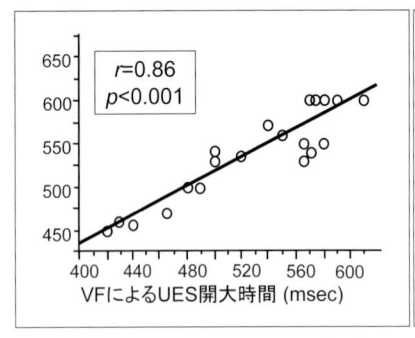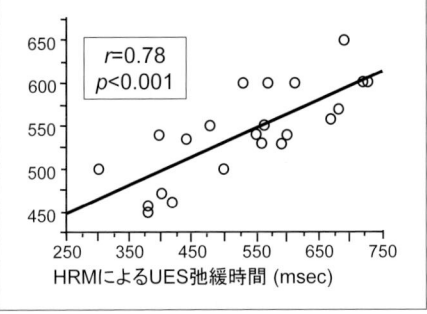

図 2. TDI による頚部食道開大時間と VF による UES 開大時間・ a｜b
　　　HRM による UES 開大時間との相関
　a：TDI により評価した頚部食道開大時間と VF により評価した UES
　　　開大時間との間には有意な正の相関が認められた.
　b：TDI により評価した頚部食道開大時間と HRM により評価した
　　　UES 開大時間との間には有意な正の相関が認められた.
　　　　　TDI：tissue Doppler imaging
　　　　　VF：videofluoroscopic examination of swallowing
　　　　　HRM：high resolution manometry
　　　　　UES：upper esophageal sphincter

（文献 1 から引用改変）

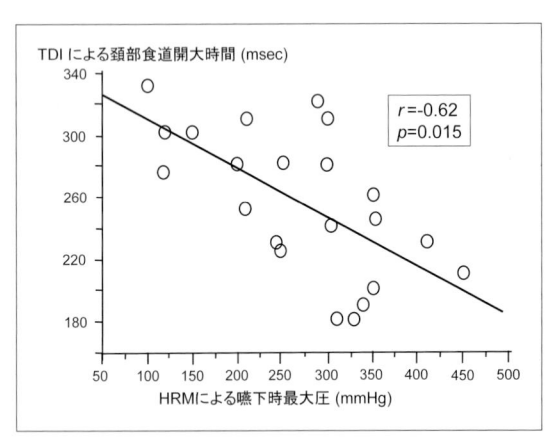

図 3. TDI による頚部食道開大時間と HRM での嚥下
　　時最大圧の相関
TDI により評価した頚部食道開大時間と HRM による
嚥下時最大圧との間には有意な負の相関を認めた.
TDI：tissue Doppler Imaging
HRM：high resolution manometry

（文献 1 から引用改変）

2．TDI による頚部食道運動評価と VF, HRM との相関

1）対象および方法

　嚥下困難感のない 22 名の健康成人男性（平均年齢 59.7 歳）を対象に，VF の計測パラメータと US-TDI による計測パラメータとの間の相関および HRM の計測パラメータと US-TDI による計測パラメータとの間の相関を検討した.

2）結　果（図 2, 3）

　VF による UES 開大時間と US-TDI による CEOT との間には有意な正の相関（r＝0.86, $p<$ 0.001）を認め（図 2-a）, HRM による UES 開大時間と US-TDI による CEOT との間には有意な正の相関（r＝0.78, $p<$0.001）を認めた（図 2-b）. いずれの測定値も Bland-Altman 分析による一致度は±2 SD 以内であった（not shown）. また, US-TDI による CEOT と HRM による UES の嚥下時の最大圧との間には有意な負の相関（r＝-0.62, p＝0.015）を認めた（図 3）. すなわち, CEOT が長くなるほど嚥下時最大圧は低くなることが明らかとなった.

実際の嚥下障害例への応用[11]

　US-TDI の臨床応用の可能性を検討するため, 嚥下障害症例に対する治療前後で US-TDI を行い, US-TDI による経過の評価が可能かを検討した. 嚥下障害に対する治療法として, 口腔内に投与するタイプの市販のカプサイシン含有シートを用いた[11].

1．嚥下知覚とカプサイシンの作用

　高齢者の嚥下障害の原因の 1 つとして, 口腔や咽頭の知覚低下が挙げられる[12]. 近年, 口腔や咽

頭粘膜の知覚受容体である transient receptor potential vanilloid 1(TRPV1)の特異的アゴニストであるカプサイシンによる嚥下機能改善効果が報告されてきた[13]~[15]. カプサイシンにより TRPV1 が活性化され，求心性知覚神経終末から神経伝達物質である substance P(SP)が放出されることで嚥下中枢性パターン形成器への入力刺激が増加し嚥下反射の惹起性が改善する. 唾液中SPの低下した症例では肺炎の発症率が有意に高いとの報告もあり[16]，SP 増加が嚥下反射や咳嗽反射改善に関与することが明らかとなっている.

2．対象と方法

嚥下障害を認める器質的異常が除外された高齢者 49 名(男性 26 例，女性 23 例，平均年齢 70.9±11.6 歳)を対象に，カプサイシンとプラセボの二重盲検クロスオーバーで使用した. 自覚症状の改善を改善例とし，プラセボとカプサイシンの症状改善率の違いについて検討した. また他覚的評価項目として，(a)嚥下運動の評価目的に US-TDI を用いて CEOT を試薬使用前後で評価し，(b)カプサイシンの嚥下知覚に対する影響の評価目的に試薬使用前後で唾液中の SP を測定し，(c)他覚的評価項目の間での相関も検討した.

3．結　果

1）カプサイシンの嚥下障害症状に対する効果

49 例でカプサイシン使用時とプラセボ使用時の症状改善率を比較すると，カプサイシン使用時で有意に症状改善率が高かった(カプサイシン使用時 vs. プラセボ使用時；38.8% vs. 6.1%，$p<0.001$). カプサイシン使用による副作用は認められなかった.

2）他覚的評価項目

a）US-TDI による評価：US-TDI 全例に検査可能であった. 症状改善例(19 例)で，プラセボ使用前後の CEOT に有意な変化が認められなかったが($p=0.41$)，カプサイシン使用前後では CEOT が有意に短縮していた($p<0.001$). 症状非改善群ではプラセボ使用前後・カプサイシン使用前後ともに CEOT に有意な変化は認められなかった.

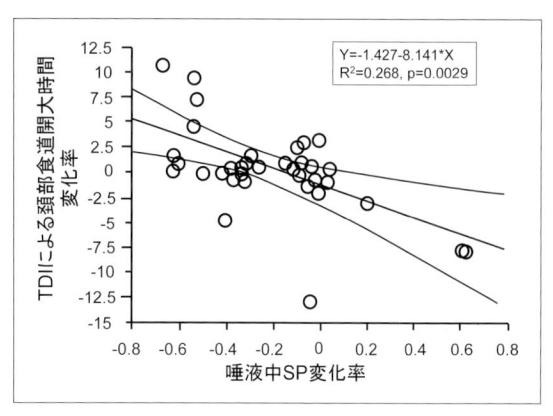

図 4. TDI 頚部食道開大時間変化率と唾液中 SP の変化率の相関

TDI により評価した頚部食道開大時間の変化率と唾液中 SP の変化率との間には有意な負の相関を認めた.
　　TDI：tissue Doppler Imaging
　　SP：substance P

（文献 11 から引用改変）

b）治療前後での唾液中 SP の変化：症状改善例で，試薬使用前後の SP 変化率はプラセボ使用時と比較しカプサイシン使用時で有意に増加していた($p=0.047$).

c）他覚的評価項目の間での相関(図 4)：試薬使用前後での US-TDI による CEOT 変化率と試薬使用前後での SP 変化率との間には有意な負の相関を認めた($p<0.01$). すなわち，唾液中 SP が増えれば CEOT は短縮することが明らかとなった.

考　察

我々の検討から，① US-TDI は非侵襲的かつ簡便であり，また良好な再現性をもった検査法で，② US-TDI による CEOT 評価は UES 開大時間の評価として応用可能であり，③ US-TDI により嚥下障害症例に対する治療効果の評価が可能であることが明らかとなった. US-TDI は定量評価が可能であり，また超音波の特性として時間分解能は極めて小さく，1 秒間あたりのフレームレートは 45 フレーム($=0.02$ 秒/フレーム)以上となるため，頚部食道などの非常に速い運動を示す動態評価に適切な評価法と思われる. TDI による CEOT 評価は体外式超音波を用いているため，放射線被曝や場所の制約なく行うことが可能である. 超音

波検査の非侵襲性，簡便さから，往診時やX線装置の設備のない施設などでの応用も目指すことが可能と思われ，今後の発展が大きく期待される手法である．

結　語

TDIを用いた頸部食道運動評価は非侵襲的かつ簡便に嚥下運動を評価可能で，治療効果判定も可能である．

文　献

1) Manabe N, et al：New ultrasonographic screening method for oropharyngeal dysphagia：tissue Doppler imaging. *Am J Physiol Gastrointest Liver Physiol*, **314**(1)：G32-G38, 2018.
2) 日本耳鼻咽喉科学会(編集)：嚥下障害診療ガイドライン2018年版 第3版，金原出版，2018.
3) Park CH, et al：Quantitative Analysis of Swallowing Function Between Dysphagia Patients and Healthy Subjects Using High-Resolution Manometry. *Ann Rehabil Med*, **41**(5)：776-785, 2017.
4) Van den Engel-Hoek L, et al：Ultrasound of oral and masticatory muscles：why every neuromuscular swallow team should have an ultrasound machine. *Clin Anat*, **30**：183-193, 2017.
5) Shimizu S, et al：Retest reliability of ultrasonic geniohyoid muscle measurement. *Jpn J Compr Rehabil Sci*, **7**：55-60, 2016.
6) Yu CM, et al：Tissue Doppler imaging a new prognosticator for cardiovascular diseases. *J Am Coll Cardiol*, **49**(19)：1903-1914, 2007.
7) Harvey CJ, et al：Advances in ultrasound. *Clin Radiol*, **57**(3)：157-177, 2002.
8) Logemann JA, et al：Oropharyngeal swallow in younger and older women：videofluoroscopic analysis. *J Speech Lang Hear Res*, **45**(3)：434-445, 2002.
9) Leonard R, et al：UES opening and cricopharyngeal bar in nondysphagic elderly and nonelderly adults. *Dysphagia*, **19**(3)：182-191, 2004.
10) 眞部紀明ほか：嚥下における超音波診断，*MB Med Reha*，**16**：28-33，2014.
11) Nakato R, et al：Effects of Capsaicin on Older Patients with Oropharyngeal Dysphagia：A Double-Blind, Placebo-Controlled, Crossover Study. *Digestion*, **95**(3)：210-220, 2017.
12) Wirth R, et al：Oropharyngeal dysphagia in older persons- from pathophysiology to adequate intervention：a review and summary of an international expert meeting. *Clin Interv Aging*, **11**：189-208, 2016.
    Summary 高齢者における嚥下障害の病態について詳細に記載されている(review)．
13) Rofes L, et al：Natural capsaicinoids improve swallow response in older patients with oropharyngeal dysphagia. *Gut*, **62**：1280-1287, 2013.
    Summary 嚥下障害を訴える症例に対し，カプサイシンの有無，嚥下食の性状の観点から検討を行っている．
14) Kondo E, et al：Effects of aural stimulation with capsaicin ointment on swallowing function in elderly patients with non-obstructive dysphagia. *Clin Interv Aging*, **9**：1661-1667, 2014.
15) Shin S, et al：The Effect of Capsaicin-Containing Food on the Swallowing Response. *Dysphagia*, **31**：146-153, 2016.
16) Niimi M, et al：Relationship Between Frequency of Spontaneous Swallowing and Salivary Substance P Level in Patients with Acute Stroke. *Dysphagia*, **33**(4)：414-418, 2018.

MB Med Reha **No.240**：**119**-**123**, 2019

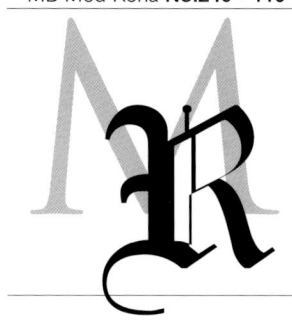

特集／これでナットク！摂食嚥下機能評価のコツ

Ⅲ．機器を用いた評価
脳画像と摂食嚥下障害

山脇正永*

Abstract 現在脳画像としては，頭部 CT，頭部 MRI，SPECT，PET，fMRI，fNIRS，脳波，事象関連電位，誘発電位などが使用されている．このうち日常の臨床現場でよく用いるものは，頭部 CT，頭部 MRI であり，病変の局在を診断することができる．特に摂食嚥下障害は神経疾患で多く合併することから，摂食嚥下障害患者の脳画像の評価は必須である．

Key words MRI，病巣診断(lesion study)，脳マッピング(brain mapping)，脳機能画像(functional brain mapping)

はじめに

摂食嚥下障害の治療・リハビリテーションで重要な点は，個々の患者の摂食嚥下障害のパターンを認識して，ゴールを設定することである．本稿では摂食嚥下障害の脳病変によるパターンと予後予測について，脳画像の面からまとめを行う．

脳画像の種類

現在脳画像としては，頭部 CT，頭部 MRI，SPECT(single photon emission computed tomography)，PET，fMRI(functional MRI)，fNIRS(functional near-infrared spectroscopy)，脳波，事象関連電位，誘発電位などが使用されている．このうち日常の臨床現場でよく用いるものは，頭部 CT，頭部 MRI であり，病変の局在を診断することができる．特に摂食嚥下障害は神経疾患で多く合併することから，摂食嚥下障害患者の脳画像の評価は必須である．また，脳血流を計測しマッピングするものとして SPECT，神経活動をマッピングするものとして脳波，事象関連電

位，誘発電位が用いられる．より詳細な検討として，また研究的な検査として，fMRI，fNIRS，MEG(magnetoencephalography：脳磁図)が用いられる．fMRI と fNIRS はともに脳血流の変化(オキシヘモグロビンとデオキシヘモグロビンの比率，BOLD 効果)を測定して間接的に脳機能を計測する一方で，MEG は神経活動を直接検出するものである．

それぞれのデバイスには，姿勢の制限，運動アーチファクト，検査機器の価格などの条件があり，結果の解釈については上記の各種制限と何のシグナルを検出しているのか(脳血流か神経活動かなど)の検討を十分に行う必要がある．

摂食嚥下障害の神経局在

日常診療で最も多く使用されるのが頭部 CT，頭部 MRI である．摂食嚥下障害をきたす病変部位については知見が集積されつつある．摂食嚥下障害のパターンと病変の部位とは密接に関連しており，摂食嚥下障害の治療・リハビリテーションを行う際にはどの部位に病変があるのかについて

* Masanaga YAMAWAKI，〒 602-8566 京都府京都市上京区梶井町 465　京都府立医科大学大学院医学研究科総合医療・医学教育学，教授／同大学医学部附属病院卒後臨床研修センター，センター長・総合診療部，部長

表 1.

a. 咽頭残留にかかわる病変部位と
   オッズ比

左　右	病変部位 1	病変部位 2	OR
右	中側頭回	後方部	289.24
右	上側頭回	後方部	74.18
右	中側頭回	側頭後頭部	19.99
右	縁上回	前方部	16.74
右	側頭平面		13.98
右	眼窩前頭皮質		11.59
右	縁上回	後方部	8.31
右	横側頭回		7.32
右	角回		6.8
右	頭頂弁蓋部		6.35

b. 嚥下惹起にかかわる病変部位と
   オッズ比

左　右	病変部位 1	病変部位 2	OR
右	中側頭回	側頭後頭部	15.06
右	中側頭回	後方部	9.65
右	中側頭回	前方部	8.08
右	上側頭回	後方部	5.82
右	側頭極		5.67
右	外側後頭皮質	上部	4.91
右	角回		3.99
右	上側頭回	前方部	3.53
右	縁上回	前方部	3.51
右	側頭平面		3.5
右	縁上回	後方部	3.47
右	尾状核		2.92
右	頭頂弁蓋部		2.75
右	上縦状束	側頭部	2.08

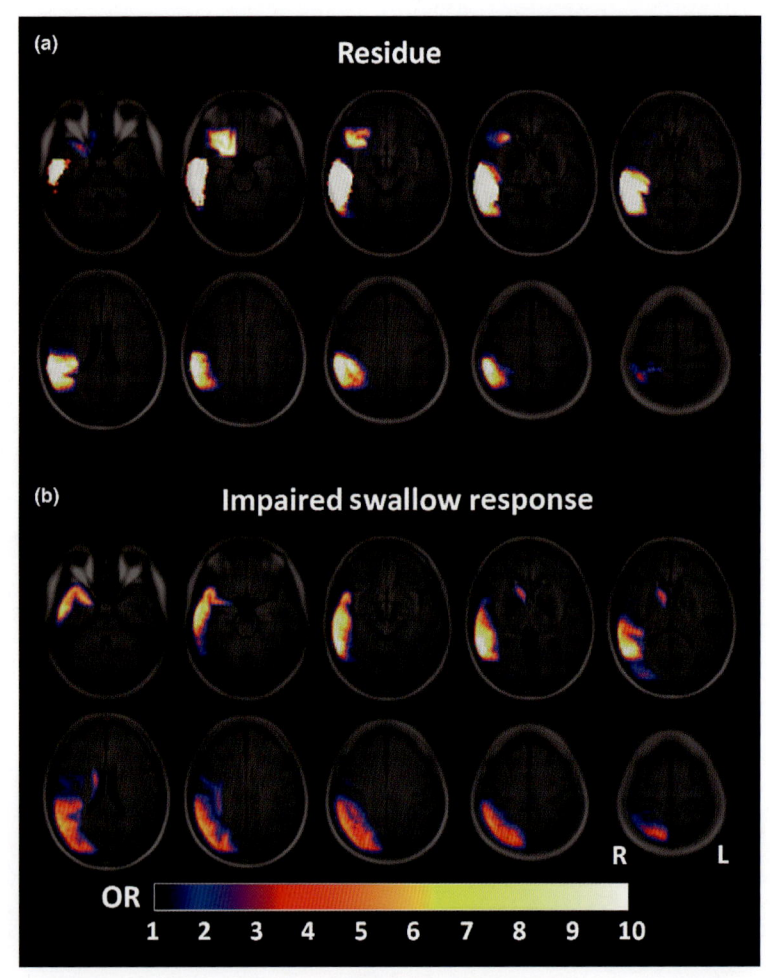

図 1.

残留(Residue)(a)と嚥下反応低下(Impaired Swallowing Response)
(b)に関連する病変分布. 色調はオッズ比を表す.

(文献 3 より)

知っている必要がある.

　Yang らは，脳血管障害と VFSS（嚥下造影検査）での食道入口部の異常は，テント上病変と相関（p＜0.03）しており，延髄背側病変（Wallenberg 症候群の原因病巣）が最も強い部位相関を示していた（p＜0.0001，OR 19.417）と報告している[1]．また Dehaghani らは，認知機能障害は摂食嚥下障害の修飾因子となっており（p＜0.07），脳血管障害全体と病変部位との明らかな関連性を認めず，むしろ病変部位と認知機能障害（p＜0.100）および注意障害（p＜0.07）が関連したと報告している[2]．この報告では，脳幹部病変は摂食嚥下障害と相関する（p＜0.112）が，テント上の脳病変では左右とも摂食嚥下障害と直接相関はなく，摂食嚥下障害は認知機能障害や注意障害の病変局在との関連が強いと報告している.

　Suntrup-Krueger らは，より詳細に脳血管障害部位と嚥下障害の関連を詳細に検討し，咽頭残留，嚥下運動惹起，咳反射，肺炎発症について，それぞれ関連のあるテント上の病巣が異なる可能性を示した（**表 1，図 1**）[3]．Jang らは 6 か月以上摂

食嚥下障害が残存する病変として，左前頭葉下面，中心前回が OTT（oral transit time）と，右基底核，放線冠が delayed pharyngeal time と，淡蒼球が誤嚥性肺炎とそれぞれ関連していたと報告している[4]．

　また，Moon らは OTT と相関する部位を MNI（標準脳）にマッピングしている[5]（**表 2，図 2**）.

　以上のように摂食嚥下障害のパターンは病変部位により異なる可能性が高く，テーラーメードの治療・リハビリテーションのためにも，画像所見はよく確認する必要がある.

障害部位と摂食嚥下障害の予後

　近年，頭部 CT，頭部 MRI による病巣診断から

表 2．Oral Transit Time（OTT）に関与する病変

左　右	MNI による部位
左	上前頭回
左	下前頭回
左	レンズ核
左	島皮質
左	上側頭回
左	尾状核
右	頭頂葉
右	中前頭回

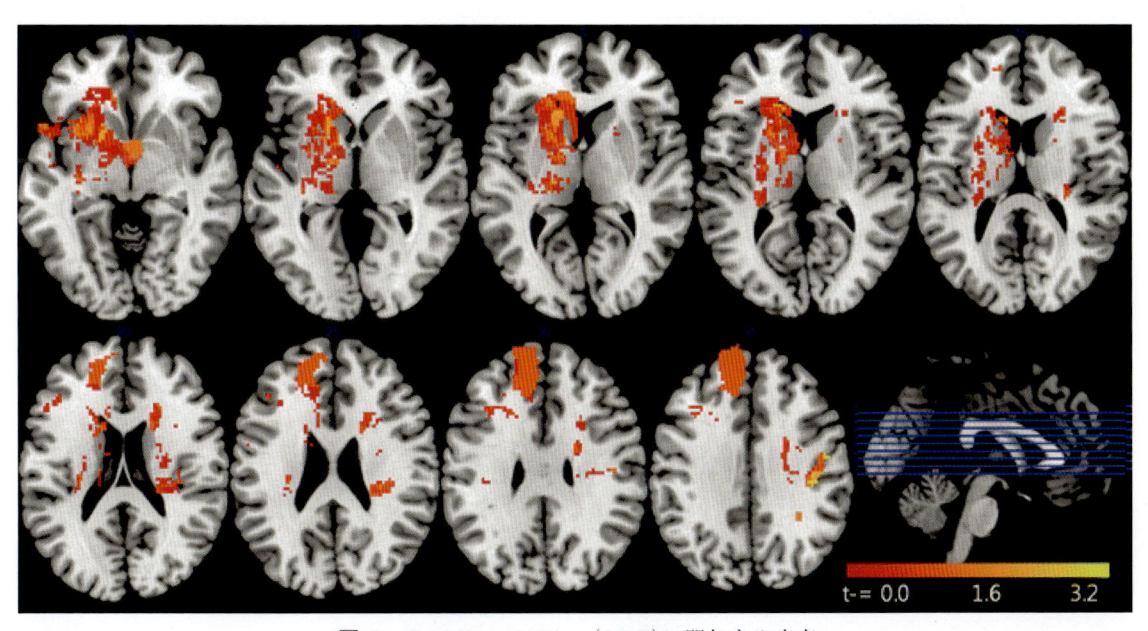

図 2．Oral Transit Time（OTT）に関与する病変

（文献 5 より）

嚥下障害のパターンを分析するだけでなく，摂食嚥下障害の予後にも病巣が大きく関与している報告がみられている．

Kim らは中大脳動脈領域の脳梗塞の病変と嚥下障害の回復との関連について検討した[6]．その結果，全体の嚥下障害からの回復は 26.71 ± 16.39 日であったが，内包後脚病変では 36.35 ± 15.83 日，被殻病変では 32.6 ± 17.27 日と優位に延長していた．Mo らは，脳血管障害の病変と摂食嚥下障害の関連を分析したが，中大脳動脈領域の病変が嚥下失行と関連し，延髄および橋病変が喉頭蓋谷と梨状窩の残留に相関していたとしている[7]．

Galovic らは脳血管障害の発症後亜急性期（7 日目以降）と慢性期（4 週間以降）の時期に分けて摂食嚥下障害の程度を評価しているが，亜急性期は放線冠上部病変（視床，一次運動野，補足運動野，基底核との連絡部位）と，慢性期は島皮質前部（弁蓋島皮質の嚥下中枢）にそれぞれ相関があったとしている[8]．

一方，Moon らは，高齢者の軽度脳血管障害の脳白質病変の程度（Fazekas grade）と摂食嚥下障害の関連性を検討した[9]．OTT 異常と喉頭侵入は Frzekas grade と相関を示し，左半球病変が咀嚼と関連し，彼らは白質病変の程度が病変の局在よりも重要であるとしている．病変が加算された場合の摂食嚥下障害の進行を考えるうえでも重要な示唆を与える報告となっている．

脳血流マッピングによる摂食嚥下評価

SPECT は脳血流の評価に用いられるが，摂食嚥下障害での評価の報告は少ない．Ozawa らは，ベッドサイドテスト（反復唾液嚥下テスト：RSST，水飲みテスト：WST など）と VFSS 異常と SPECT 画像による病変部位との関連を検討したところ，RSST は左楔前部，WST は左島皮質，誤嚥は前部帯状回のそれぞれ血流低下と相関していたとしている[10]．Momosaki らは，脳血管障害後の摂食嚥下障害では Brodmann area 4（運動野）と area 24（前帯状皮質）の血流低下がみられたと報告している[11]．

CT や MRI で病変としての異常所見がみられなくても，血流が低下している場合があり注意を要する．臨床所見と画像所見が乖離する場合は SPECT の撮像も検討するべきである．

脳波・誘発電位などによる脳機能マッピング

近年，摂食嚥下障害での脳波あるいは感覚神経誘発電位，運動神経誘発電位などによる脳機能マッピングを分析する報告が散見される[12]．脳波，事象関連電位（event-related potentials；ERP），Bereitschafts potentials，運動関連皮質電位（movement-related cortical potentials；MRCP）による脳マッピングが報告されている．ただし，日常臨床への応用の報告は少ない．脳波は比較的簡便に測定できるデバイスであるので，今後の臨床への応用が期待される．

fMRI による脳機能評価

研究的な要素が強いが，摂食嚥下障害時の脳機能については主として fMRI が用いられている．Liu らは 6 つの報告を分析しメタアナリシスを行っている[13]．本論文では，嚥下障害患者において，左帯状回，左中心前回，右後帯状回の活性化と，右楔状部，左中前頭回の活性低下がみられたとしている．

また，通常の MRI，CT などの画像検査で明らかな病変を認めない神経変性疾患については，脳機能マッピングによる解析が有用と考えられる．Gao らは，嚥下障害をきたすパーキンソン病患者では，嚥下障害のないパーキンソン病患者に比べて小脳，左前運動野，補足運動野，一次運動野，右上側頭回前部，下側頭回，前回と島の functional connectivity の変化が認められたとしている[14]．

さらに近年，摂食嚥下障害時の functional connectivity（機能的連絡）の変化に関する報告も多くなっている．今後は fMRI の汎用性が高まり，日常臨床でも摂食嚥下障害の評価・治療効果判定などに使用されると考えられる．

まとめ

現時点で日常臨床ではCT, MRIが用いられており, そこから得られる情報は多い. 特に摂食嚥下障害のパターンおよび予後予測がある程度可能となってきており, 個々の患者の治療・リハビリテーション戦略を構築するために重要である. 医師だけでなく, 歯科医師・看護師・リハビリテーションスタッフも画像診断については, ある程度読影できることが今後求められると考える. また, 機能を評価する脳画像については今後もより一層発展することが予想され, 個別医療(テーラーメイド医療)に大きく貢献すると考えられる.

文 献

1) Yang, H et al：Characteristics of Cricopharyngeal Dysphagia After Ischemic Stroke. *J Int Med Res*, **42**：204-212, 2018.

2) Ebrahimian Dehaghani S, et al：The mediator effect of cognition on the relationship between brain lesion location and dysphagia in patients with stroke：Applying a structural equation model. *J Oral Rehabil*, **46**：33-39, 2019.

3) Suntrup-Krueger S, et al：The impact of lesion location on dysphagia incidence, pattern and complications in acute stroke. Part 2：Oropharyngeal residue, swallow and cough response, and pneumonia. *Eur J Neurol*, **24**：867-874, 2017.

4) Jang S, et al：Lesion Characteristics of Chronic Dysphagia in Patients With Supratentorial Stroke. *Ann Rehabil Med*, **41**：225-230, 2017.

5) Moon HI, et al：Lesions Responsible for Delayed Oral Transit Time in Post-stroke Dysphagia. *Dysphagia*, **33**：321-328, 2018.

6) Kim JH, et al：Association Between Duration of Dysphagia Recovery and Lesion Location on Magnetic Resonance Imaging in Patients With Middle Cerebral Artery Infarction. *Ann Rehabil Med*, **43**：142-148, 2019.

7) Mo SJ, et al：Association of Brain Lesions and Videofluoroscopic Dysphagia Scale Parameters on Patients With Acute Cerebral Infarctions. *Ann Rehabil Med*, **42**：560-568, 2018.

8) Galovic M, et al：Diverging lesion and connectivity patterns influence early and late swallowing recovery after hemispheric stroke. *Hum Brain Mapp*, **38**：2165-2176, 2017.

9) Moon HI, et al：Periventricular White Matter Lesions as a Prognostic Factor of Swallowing Function in Older Patients with Mild Stroke. *Dysphagia*, **32**：480-486, 2017.

10) Ozawa A, et al：Functional lesions in dysphagia due to acute stroke：discordance between abnormal findings of bedside swallowing assessment and aspiration on videofluorography. *Neuroradiol*, **55**：413-421, 2013.

11) Momosaki R, et al：Which cortical area is related to the development of dysphagia after stroke? A single photon emission computed tomography study using novel analytic methods. *Eur Neurol*, **67**：74-80, 2012.

12) Jestrovic I, et al：Decoding human swallowing via electroencephalography：a state-of-the-art review. *J Neural Eng*, **12**：051001, 2015. DOI 10.1088/1741-2560/12/5/051001.

13) Liu L, et al：Functional changes of neural circuits in stroke patients with dysphagia：A meta-analysis. *Dysphagia*, **10**：189-195, 2017.

14) Gao J, et al：Alteration of Brain Functional Connectivity in Parkinson's Disease Patients with Dysphagia. *Dysphagia*, 2019. DOI 10.1007/s00455-019-10015-y. [Epub ahead of print]

MB Med Reha **No.240**：**124-128**, 2019

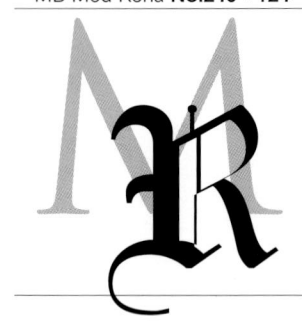

Ⅳ．摂食嚥下能力，摂食状況の評価
臨床的重症度分類（DSS）

柴田斉子[*1]　戸田芙美[*2]

Abstract　摂食嚥下障害の治療はチームで行われる．多職種が共通のスケールを用いて患者を評価し，治療方針および効果を判断することにより，患者にとって適切な摂食状況の変更を遅滞なく進めることができる．チームメンバーが同じように患者の機能障害を把握し，共通の治療目標に向かって進むためには，常に摂食嚥下障害の重症度とリスクに対する対応を明らかにしておく必要がある．
　臨床的重症度分類（dysphagia severity scale；DSS）は，摂食嚥下運動の主な障害である口腔期障害，咽頭期障害の2要素を臨床的重要性から1軸にまとめて段階づけたものである．この重症度の段階は臨床所見から診断できるように考えられており，各段階に推奨される対処法と直接訓練の可否が述べられていて，臨床的に用いやすいスケールである．

Key words　摂食嚥下障害（dysphagia），診断（diagnosis），重症度（severity）

はじめに

　摂食嚥下障害の治療はチームで行われる．チームメンバーが同じように患者の機能障害を把握し，共通の治療目標に向かって進むためには，常に摂食嚥下障害の重症度とリスクに対する対応を明らかにしておく必要がある．摂食嚥下障害の重症度分類には頻用されている評価方法が複数存在する．その中の臨床的重症度分類（dysphagia severity scale；DSS）について解説する．

　DSSは平成11（1999）年度厚生科学研究（長寿科学総合研究事業）における摂食・嚥下障害の治療・対応に関する統合的研究（主任研究者：才藤栄一）[1]により作成された．対象症例を具体的なイメージとして捉えやすくする目的で，主たる障害である口腔期障害，咽頭期障害の2要素を臨床的重要性から1軸にまとめて段階づけたものであり，7段階の順序尺度からなる（**表1**）[2]．順序尺度

とは，大小関係など順序をもつが，その間隔には意味がない尺度である．DSSは1〜7までの7段階で構成され，1：唾液誤嚥が最重症，7：正常範囲である．臨床的に誤嚥を認めるレベルが1〜4の4段階に，誤嚥のないものが5〜7の3段階に分けられる．各段階に推奨される対処法と直接訓練の可否が述べられている．この重症度の段階は臨床所見から診断できるように考えられたものであるが，不顕性誤嚥の問題を考慮すると，3：水分誤嚥〜6：軽度問題の範囲が臨床所見からの診断の対象であり，1：唾液誤嚥と2：食物誤嚥例は嚥下造影検査（videofluoroscopic examination of swallowing；VF），嚥下内視鏡検査（videoendoscopic examination of swallowing；VE）などの画像検査を含めた精査に基づいて専門的治療介入の内容が判断されるべきとされている．3：水分誤嚥〜6：軽度問題の症例は，施設や在宅患者に多数認められ，訓練効果が上がりやすく適切な対応により経

[*1] Seiko SHIBATA，〒470-1192 愛知県豊明市沓掛町田楽ヶ窪1-98　藤田医科大学医学部リハビリテーション医学Ⅰ講座，准教授
[*2] Fumi TODA，同，講師

表 1. 臨床的重症度分類（dysphagia severity scale；DSS）

分　類		定　義	解　説	対処法	直接訓練[*1]
誤嚥なし	7：正常範囲	臨床的に問題なし	治療の必要なし	必要なし	必要なし
	6：軽度問題	主観的問題を含め，何らかの軽度の問題がある．	主訴を含め，臨床的な何らかの原因により摂食嚥下が困難である．	簡単な訓練，食事の工夫，義歯調整などを必要とする．	症例によっては施行
	5：口腔問題	誤嚥はないが，主として口腔期障害により摂食に問題がある．	先行期・準備期も含め，口腔期中心に問題があり，脱水や低栄養の危険を有する．	口腔問題の評価に基づき，訓練，食物形態・食事法の工夫，食事中の監視が必要である．	一般医療機関や在宅で施行可能
誤嚥あり	4：機会誤嚥	ときどき誤嚥する，もしくは咽頭残留が著明で臨床上誤嚥が疑われる．	咽頭残留著明，もしくは時に誤嚥を認める．また，食事場面で誤嚥が疑われる．	上記の対応法に加え，咽頭問題の評価，咀嚼の影響の検討が必要である．	一般医療機関や在宅で施行可能
	3：水分誤嚥	水分は誤嚥するが，工夫した食物は誤嚥しない．	水分で誤嚥を認め，誤嚥・咽頭残留防止手段の効果は不十分だが，調整食など食形態効果を十分認める．	上記の対応法に加え，水分摂取の際に間欠的経管栄養法を適応する場合がある．	一般医療機関で施行可能
	2：食物誤嚥	あらゆるものを誤嚥し嚥下できないが，呼吸状態は安定．	水分，半固形，固形食で誤嚥を認め，食形態効果が不十分である．	経口摂取は不可能で経管栄養が基本となる．	専門医療機関で施行可能[*2]
	1：唾液誤嚥	唾液を含めてすべてを誤嚥し，呼吸状態が不良．あるいは，嚥下反射が全く惹起されず，呼吸状態が不良．	常に唾液も誤嚥していると考えられる状態で，医学的な安定が保てない．	医学的安定を目指した対応法が基本となり，持続的な経管栄養法を要する．	困難

[*1]間接訓練は 6 以下のどのレベルにも適応があるが，在宅で施行する場合，訓練施行者に適切な指導をすることが必要である．

[*2]慎重に行う必要がある．

（文献 2 より）

口摂取が可能となるにもかかわらず，経管栄養が利用されているなど，不十分な食事内容で管理されている場合も多く，そのような患者への対応を判断するために DSS を利用できる．

各段階の定義

1：唾液誤嚥

唾液の嚥下ができない状態であり，常に誤嚥を繰り返して呼吸状態を不良にしているもの，あるいは，重度咽頭輸送障害があり嚥下が起こらないため随時吸引などで対処しなければならない例を含む．

2：食物誤嚥

ゼリーやペースト状の食物も誤嚥する重篤な嚥下障害を有するが，呼吸状態は安定しているもの．

3：水分誤嚥

水分の誤嚥を認めるが増粘剤使用食品やゼリーは誤嚥しないもの．実際の食物形態としての水分と増粘剤使用食品やゼリーの嚥下難易度は，必ずしも水分が難しいとは限らないが，誤嚥した際の危険を考慮してこのような段階づけになっている．

4：機会誤嚥

毎回ではないが誤嚥する場合があるもの．誤嚥の可能性を有するレベルとして設定されており，VF・VE における誤嚥の所見からだけでなく，臨床上あるいは食事場面の観察などから誤嚥を疑う例を含む．VF・VE 所見上で著しい咽頭残留を認めた場合や著しい喉頭侵入を認めた場合，液体摂取時には誤嚥を認めないが咀嚼嚥下で誤嚥を認める例が含まれる．

5：口腔問題

誤嚥は認めないが口腔障害が中等度以上で送り込みの障害などがみられるものを含む．先行期，準備期の障害により摂食が進まない場合もここに含む．高齢者に多い義歯不適合の問題は，口腔準備期および口腔送り込み期に大きく影響していなければ，6：軽度問題に含める．

6：軽度問題

主訴を含めて何らかの摂食嚥下障害を有するもの．

7：正常範囲

摂食嚥下機能が正常もしくはそれに近いと考えられるもの．

DSS と推奨食事形態の関係

1：唾液誤嚥では栄養手段として経管栄養ないしは経静脈栄養が必要とされ，全身状態を改善し嚥下機能を向上させる取り組みが行われる.

2：食物誤嚥では栄養手段として経管栄養ないしは経静脈栄養が必要とされ，専門医療機関においては食事とは別に，厳重に誤嚥を防止しながら実施する直接訓練の設定が検討される.

3：水分誤嚥では水分に常にとろみ付加が必要である.

4：機会誤嚥では各種の誤嚥防止手段が有効であり，固形物は常食摂取も可能だが水分にとろみを付加する，あるいは，水分に常にとろみをつける必要はないが固形物と水分の同時摂取は避ける，など様々な選択肢がある.

5：口腔問題は咽頭期の問題は少なく誤嚥の心配はないが，咀嚼ができない，口腔からの送り込みができないなどの問題のために，患者ごとにペーストから軟菜食まで様々なレベルが選択される.

6：軽度問題では，軟飯・軟菜食など軟らかめの食事を必要とすることが多い.

7：正常範囲は常食摂取が可能である.

DSS と対応方法

胃瘻は唾液誤嚥から食物誤嚥では検討されることも多い. DSS 5 では原則として経管栄養は不要であるが，経口摂取量が少ない，または他の医学的要因により経口摂取ができない場合は胃瘻あるいは，間欠的口腔食道経管栄養法が検討されることもある.

直接訓練は軽度問題以上の例にはほとんど必要がなく，水分誤嚥〜口腔問題の症例では一般の医療機関で実施可能である. 食物誤嚥の症例は誤嚥のリスクが高いため，VF や VE などの画像検査により誤嚥防止可能な食物形態や体位を検討したうえで，医師による全身状態の評価の下で嚥下訓練に精通した言語聴覚士などによる専門的な訓練が対象となる.

DSS 診断と推奨食事形態の分布

筆者の勤務する藤田医科大学は，病床数 1,435 床，標榜科 25 科の特定機能病院である. 摂食嚥下障害の評価，治療はリハビリテーション科，耳鼻咽喉科，歯科の連携のもとで，認定看護師（摂食嚥下障害看護分野）と協働して行われている. VF，VE 回診はそれぞれ週 2 回予定されており，主治医からリハビリテーション科に診察依頼のあった患者および，病棟看護師から認定看護師にコンサルトされた患者の中で画像による嚥下機能評価が必要と判断された例に実施される. 摂食嚥下障害者用の食事は，ゼリー食，ペースト食，ペースト粒あり，咀嚼嚥下食，軟菜食の 5 段階に分かれている. 2018 年に我々の施設で実施した VF と VE 回診により診断された DSS と推奨食事形態の内訳を図1，2 に示す.

VE は ICU などの急性期病棟や，入院早期の患者，X 線透視室への移動が困難な患者にも実施される. 一方，VF は積極的に経口摂取を進めるための体位や食物物性の工夫を目的として行われることが多い. このため原疾患の分布が異なり，DSS および推奨食事形態の分布にも違いを認めた.

介入による DSS と推奨食事形態の変化

2018 年に VE 回診で評価した 491 名中，調査時に退院していた患者 415 名における初回評価時と退院時の DSS の変化を図3 に示す. 症例数は水分誤嚥が最も多く 145 名，次いで食物誤嚥の 115 名であった. この分布は，当院で 2006〜10 年に調査した結果[3]と同じであり，急性期治療を主に行う特定機能病院である当院の DSS の分布形と考えられる.

退院時に 1 段階以上 DSS が改善した割合は，DSS1〜4 の順に，42.9%，33.9%，23.4%，24.1% であった. DSS の段階ごとに複数の推奨食事形態があり，特に水分誤嚥から口腔問題では食事形態は多様である（図4）. そのため，DSS は不変でも推奨食事形態が変わることはよく認められる.

DSS を診断し対応と照らし合わせてみると，

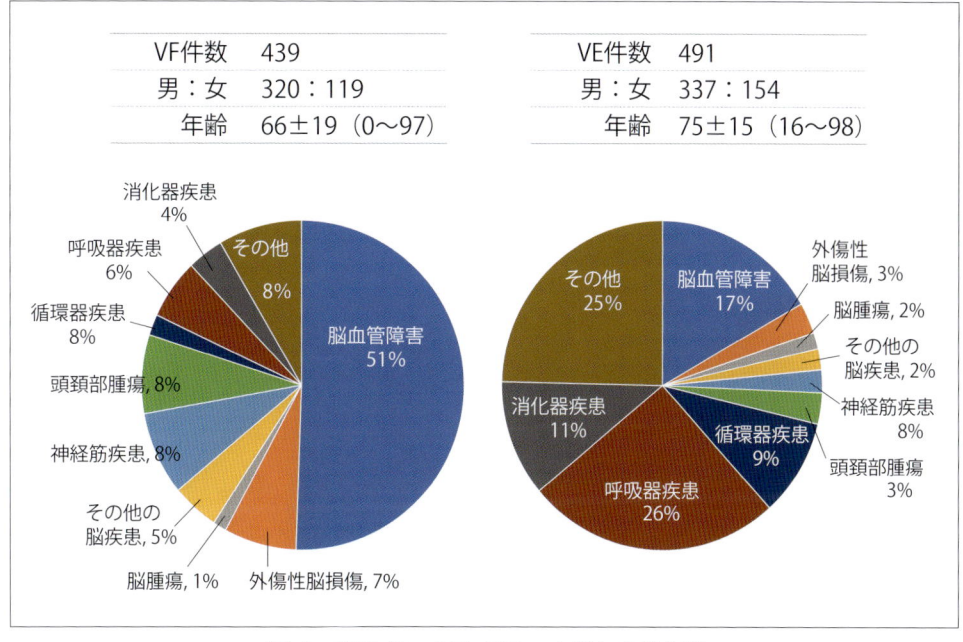

図 1. 2018 年の VF，VE の内訳と疾患分類

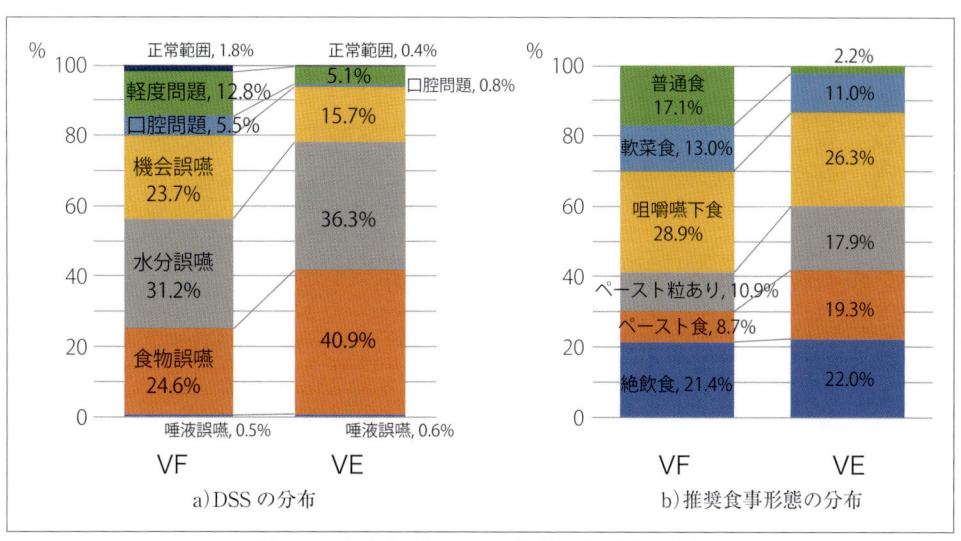

図 2. 初回評価時 DSS と推奨食事形態の分布

「水分誤嚥なのに経管栄養で管理されている」，「食物誤嚥なのに軟菜食が提供されている」など摂食嚥下障害の重症度と実際の摂食状況が乖離している状態に気づくことができる．この乖離を是正し，摂食状態のレベル（eating status scale；ESS）や FOIS などの摂食状態を示すスケールを併用し，医学的安定性の判断を加えて患者の摂食嚥下に関する全体像を評価することが望ましい．多職種が共通のスケールを用いて患者を評価し，治療方針および効果を判断することにより，患者にとって適切な摂食状況を遅滞なく管理することができる．

文　献

1) 才藤栄一：平成 11 年度厚生科学研究補助金（長寿科学統合研究事業）「摂食・嚥下障害の治療・対応に関する統合的研究」総括研究報告書．摂食・嚥下障害の治療・対応に関する統合的研究．平成 11 年度厚生科学研究補助金研究報告書, pp. 1-17, 1999.

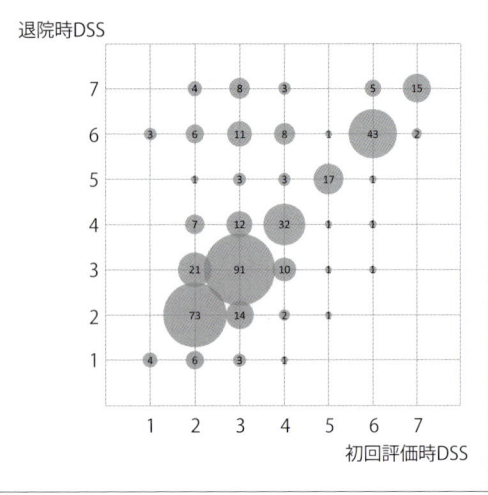

初回評価時 DSS	人数	在院日数 （平均±SD）	改善 （%）	不変 （%）	悪化 （%）
1	7	87.8±84.3	42.9	57.1	
2	115	46.4±63.6	33.9	63.5	5.2
3	145	49.9±54.4	23.4	62.8	11.7
4	59	37.2±49.3	24.1	55.2	22.4
5	21	49.6±61.1	4.8	81.0	14.3
6	51	45.7±54.3	9.8	84.3	5.9
7	17	58.1±54.2		88.2	11.8

図 3. 初回評価時と退院時の DSS の変化

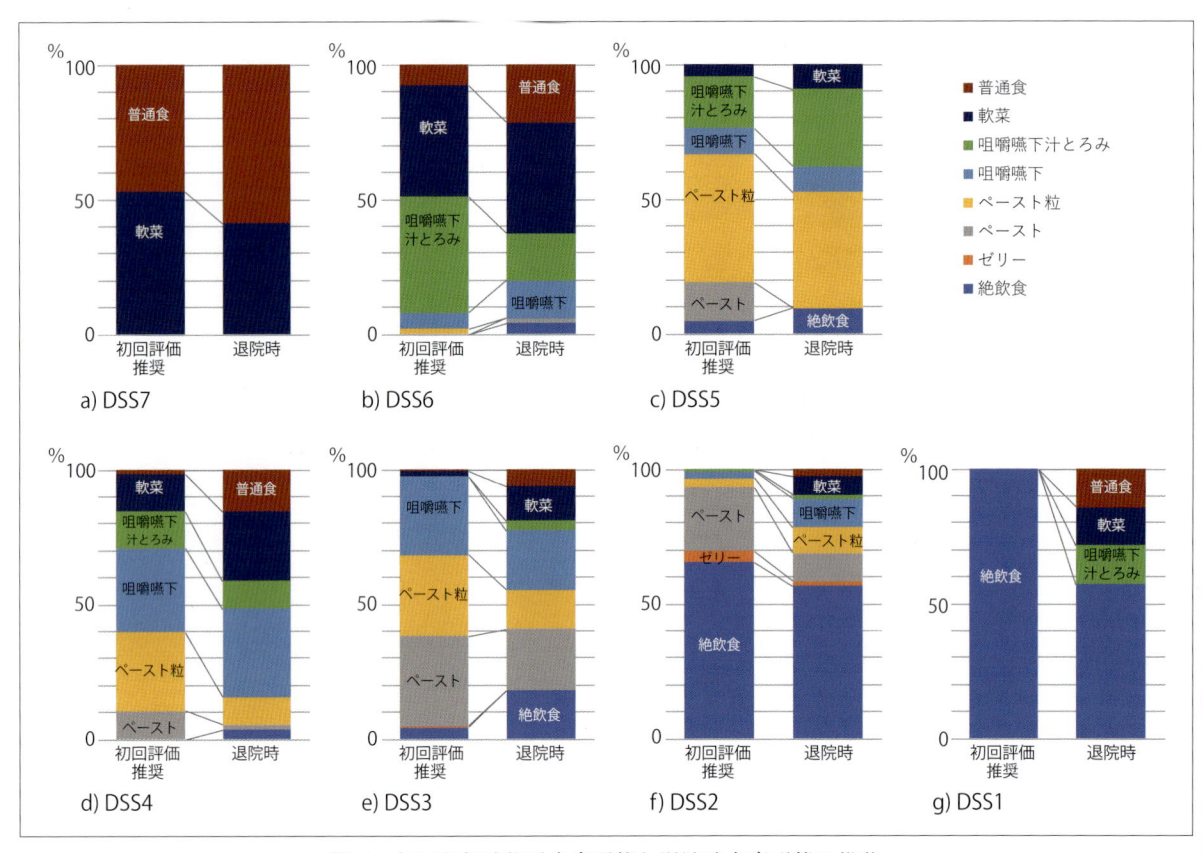

図 4. 初回評価時推奨食事形態と退院時食事形態の推移
初回評価時の DSS で分け，それぞれの群における食事形態の推移を示した.

2) 加賀谷　斉：重症度分類. 才藤栄一ほか（編），摂食嚥下リハビリテーション，第3版, pp. 179-180, 医歯薬出版, 2016.

3) Toda F, et al：Effect of swallowing rounds on the outcome of dysphagic patients. *Jpn J Compr Rehabil Sci*, 6：50-55, 2015.

Summary 摂食嚥下障害のある入院患者 1,330 名の DSS および摂食状況，推奨食事形態を調査し，摂食機能療法回診の効果を後方視的に検討した文献.

MB Med Reha **No.240**：**129–133**, 2019

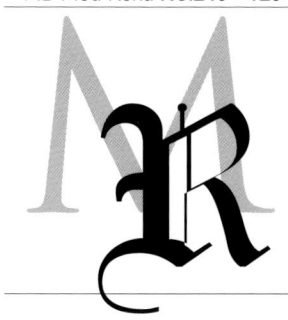

Ⅳ．摂食嚥下能力，摂食状況の評価

摂食嚥下能力のグレードと摂食状況のレベル

國枝顕二郎[*1]　藤島一郎[*2]

Abstract　リハビリテーションでは，「できる」ADL と「している」ADL を区別して考えるが，摂食嚥下障害の重症度評価も同様である．グレードは，「できる」つまり「食べられる」能力を表し，レベル(Food Intake LEVEL Scale；FILS)は「している」状態をそのまま評価する．グレード(能力)の判断には嚥下機能検査が必要であり臨床家の判断が入るため，評価者によって異なることがある．レベルは摂食状況をそのまま評価するため，検査ができない施設でも簡便に使用できる．グレードとレベルはチームアプローチにおける共通言語として有用である．レベルは FILS として英語論文化されている．国際的に広く使用されている FOIS(7 段階)と比較して，FILS は 10 段階であり摂食嚥下状況の変化に対する感度が高い．VAS と相関があり QOL とも関連がある．FILS を用いた臨床研究も増えてきており，エビデンスの構築にも役立つ．

Key words　グレード(grade)，レベル(level)，エビデンス(evidence)，できる ADL (capability ADL)，している ADL(performance ADL)

摂食嚥下障害のグレード

1993 年に「脳卒中の摂食嚥下障害」で摂食嚥下障害のグレード(Gr.)が発表され，多くの臨床場面や学会発表，論文などで使用されてきた[1]．リハビリテーションでは，「できる」ADL と「している」ADL を区別して使用するが，この考えに従うとグレードは「できる」能力を示した基準である．数字が大きくなるほど正常に近づくようになっている(**表 1**)．

摂食嚥下障害において「できる」つまり「食べられる」能力を決めるためには嚥下造影検査(VF)や嚥下内視鏡検査(VE)が必要になる．グレードは担当する医師や医療チームによって評価が異なることがある．例えば経験が豊富で十分なリスク管理ができるチームではグレードの評価は高く設定される傾向があるが，そうでない場合はグレードは低くなる．同じ嚥下機能の症例でも，積極的に嚥下に取り組んでいる施設やリスク管理が十分可能な病院などであれば，様々な訓練手技や姿勢の調整などを行うことで経口摂取が可能(例えば Gr. 7，嚥下食で 3 食とも経口摂取可能)と判断されるが，嚥下障害への対応が困難な施設や，嚥下障害の対応の経験が乏しい医療者が評価した場合は，Gr. 4(楽しみレベルの摂食が可能)と評価されることもある．**表 2** に筆者らのグレードの判断基準を示す．グレードの判断には臨床家の判断が入るため，評価者によってグレードは異なるのが特徴である．

摂食状況のレベル

実際の現場では常に VF や VE などの詳細な検

[*1] Kenjiro KUNIEDA, 〒 430–8511 静岡県浜松市中区和合北 1–6–1　社会福祉法人聖隷福祉事業団浜松市リハビリテーション病院リハビリテーション科／えんげと声のセンター，副センター長
[*2] Ichiro FUJISHIMA, 同病院，院長／同センター，センター長

表 1. 摂食嚥下障害のグレード（Gr.）

経口摂取なし	1	嚥下困難または不能，嚥下訓練適応なし
	2	基礎嚥下訓練のみの適応あり
	3	厳密な条件下の摂食訓練が可能
経口摂取と代替栄養	4	楽しみとしての摂食が可能
	5	一部（1〜2 食）経口摂取が可能
	6	3 食経口摂取プラス補助栄養
経口摂取のみ	7	嚥下食で 3 食とも経口摂取可能
	8	特別に嚥下しにくい食品を除き，3 食経口摂取可能
	9	常食の経口摂食可能，臨床的観察と指導を要する
	10	正常の摂食嚥下能力

表 2. 摂食嚥下障害グレード（Gr.）判断基準

Gr.	VF/VE best swallow	VF/VE worst swallow	臨床家の判断 誤嚥・残留リスク	臨床家の判断 肺炎・窒息・脱水リスク	臨床家の判断 回復可能性	臨床家・スタッフの判断 摂食頻度／日	臨床家・スタッフの判断 食事内容	臨床家・スタッフの判断 経口水分	臨床家・スタッフの判断 補助栄養	医学管理
1	なし	常時	大	大	−	0	−		全カロリー	必要
2	なし	常時	大	大	+	0	−		全カロリー	必要
3	あり	高頻度	大	大	+	1（訓練として）	ゼリー or ミキサー	ゼリー or トロミ水	全カロリー	必要
4	あり	低頻度	中	中	+or−	1（楽しみとして）	ゼリー or ミキサー	ゼリー or トロミ水	全カロリー	必要
5	あり	低頻度	中	中	+or−	1, 2	ゼリー or ミキサー	ゼリー or トロミ水	不足分	必要
6	あり	低頻度	中	中	+or−	3	ゼリー or ミキサー	ゼリー or トロミ水	不足分	必要
7	あり	低頻度	小	小	+or−	3	ゼリー or ミキサー	ゼリー or トロミ水	−	必要
8	あり	低頻度	小	小	+or−	3	移行食など	トロミ水 or フリー	−	必要
9	常時	稀少	稀少	稀少	+or−	3	常食	フリー	−	低頻度
10	常時	稀少	稀少	稀少	−	3	常食	フリー	−	不要

（文献 1 より）

査ができるとは限らない．そのため患者が食べている状態をそのまま評価するツールが必要となった．聖隷三方原病院の嚥下チームでは，以前からグレードを「できる」と「している」の両方に使い分けていた．しかし，曖昧さを避けるためにグレードに対して，「摂食嚥下障害患者における摂食状況のレベル（Lv.）」を作成した[2]．

グレードと数字や内容は揃えてある．妥当性と信頼性を検証してあり，「している」状態をありのままに評価すれば，レベルが決まるように作成されている．筆者らは，この摂食状況のレベルを Food Intake LEVEL Scale；FILS（表3）として信頼性，妥当性を検証して論文化した[3]．

FILS を開発する際には，国際的に広く使用されている functional oral intake scale；FOIS[4] との収束的妥当性を評価した．FILS が 10 段階からなるのに対して FOIS は 7 段階からなり，観察による評価尺度で信頼性や妥当性も検証されている．FILS と FOIS の概念は類似しているが，FOIS 3 は経口摂取と代替栄養の併用状態を 1 段階に集約しているのに対し，FILS はこの状態を 3 段階に分割（Lv. 4〜6）し，摂食状況を詳細に把握できるようにしている．したがって，FOIS と比較して FILS は摂食嚥下状況の変化に対する感度が高く，嚥下障害の治療効果を細かく評価することができる．また，FILS は VAS と強い相関があり主観的な満足度とも関連がある．

表 3. 摂食状況のレベル(Food Intake LEVEL Scale；FILS)

経口摂取なし	1	嚥下訓練を行っていない
	2	食物を用いない嚥下訓練を行っている
	3	ごく少量の食物を用いた嚥下訓練を行っている
経口摂取と代替栄養	4	1食分未満の(楽しみレベルの)嚥下食を経口摂取しているが代替栄養が主体
	5	1～2食の嚥下食を経口摂取しているが代替栄養も行っている
	6	3食の嚥下食経口摂取が主体で，不足分の代替栄養を行っている
経口摂取のみ	7	3食の嚥下食を経口摂取している
	8	特別食べにくいものを除いて，3食経口摂取している
	9	食物の制限はなく3食を経口摂取している
	10	摂食・嚥下障害に関する問題なし

表 4. 嚥下カンファレンスで用いているリストの一例

患者名	年齢	性別	疾患	担当ST	入院日	身長(cm)	体重の推移(kg)	歯科介入	目標Gr.	Lv.	経過／方針
症例1	56	女性	クモ膜下出血	○○	X 年3/15	161	51→50→49.5	有	7	2	気管カニューレをレティナに変更し痰は減少．体重減少傾向あり栄養剤を増量．Best swallow は左下一側でのゼラチンスライス．来週から直接訓練を開始予定．ゴールは3食経口摂取(Gr. 7)．
症例2	80	男性	延髄外側症候群	××	X 年2/3	171	46→47	有	8	5	今週から45°左下一側で1食で食事開始．3/23採血データは問題なし．段階的摂食訓練．OE法併用．バルーン訓練，頭部挙上訓練継続．
症例3	76	女性	脳梗塞，慢性心不全	△△	X-1年1/14	142	36→37→37.5	有	4A	4A	お楽しみレベルで経口摂取．摂食条件は家族指導済．4/1 胃瘻造設予定．在宅調整．体重増加あるが心不全の悪化に注意．

例えば症例1は，嚥下機能評価を行い，最終的には3食経口摂取が可能となる見込み(Gr. 7)と評価され翌週から直接訓練を行う方針である．カンファレンスを行った時点ではまだ摂食訓練は開始されていない(Lv. 2)．

グレード(Gr.)とレベル(Lv.)の応用

1. リハビリテーションの効果の判定

レベルを用いると，患者の機能が改善した場合のみならず，環境調整などによりレベルが上がったり下がったりすることがわかる．例えば，何も摂食嚥下アプローチがなされていない施設でLv. 1と評価された患者が多数いるとする．リハビリテーション医や，嚥下専門看護師や言語聴覚士などの専門職が赴任し，嚥下体操や口腔ケアなどを導入すると多くの人がLv. 2に上がることとなる．患者の状態は変わらなくともレベルが上がることになるが，これは専門職という資本の投資が数値として評価できることを意味している(環境改善的アプローチ)．その結果，次にLv. 3, 4…となる人が出てくることが考えられる．機能が改善した

結果かもしれないし，単にそれまで評価がなされず食べさせて貰えなかっただけかもしれない．さらに嚥下食を導入することで，一気にLv. 7の人が増える可能性もある．この評価基準を用いることでリハビリテーションの効果を多面的に判定することが可能となる．

2. チームアプローチにおける共通言語

グレードとレベルは，チームアプローチにおける共通言語として，大変有用である．聖隷嚥下チームでは，毎週開催している嚥下カンファレンスで，入院患者を中心に治療方針やゴールを常に確認しているが，その際にグレードとレベルを明確に区別して評価を行っている．表4に嚥下カンファレンスで用いている資料の一例を示す．リストを用いながら，多職種(医師，歯科医師，薬剤師，看護師，栄養士，言語聴覚士，歯科衛生士など)

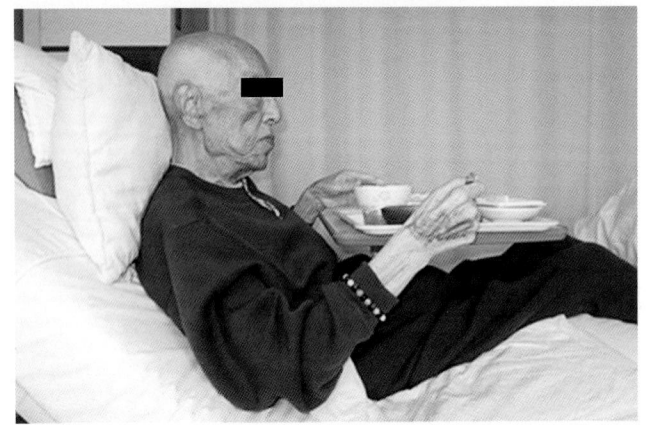

図1.
80代，男性．反復する誤嚥性肺炎
急性期病院で経口摂取は禁止（Lv. 1）とされたが，当院に嚥下リハビリテーション目的に転院．経鼻胃管を併用しながら嚥下訓練を開始（Lv. 3）．段階的摂食訓練（Lv. 5）を経て経鼻胃管を離脱，最終的には45°リクライニングでミキサー食を3食摂取可能となった（Lv. 7）．

退院時 入院時		経口摂取なし			代替栄養併用			経口摂取のみ				合計
		1	2	3	4	5	6	7	8	9	10	
経口摂取なし	1	2			1			1	1			5
	2	2	4		1	1		3	5	2		18
	3		1		1	1		4	1			8
代替栄養併用	4			1	2		1	1	1			6
	5								2	2		4
	6				1			2		1		4
経口摂取のみ	7				1			3	9	6	2	21
	8		1					2	27	11	16	57
	9											0
	10											0
合計		4	6	1	7	2	1	16	46	22	18	123

表5.
入退院時の FILS 変化

（文献5より）

で肺炎など有害事象の有無，体重の変化，家族背景や患者の心理状態，今後の方針などについて確認を行っている．ゴールをどこにおくかは施設の状況などによって大きく左右されるが，ゴールをチーム全体で共有できていないと混乱を招くもとになる．

Lv. の後に A（Assist，介助），リクライニング角度，摂食条件などを記載すれば，より詳細な評価が可能となる．例えば，Lv. 7A—45°—30 分と表記すれば，45°リクライニングで 30 分かけて介助により食事を摂取していることが一目でわかる．

図1 に示す症例では，初回の嚥下機能評価後に筆者らは Gr. 7（嚥下食で3食とも経口摂取可能）と評価したが，前医での摂食状況は Lv. 1（何もしていない）という状況であった（Gr. 7／Lv. 1）．この場合は，患者の QOL は著しく低下した状態であると評価できるが，嚥下評価が十分にできない施設などでは，このような状況の患者は多数いるものと思われる．また Gr. 7（嚥下食なら食べられる）であるが，Lv. 9（何でも食べてしまい，頻繁にムセている）の症例では，誤嚥性肺炎を発症したり窒息するリスクが大変高い状態である．

3．治療成績の可視化・エビデンスの構築

グレードやレベルは治療成績の可視化にも有用である．**表5** は当院の脳血管疾患患者の嚥下機能とその合併症が自宅復帰に及ぼす影響を調べたものである[5]．もともとグレードやレベルは国内の摂食嚥下障害の臨床現場や学会，論文などで広く使用されてきた．FILS はグレードをもとに作成されており，国内の摂食嚥下障害の臨床と親和性も高い．FILS を用いた臨床研究や論文の引用件数は増えてきており，摂食嚥下障害のエビデンスの構築にも役立つものと思われる．

4. 患者や家族への説明

またグレードやレベルは患者や家族への説明にも使用しやすい．10段階であることの利点として，患者や家族に説明しやすいという点が挙げられる．「100点(Lv. 10)満点で考えると今70点(Lv. 7)ですから，もう少し頑張りましょう」「まだ30点(Lv. 3)です．とりあえず70点(Lv. 7)が合格ラインです」「今は40点(Lv. 4)ですが，70点(Gr. 7)の能力はあると思います．頑張りましょう」などのように説明が容易であり，理解も得やすい．グレードやレベルが10段階になっている理由の1つでもある．

おわりに

グレードとレベルは混同して使用されることもあるが，両者を明確に区別して摂食嚥下障害の重症度を評価することで，治療のゴールをチーム全体で共有できる．レベルはFILSとして論文化されており，この領域のエビデンスの構築にも役立つ．

文　献

1) 藤島一郎，谷口　洋：脳卒中の摂食嚥下障害第3版．pp. 148-152, 医歯薬出版，2017.
   Summary 1993年に摂食嚥下障害のグレードが最初に発表された書籍の改訂版．脳卒中以外の摂食嚥下障害にも応用がきく内容となっている．

2) 聖隷嚥下チーム：嚥下障害ポケットマニュアル第4版．pp. 61-62, 医歯薬出版，2018.
   Summary ポケットに入る大きさながらも，臨床で必要な知識から最新の知見までがこの1冊に盛り込まれている．イラストや写真も多い．この1冊で摂食嚥下障害の臨床はほぼカバーできるベストセラー．

3) Kunieda K, et al：Reliability and Validity of a Tool to Measure the Severity of Dysphagia：The Food Intake LEVEL Scale. *J Pain Symptom Manage*, **46**：201-206, 2013.
   Summary 筆者らが摂食嚥下障害のレベルの信頼性と妥当性をFILSとして検証した論文．近年，国内の臨床研究を中心に国際論文でも多く引用されている．

4) Crary MA, et al：Initial psychometric assessment of a functional oral intake scale for dysphagia in stroke patients. *Arch Phys Med Rehabil*, **86**：1516-1520, 2005.

5) 岡本圭史ほか：リハビリテーション病院における脳血管疾患患者の嚥下機能とその合併症が自宅復帰に及ぼす影響．嚥下医学，**2**(2)：240-246, 2013.

MB Med Reha **No.240**：**134–138**, 2019

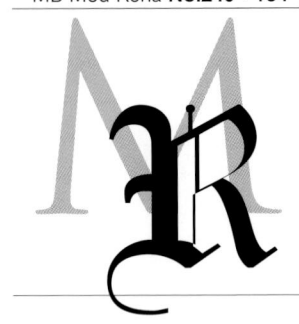

Ⅳ．摂食嚥下能力，摂食状況の評価
摂食状況の評価

谷口裕重*

Abstract 摂食嚥下障害患者は，たびたび「口から食べる」ことが困難となり，低栄養や脱水症に陥る．そのため，摂食嚥下障害の評価として，問診や食事観察によって，栄養摂取状況を把握することは重要である．さらに，摂食嚥下リハビリテーションを実施する場合にも，十分な栄養マネジメントを行うことによって，より良い機能回復が期待される．そのため，嚥下リハビリテーションプランを立案する際にも，患者の経口摂食状況および栄養摂取状況を評価し，栄養マネジメントをすることは重要である．本稿では，患者が実際に栄養を摂取している状態や摂食状況を，簡易的に数値化，視覚化して把握するためのツールとして ESS（eating status scale）と FOIS（functional oral intake scale）を紹介する．これらを臨床応用し，情報共有することで，多職種連携の手助けとしても利用できる．

Key words 摂食状況評価（food intake assessment），栄養摂取評価（nutrition intake assessment），eating status scale；ESS, functional oral intake scale；FOIS

摂食状況の評価

摂食嚥下障害患者の評価は，原疾患や障害の程度，症状の聴取はもちろんのこと，問診や観察によって「患者の摂食状況」や「栄養摂取の方法」を把握することが重要である．その理由は，摂食嚥下障害患者は，しばしば「口から食事を食べる」ことが困難となり，低栄養や脱水を生じるからである．さらに，摂食嚥下リハビリテーションを実施する場合にも，栄養マネジメントが不十分であると，過度な疲労や筋肉量の喪失など，負のサイクルへ陥る．そのため，嚥下リハビリテーションプランを立案する際にも，患者の現在の経口摂食状況および栄養摂取状況を把握し，評価することは重要である[1]．これらは評価法を使用し，数値化，視覚化することで，摂食嚥下障害患者への適切な栄養マネジメントを実施することが可能となる．

本稿では，患者が実際に摂取している栄養や調整食を簡易的に把握するためのツールとして ESS（eating status scale）と FOIS（functional oral intake scale）を紹介する．これらは，経口摂取の状況に加えて，ESS は経口摂取と経管栄養の割合，FOIS は患者の栄養摂取方法と調整食を把握する評価法である．これらを使用し，情報を共有することで，栄養状況の把握のみならず，多職種連携の手助けとなる．一方で，これらの方法は，嚥下重症度分類を反映していないことは理解しておく必要がある．

Eating status scale；ESS（**表 1**，**図 1**）
（**日本語標記：摂食状況スケール，摂食嚥下状況スケール，栄養摂取状況スケール**）

本評価は，患者の栄養摂取状況を簡易的に把握するためのスケールである[2]．摂取状況の項目と

* Hiroshige TANIGUCHI，〒 501-0296 岐阜県瑞穂市穂積 1851　朝日大学歯学部障害者歯科学分野，准教授

表 1. Eating status scale；ESS

① 摂取状態
5：経口調整不要*
4：経口調整要*
3：経口＞経管
2：経口＜経管
1：経管
② 医学的安定性**
A：安定
B：不安定

* ： 食物形態や体位など摂取時の工夫
** ： 医学的安定性の指標：
　　 誤嚥性肺炎，窒息，脱水，低栄養
　　 について1〜2か月にわたって問
　　 題ないこと．

（文献2より）

しては，「5：経口調整不要」，「4：経口調整要」，「3：経口＞経管」，「2：経口＜経管」，「1：経管」の全5項目にて構成されている．また，診察時の1〜2か月間において肺炎徴候や低栄養，窒息，脱水など医学的に問題ないか「A：安定」，「B：不安定」の2項目にて把握することが可能である．

「5：経口調整不要」では，常食を摂取しており，水分においても，とろみ剤の使用がないなど，食事の調整が不要な状態である．「4：経口調整要」，「3：経口＞経管」，「2：経口＜経管」では，経口調整食にどのような食形態が提供されているか視覚的聴取が必要である．理由としては，施設や在宅などによって経口調整食の表記方法が様々であるためである．主食を例に挙げると，「ゼリー粥」や「ミキサー粥」，副食であれば「なめらか食」や「ソ

フト食」など，形態は類似しているものの呼称が異なる場合がある．「3：経口＞経管」，「2：経口＜経管」，「1：経管」では，経管栄養法経路を把握する必要がある．経管栄養法には，末梢静脈栄養法や中心静脈栄養法，経鼻経管栄養法，胃瘻，腸瘻

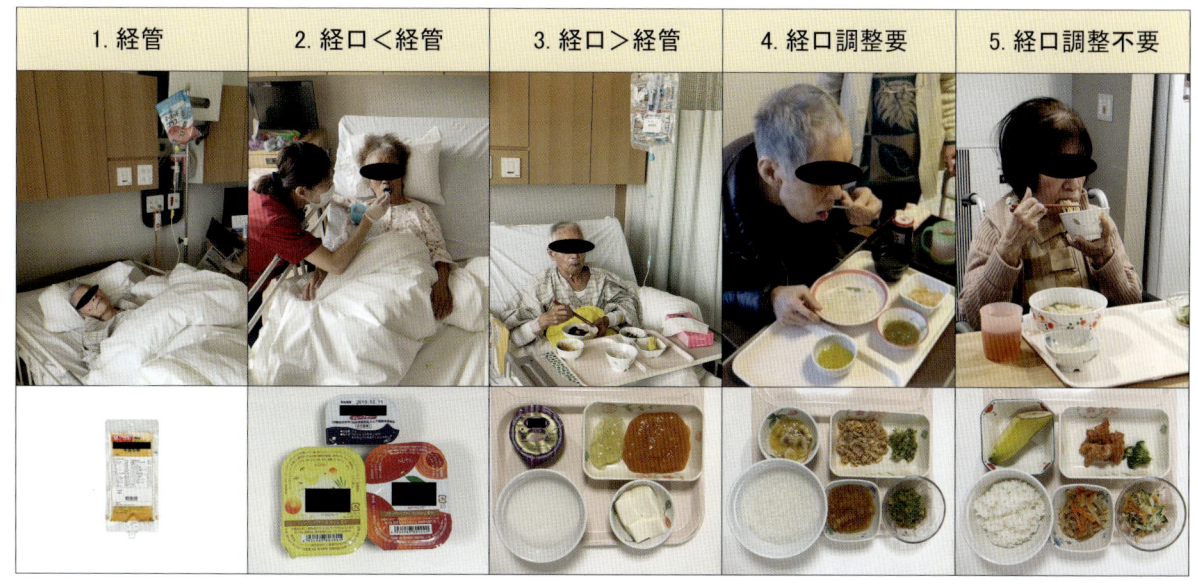

図 1. Eating status scale；ESS

1. 経管：主な栄養摂取経路は経管栄養である．写真は，胃瘻からの栄養摂取となっているが，末梢静脈栄養法や中心静脈栄養法，経鼻経管栄養法，腸瘻などが存在する．
2. 経口＜経管：主な栄養摂取経路は経管栄養であるが，直接訓練やお楽しみレベルなどでの経口摂取を併用する場合が該当する．写真は，胃瘻からの栄養摂取に加え，ゼリーを使用した直接訓練を実施している．
3. 経口＞経管：主な栄養摂取経路は経口である．写真は，経口だけでは栄養確保が不十分なため，末梢静脈栄養法を併用している．食形態は様々であり，ペースト〜常食まで患者の栄養状態を把握しながら決定される．
4. 経口調整要：栄養摂取は経口のみである．写真は，全粥・刻みあんかけ食を経口摂取している．調整食のみでは，栄養摂取が不足する場合が多く，栄養補助食品などが付与されることが多い．
5. 経口調整不要：経口のみで十分な栄養摂取を摂取することが可能である．写真は，常食に該当する麺類を摂取している．

表 2. Functional oral intake scale；FOIS

level 1：経口摂取なし
level 2：経管栄養とお楽しみレベルの経口摂取*
level 3：経管栄養と均一な物性の，液体もしくは食物の併用**
level 4：単一の均一な物性の，液体もしくは食物のみ経口摂取**
level 5：複数の均一な物性の，液体および食物を経口摂取しているが，特別な準備や代償が必要***
level 6：特別な準備は不要だが特定の食品の制限がある，複数の均一な物性の液体および食物****
level 7：制限なしでの経口摂取

    *　：ゼリーやプリン，とろみ水など
   **　：ピューレ，ミキサー食，ペースト食など
  ***　：刻みあんかけ食など
 ****　：軟菜食，やわらか食など

(文献 7 より)

など，様々存在する．栄養経路は，患者への栄養負荷状況だけではなく，全身状態によって決定される．例えば，「一時的に食事量が低下したため，不足分を末梢静脈栄養法にて併用した」や，「胃が

んによる胃全摘の既往があるために胃瘻造設が不可能で，腸瘻を増設した」など，患者背景や既往歴，併存疾患によって選択される．

ESS は，たびたび多職種での共通ツールとして使用されている．大規模病院[3)4)]や在宅[5)]において，医師，歯科医師，言語聴覚士，栄養士などの様々な職種が，ESS を使用し患者の摂食状況を把握している．しかしながら，実際の現場では，しばしば摂食状況と嚥下重症度が乖離しているため[6)]，ESS の評価と嚥下重症度が見合った食事が提供されることが重要である．

FOIS（functional oral intake scale）（表 2，図 2）（日本語標記：機能経口摂取スケール）

本評価は，脳卒中患者の嚥下障害に対する機能

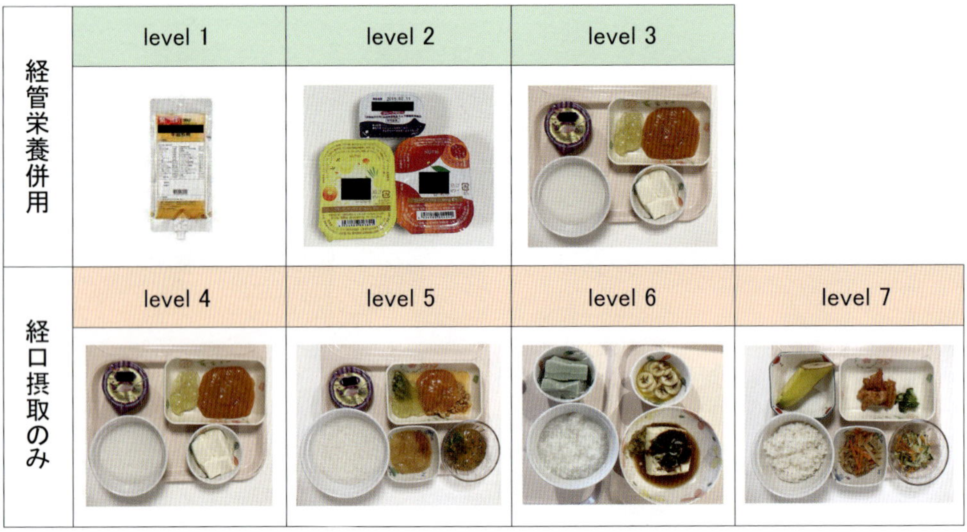

図 2. Functional oral intake scale；FOIS

level 1：胃瘻栄養剤を示す．他にも，末梢静脈栄養法や中心静脈栄養法，経鼻経管栄養法，腸瘻などが存在する．
level 2：お楽しみレベルや直接訓練で使用するゼリーを示す．その他，プリン，とろみ水の経口摂取が該当する．
level 3：ペースト食を示す．その他，ピューレやミキサー食など，均一な食形態が該当する．
level 4：食形態は level 3 と同等であるが，経管栄養を要さない場合である．調整食のみでは，栄養摂取が不足する場合が多く，栄養補助食品などが付与されることが多い．
level 5：刻みあんかけ食を示す．「形はあるが咀嚼を要さない」や「離水しない」といった工夫を必要とする．
level 6：軟飯，軟菜食を示す．特別な調整はしないが，噛み切りにくい「葉物野菜」や「パサパサした魚や肉」は避ける場合がある．
level 7：米飯，常食を示す．経口摂取にあたり，食事に特別な調整を要さない．

的経口摂取量の尺度としてCraryらによって提唱された．嚥下機能が経時的に変化する急性期脳卒中を対象としており，食物と液体摂取の臨床的変化を予測し，記録するツールとして報告されている[7]．FOISはFILSと同様に信頼性と妥当性が検証されており，海外だけではなく，国内でも幅広く使用されている．

摂取状況の項目は，「level 1：経口摂取なし」から「level 7：制限なく常食経口摂取」の全7項目にて構成されている．前述したESSと比較すると，患者の栄養摂取状況に加え，調整食がより細分化されている．Level 1，level 2，level 3までは経管栄養が存在し，それ以上は経口のみの栄養摂取となる．また，level 2からlevel 6では食形態や食品の種類を詳細に評価することが可能である．Level 2に表記される「お楽しみレベルの経口摂取」はゼリーやプリン，とろみ水が該当し，食事開始前の直接訓練も当レベルとなる．Level 3，level 4に表記される「均一な物性の液体もしくは食物」は，べたつかずまとまりやすいピューレやミキサー食，ペースト食が該当する．Level 5は，「複数の均一な物性の，液体および食物を経口摂取しているが，特別な準備や代償が必要」とする食物であり，「形はあるが咀嚼を要さない」や「離水しない」といった工夫を必要とする食品となり，刻みあんかけ食などが該当する．Level 6は，「特別な準備は不要だが特定の食品の制限がある，複数の均一な物性の液体および食物」で，軟菜食ややわらか食が該当する．このように，詳細な食形態の評価が可能なため，嚥下咽頭期だけではなく準備期における口腔内の状況も含めて評価が可能となる．そのため，本ツールを使用することで脳卒中患者だけではなく頭頸部がん患者[8]やパーキンソン病など神経筋変性疾患[9]に対しての評価としても使用されている．

文　献

1) 若林秀隆：リハビリテーションと臨床栄養．*Jpn J Rehabil Med*, **48**(4)：270-281, 2011.
   Summary　リハビリテーション栄養の重要性やエビデンスに加え，低栄養の原因やサルコペニアへの対応が記載されている．臨床応用に最適な文献である．

2) 小野木啓子ほか：嚥下造影検査最近の知見を含めて．臨床リハ，**11**：797-803, 2002.

3) Toda F, et al：Effect of swallowing rounds on the outcome of dysphagic patients. *Jpn J Compr Rehabil Sci*, **6**：50-55, 2015.
   Summary　急性期総合病院において，嚥下障害患者の嚥下機能の転機を食形態，ESS，DSS，肺炎の発症率をVEにて評価した文献である．摂食状況の評価としてESSを使用している．

4) 溝越恵里子ほか：急性期総合病院における嚥下回診の有用性．*Jpn J Compr Rehabil Sci*, **7**：73-79, 2017.
   Summary　急性期総合病院にて入院中の摂食嚥下障害患者に対し，VEを用いた嚥下回診の有用性を明らかにした文献である．摂食状況の評価としてESSを使用している．

5) 原　豪志ほか：胃瘻療養中の脳血管障害患者に対する心身機能と摂食状況の調査．老年歯科医，**29**(2)：57-65, 2014.
   Summary　胃瘻療養中の脳血管障害患者の心身機能と摂食状況を，複数の医療機関にて調査した文献である．摂食状況の評価としてESSを使用している．

6) 服部史子ほか：在宅および施設入居摂食・嚥下障害者の栄養摂取方法と嚥下機能の乖離．日摂食嚥下リハ会誌，**12**：101-108, 2008.
   Summary　在宅および施設の患者で，嚥下障害重症度と栄養摂取方法が乖離していることを報告した文献．

7) Crary MA, et al：Initial psychometric assessment of a functional oral intake scale for dysphagia in stroke patients. *Archi Phys Med Rehabil*, **86**(8)：1516-1520, 2005.
   Summary　脳卒中患者に対し，FOISの信頼性，妥当性を検討した論文．FOISを引用する際には必読の文献．

8) Crary MA, et al：Functional benefits of dysphagia therapy using adjunctive sEMG biofeedback. *Dysphagia*, **19**(3)：160-164, 2004.
   Summary　脳卒中および頭頸部癌治療後の摂食嚥

下障害患者に対し，機能転帰や治療期間，機能的変化に対する費用の遡及的分析を実施した文献．摂食状況の評価として FOIS を使用している.

9) Heijnen BJ, et al：Neuromuscular electrical stimulation versus traditional therapy in patients with Parkinson's disease and oropharyngeal dysphagia：effects on quality of life. *Dysphagia*, **27**(3)：336-345, 2012.

Summary パーキンソン病による摂食嚥下障害患者に対し，神経電気刺激（NMES）が与える効果を，健康関連生活の質（HRQOL）を用いて検証した文献．摂食状況の評価として FOIS を使用している.

MB Med Reha **No.240**：**139-146**, 2019

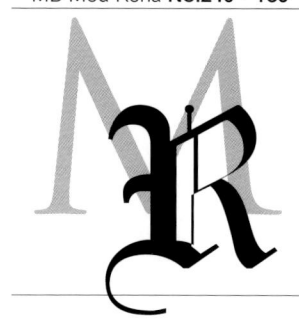

Ⅴ．トピックス
オーラルフレイルと口腔機能低下症の評価

菊谷　武*

Abstract　「オーラルフレイル」は，口の機能の低下に関する "負の連鎖" に対して警鐘を鳴らした概念であり，国民に対するプロモーションのための用語として用いられている．一方，「口腔機能低下症」は，保険診療に導入された病名で，①口腔衛生状態不良，②口腔乾燥，③咬合力低下，④舌口唇運動機能低下，⑤低舌圧，⑥咀嚼機能低下，⑦嚥下機能低下の存在の有無によって診断される．口への関心事の低下に端を発し，歯の喪失のリスクが高まり，噛めない食品の増加や滑舌の低下などから食品摂取の多様性が失われ，低栄養や重度の咀嚼障害，嚥下障害に至る一連の負の連鎖を断ち切るための取り組みが，国民運動レベルとともに，医療現場においても始まっている．

Key words　オーラルフレイル(oral frail)，口腔機能低下症(oral hypofunction)，舌圧(tongue strength)

はじめに
―オーラルフレイルと「口腔機能低下症」―[1]~[4]

「オーラルフレイル」は，口に関する "ささいな衰え" を放置または適切な処置がされないことにより，口の機能の低下，食べる機能の障害，さらには心身の機能低下までつながる "負の連鎖" に対して警鐘を鳴らした概念であり，国民に対するプロモーションのための用語として用いられている．概念図(**図1**)が示すようにオーラルフレイルは，口への関心事の低下に端を発し，歯の喪失のリスクが高まり，噛めない食品の増加や滑舌の低下などから食品摂取の多様性が失われ，低栄養や重度の咀嚼障害，嚥下障害に至る一連の負の連鎖を表している．ここで言う，口の機能の低下が顕在化したフェーズにおいては，歯科診療所での専門的な対応が必要であるとされ，「口腔機能低下症」として，保険診療に導入された．

口腔機能が低下する要因とは

1．歯の欠損による口腔機能の低下

口腔機能を維持することは，偏りのない必要十分な栄養を摂取できることにつながり健康長寿に寄与する．これまで多くの研究によって口腔機能の維持に欠かせない咬合支持の存在が栄養摂取の適正化や栄養状態の維持，生命予後の改善に寄与することが報告されている[5]．8020 運動をはじめとする歯科保健の推進によって，高齢者においても多くの歯を保持する者が増加しているのは周知の事実である．一方で，50 歳台より歯を失う者の割合の増加は始まっており，咀嚼機能の低下を示す徴候は高齢期を迎える前から始まっていることがわかる．歯の欠損に伴う口腔機能低下に対する予防対策は，より若い段階からの取り組みが必要となる．

2．運動機能低下による口腔機能の低下

8020 者が増加する中，依然として口腔機能の低

* Takeshi KIKUTANI，〒 184-0011 東京都小金井市東町 4-44-19　日本歯科大学口腔リハビリテーション多摩クリニック，院長

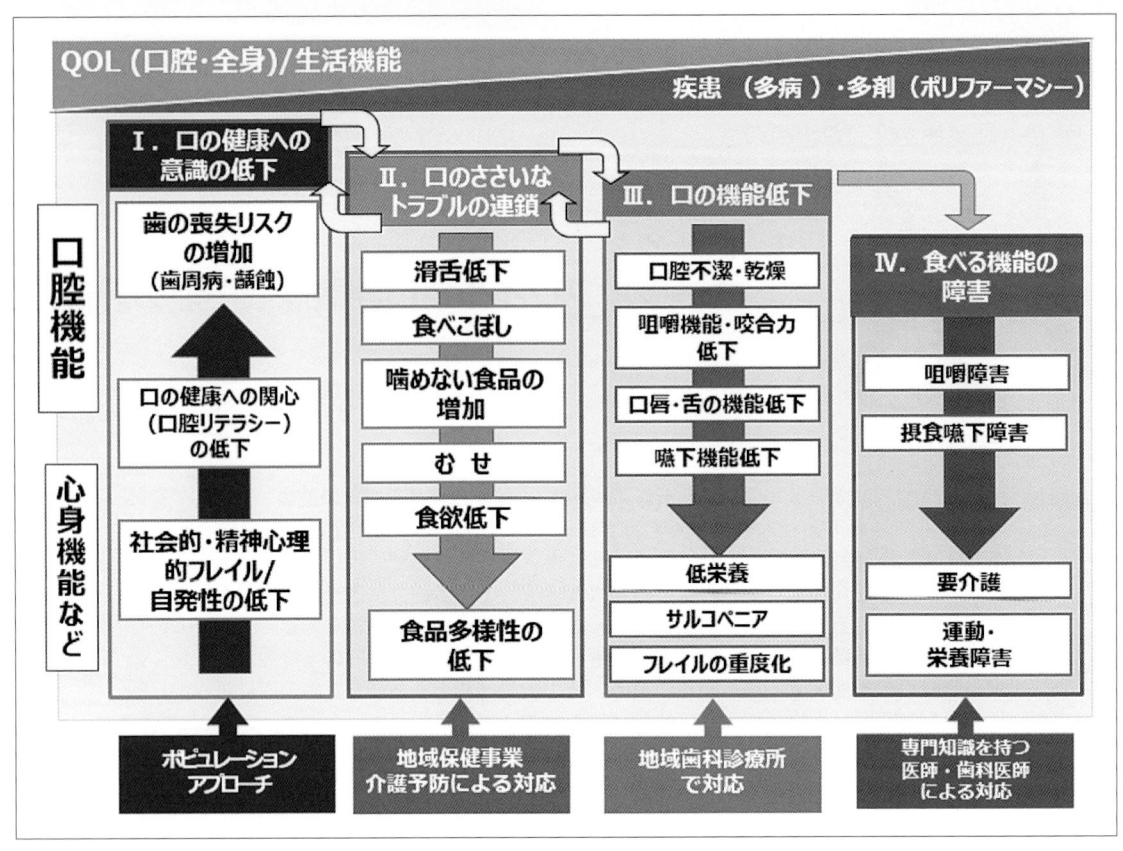

図 1. オーラルフレイル概念図（2018 年版）
（鈴木隆雄ほか 2013 年作成を神奈川県オーラルフレイル PJ チームが 2018 年改変）

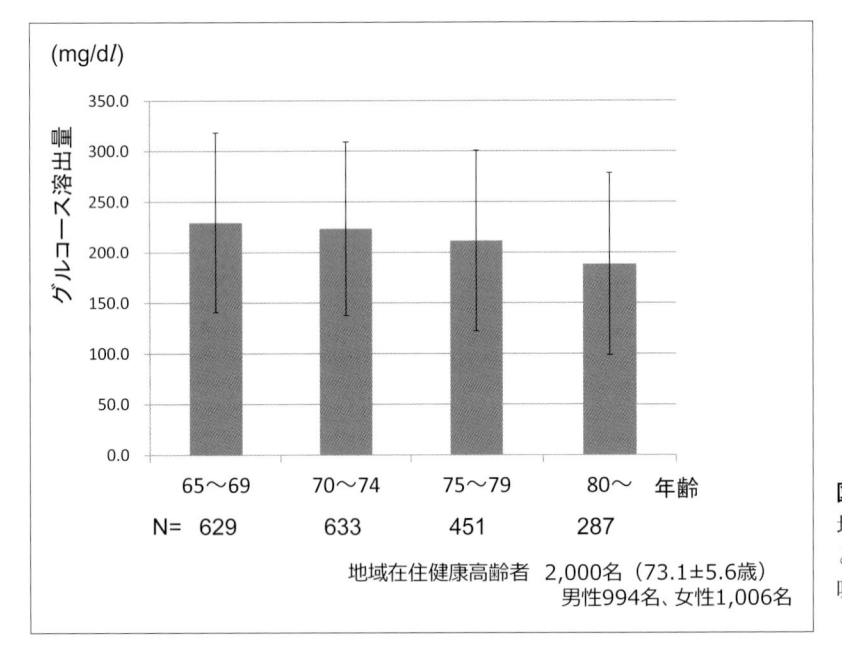

図 2.
地域在住高齢者における咀嚼力
と年齢との関連
咀嚼力は加齢とともに低下する.

下した者の数は増え続けている. 口腔機能は, 咬
合支持の存在だけでなく, 口腔の運動機能にも大
きな影響を受けると考える. 年齢ごとに無作為に
抽出した 2,000 名（73.1±5.6 歳）の高齢者を対象

に後に示すグミゼリーによる咀嚼能力の検討を
行った. その結果, 年齢ごとに咀嚼能力が徐々に
低下することが示された（**図 2**）[6]. 一方で, この咀
嚼力に影響を与えていたのは, 天然歯の数や咬合

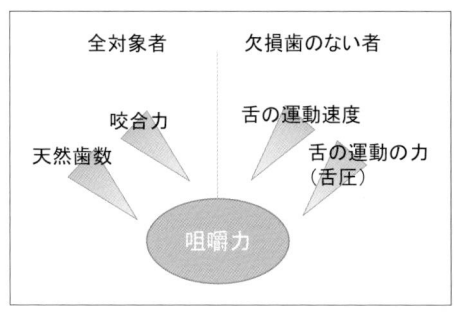

図 3. 咀嚼力への関与因子
無作為抽出した地域在住高齢者においては，咀嚼力に対し天然歯数や咬合力が強く関与し，欠損歯が全くない者については，舌の機能が強く関与していた.

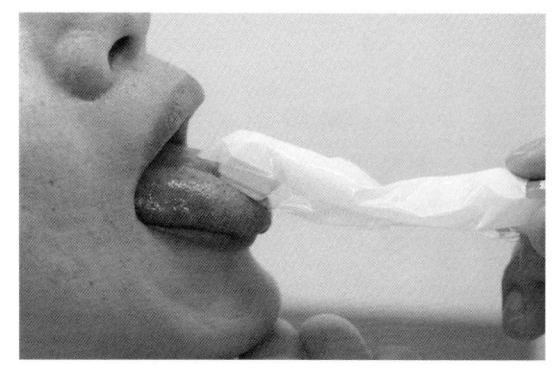

図 4. 口腔水分計（ムーカス）による口腔乾燥の検査

支持の有無に加えて，咬合力と舌の運動の速度（運動の巧緻性）と舌の運動の力（舌圧）であった（図3）[7]. この結果から言えるのは，咀嚼力は加齢に伴う，または疾患に伴う口腔の運動機能の影響を強く受けるということである. 我々は，運動機能に影響を受ける咀嚼力の低下や咀嚼障害を運動障害性咀嚼障害と呼んでいる.

「口腔機能低下症」を診断するにあたって

「口腔機能低下症」を診断するにあたり，その恐れのある者をトリアージしなければならない. 例えば，歯科診療室での患者の歩行状態を観察することは身体機能を評価する絶好の機会となる. すなわち，歩行速度や歩行の際のスムースさなど，四肢体幹の運動機能やバランスなどの変化を読み取ることができる. さらに，医療面接の場面では，患者の表情や言葉の流暢さは，表情筋や構音器官の運動の評価につながる. また，面接内容によって認知機能の変化や意欲の変化などを知る機会にもなる. 最近提示した指導内容をしっかり覚え，実践できているか，口腔衛生や健康意識への興味が失われていないかなどである. 高齢者の自発性の低下は口腔衛生状態を悪化させ，歯科疾患の急激な発症や悪化を招く. また，口腔衛生状態の悪化は，口腔器官の運動機能の低下に伴う自浄作用の変化に基づく場合もある. 診療中にみられる，むせも重要な所見である. 通常，仰臥位で水分を口腔内に保持するためには，舌の後方を挙上させ軟口蓋と接触させることにより口腔と咽頭を遮断

させている（舌口蓋閉鎖）が，口腔機能が低下するとこの舌口蓋閉鎖が困難となり，水分が咽頭へと流入するため，時として誤嚥し，むせ込むことがある.

口腔機能低下を診断する

1．歯科診療報酬に基づく口腔機能低下症の診断

診断には，口腔機能精密検査として，7つの下位症状（①口腔衛生状態不良，②口腔乾燥，③咬合力低下，④舌口唇運動機能低下，⑤低舌圧，⑥咀嚼機能低下，⑦嚥下機能低下）についての検査を行うとされている. 日本歯科医学会が示した「口腔機能低下症に関する基本的な考え方」〔http://www.jads.jp/basic/pdf/document_02.pdf〕を参考に解説する.

1）口腔衛生状態不良の検査

口腔衛生状態不良の検査は，視診により tongue coating index（TCI）を用いて，舌苔の付着程度を評価する. 舌表面を9分割し，それぞれのエリアに対して舌苔の付着程度を3段階（スコア0，1または2）で評価し，合計スコアを算出する. TCI が50％以上（合計スコアが9点以上）ならば口腔衛生状態不良とする.

2）口腔乾燥の検査

口腔乾燥の検査は，口腔粘膜湿潤度または唾液量で評価する.

a）口腔粘膜湿潤度：口腔水分計（ムーカス，㈱ライフ製）を使用して，舌尖から約10 mm の舌背中央部における口腔粘膜湿潤度を計測する. 測定値27.0 未満を口腔乾燥とする（図4）[8].

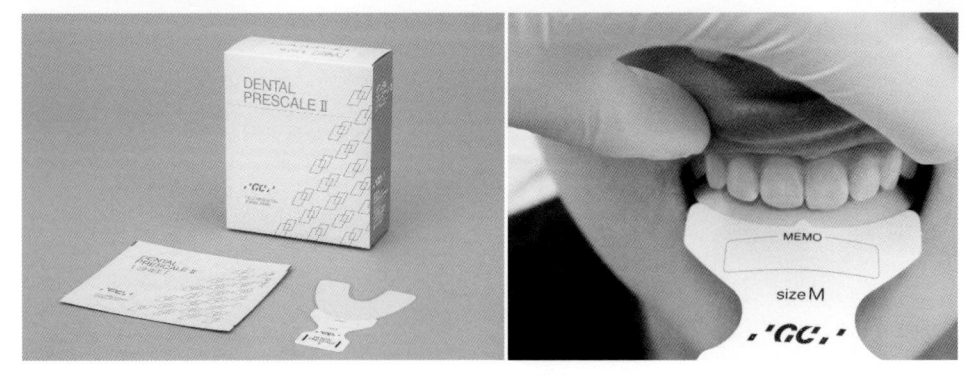

図 5. 咬合圧検査
感圧フィルム(咬合力測定システム用フィルム:デンタルプレスケールⅡ,ジーシー製)を用いて咬合力を測定する.

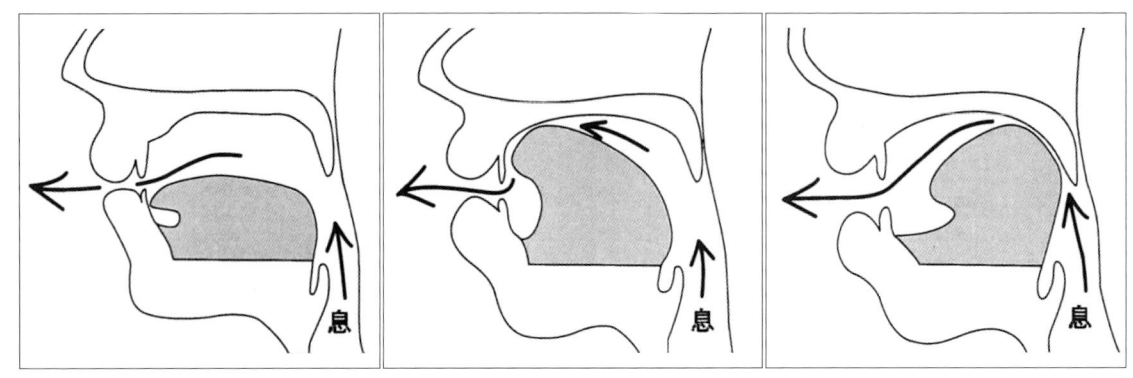

図 6. ディアドコキネシス
「pa」は口唇閉鎖運動の,「ta」は舌の先の運動の,「ka」舌の後方部の挙上運動の運動の速度,巧緻性を評価する.
いずれかが6回/秒未満を舌口唇運動機能低下とする.

b)唾液量:唾液量を直接測定する(サクソンテスト).医療ガーゼを舌下部に置き,咀嚼様の運動を2分間行わせ,分泌した唾液をガーゼに浸みこませ,ガーゼの重量を測定することで分泌された唾液の重量を知る.2分間で2g以下の重量増加を口腔乾燥ありとする[9].

3)咬合力低下の検査(図5)

a)咬合圧検査:感圧フィルム(咬合力測定システム用フィルム:デンタルプレスケールⅡ,ジーシー製)を用いて,咬頭嵌合位における咬合力を計測する.シート内には圧力を受けると破壊されるマイクロカプセルが含まれており,発色の程度を専用分析ソフト(咬合力分析ソフト「バイトフォース アナライザ」)と連動したスキャナーで読み込む.測定値が500N未満を咬合力低下とする.

b)残存歯数:残存歯数が,残根と動揺度3の歯を除いて20歯未満の場合に咬合力低下とする.

4)舌口唇運動機能低下の検査:オーラルディアドコキネシス(図6)

/pa/,/ta/,/ka/それぞれの音節の5秒間での発音回数を計測する./pa/,/ta/,/ka/のいずれかの1秒当たりの回数が6回未満を舌口唇運動機能低下とする.数だけではなく,リズミカルにはっきりとした発音で言えているか評価する.それぞれの音の構音点から,/pa/では口唇閉鎖運動,/ta/では舌の先の運動,/ka/では舌の後方部の挙上運動がそれぞれどの程度連続してできるかを評価することになる./pa//ta//ka/を連続して発音させると,口唇から舌の後方部までの連続動作を評価することができる.

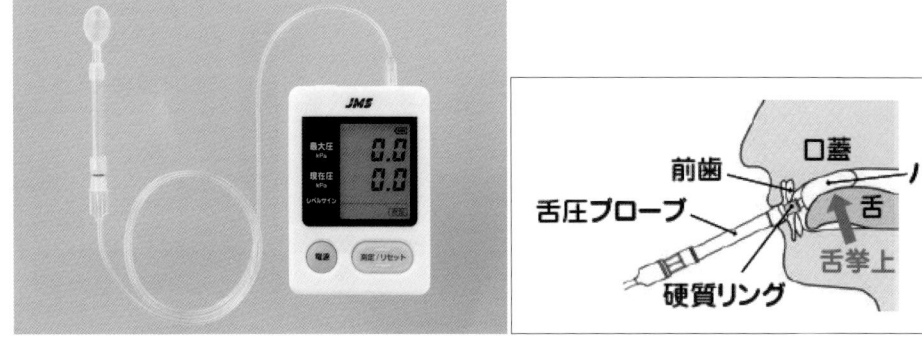

図 7. JMS 社製舌圧測定器による舌圧測定

5）低舌圧の検査

舌圧は，JMS 社製舌圧測定器（**図 7**）を用い測定することが可能である．測定時は，硬質リング部を上下顎前歯で軽くはさむようにして，唇を閉じ，バルーンを舌で口蓋皺壁に向けて押し潰させる．口腔機能低下症を示す値としては，舌圧 30 kPa 未満である．

6）咀嚼機能低下の検査（図 8）

咀嚼機能低下の検査は，咀嚼能力検査（グルコース含有グミゼリー咀嚼時のグルコース溶出量を測定するもの），または咀嚼能率スコア法を用いる．

a）咀嚼能力検査：2 g のグミゼリー（グルコラム，ジーシー製）を 20 秒間自由咀嚼させた後，10 ml の水で含嗽させ，グミと水を濾過用メッシュ内に吐き出させ，メッシュを通過した溶液中のグルコース溶出量を咀嚼能力検査システム（グルコセンサー GS-Ⅱ，ジーシー製）にて溶出グルコース濃度を測定する．グルコース濃度が 100 mg/dl 未満を咀嚼機能低下とする[10]．

b）咀嚼能率スコア法：咀嚼能率スコア法は，グミゼリー（咀嚼能率検査用グミゼリー，UHA 味覚糖製）を 30 回咀嚼後，粉砕度を視覚資料と照合して評価する．スコア 0，1，2 の場合，咀嚼機能低下とする[11]．

7）嚥下機能低下の検査

嚥下機能低下の検査は，嚥下スクリーニング検査（EAT-10）または自記式質問票（聖隷式嚥下質問紙）のいずれかの方法で評価する．

a）嚥下スクリーニング検査（EAT-10）（図 9）：嚥下スクリーニング質問紙（The 10-item eating assessment tool；EAT-10）を用いて評価す

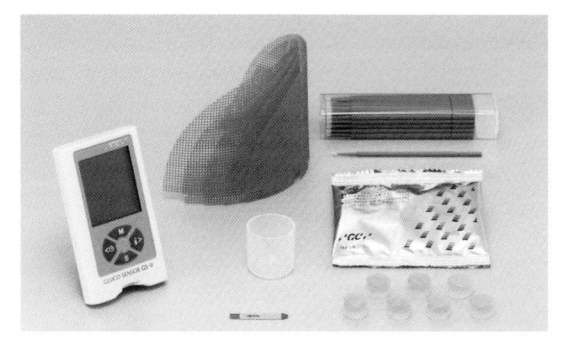

図 8. 咀嚼能力検査
グルコース含有グミゼリーを使用し咀嚼時のグルコース溶出量を測定する．

る．質問紙はネスレニュートリションの HP〔https://www.nestlehealthscience.jp/inform/documents/eat-10_japanese.pdf〕よりダウンロード可能である

b）自記式質問票「聖隷式嚥下質問紙」（図 10）：自記式質問票「聖隷式嚥下質問紙」を用いて，より頻繁に起こる，または，重症を疑わせる回答に答えた項目（A）が 1 つ以上ある場合を嚥下機能低下とする．質問紙は，エルメッド株式会社の HP〔http://www.emec-med.com/swallow/qsheet.html〕よりダウンロード可能である．

文　献

1）菊谷　武：チェアサイドオーラルフレイルの診かた　歯科医院で気づく，対応する口腔機能低下症．第 2 版，医歯薬出版，2019.
2）飯島勝矢（研究代表者）ほか：「食（栄養）および口腔機能に着目した加齢症候群の概念の確立と介護予防（虚弱化予防）から要介護状態に至る口腔ケアの包括的対策の構築に関する研究」報告書．平成 25 年度老人保健健康増進等事業，2015.

EAT-10（イート・テン）
嚥下スクリーニングツール

Nestlé
Nutrition Institute

氏名：　　　　　　　性別：　　　年齢：　　　　日付：　年　　月　　日

目的

EAT-10は、嚥下の機能を測るためのものです。
気になる症状や治療についてはかかりつけ医にご相談ください。

A. 指示

各質問で、あてはまる点数を四角の中に記入してください。
問い：以下の問題について、あなたはどの程度経験されていますか？

質問1：飲み込みの問題が原因で、体重が減少した
0＝問題なし
1
2
3
4＝ひどく問題

質問2：飲み込みの問題が外食に行くための障害になっている
0＝問題なし
1
2
3
4＝ひどく問題

質問3：液体を飲み込む時に、余分な努力が必要だ
0＝問題なし
1
2
3
4＝ひどく問題

質問4：固形物を飲み込む時に、余分な努力が必要だ
0＝問題なし
1
2
3
4＝ひどく問題

質問5：錠剤を飲み込む時に、余分な努力が必要だ
0＝問題なし
1
2
3
4＝ひどく問題

質問6：飲み込むことが苦痛だ
0＝問題なし
1
2
3
4＝ひどく問題

質問7：食べる喜びが飲み込みによって影響を受けている
0＝問題なし
1
2
3
4＝ひどく問題

質問8：飲み込む時に食べ物がのどに引っかかる
0＝問題なし
1
2
3
4＝ひどく問題

質問9：食べる時に咳が出る
0＝問題なし
1
2
3
4＝ひどく問題

質問10：飲み込むことはストレスが多い
0＝問題なし
1
2
3
4＝ひどく問題

B. 採点

上記の点数を足して、合計点数を四角の中に記入してください。　　　合計点数（最大40点）

C. 次にすべきこと

EAT-10の合計点数が3点以上の場合、嚥下の効率や安全性について専門医に相談することをお勧めします。

図 9. EAT-10

質問シート

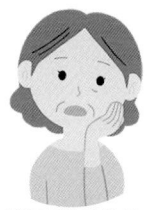

氏名			平成　年　月　日
年齢　　　歳	身長　　　cm	体重　　　kg	
回答者　本人　・　配偶者　・　(　　　　　)			

あなたの嚥下（飲み込み、食べ物を口から食べて胃まで運ぶこと）の状態についていくつかの質問をいたします。
ここ 2、3 年から最近のことについてお答え下さい。
いずれも大切な症状ですので、よく読んで A, B, C のいずれかをチェック（✔）して下さい。

	A	B	C
1. 肺炎と診断されたことがありますか？	□ 繰り返す	□ 一度だけ	□ な し
2. やせてきましたか？	□ 明らかに	□ わずかに	□ な し
3. 物が飲み込みにくいと感じることがありますか？	□ しばしば	□ ときどき	□ な し
4. 食事中にむせることがありますか？	□ しばしば	□ ときどき	□ な し
5. お茶を飲むときにむせることがありますか？	□ しばしば	□ ときどき	□ な し
6. 食事中や食後、それ以外の時にものどがゴロゴロ（痰がからんだ感じ）することがありますか？	□ しばしば	□ ときどき	□ な し
7. のどに食べ物が残る感じがすることがありますか？	□ しばしば	□ ときどき	□ な し
8. 食べるのが遅くなりましたか？	□ たいへん	□ わずかに	□ な し
9. 硬いものが食べにくくなりましたか？	□ たいへん	□ わずかに	□ な し
10. 口から食べ物がこぼれることがありますか？	□ しばしば	□ ときどき	□ な し
11. 口の中に食べ物が残ることがありますか？	□ しばしば	□ ときどき	□ な し
12. 食物や酸っぱい液が胃からのどに戻ってくることがありますか？	□ しばしば	□ ときどき	□ な し
13. 胸に食べ物が残ったり、つまった感じがすることがありますか？	□ しばしば	□ ときどき	□ な し
14. 夜、咳で眠れなかったり目覚めることがありますか？	□ しばしば	□ ときどき	□ な し
15. 声がかすれてきましたか？　（がらがら声、かすれ声など）	□ たいへん	□ わずかに	□ な し

合計：　A. ＿＿＿＿　　B. ＿＿＿＿　　C. ＿＿＿＿

各問に対し、ひとつでも「A」に回答があった場合は嚥下障害の可能性が高い、
全てに「B」「C」と回答した場合は正常（嚥下障害なし）と判断します。

出典：大熊るり、藤島一郎、小島千枝子、他：摂食・嚥下障害
スクリーニングのための質問紙の開発. 日本摂食嚥下
リハ会誌 6(1)：3-8,2002（一部修正）

CODE EE (1)319
2017年7月作成

図 10.　自記式質問票「聖隷式嚥下質問紙」

3) 神奈川県健康増進課, 一般社団法人神奈川県歯科医師会:オーラルフレイルハンドブック. 2018. 〔http://www.pref.kanagawa.jp/docs/cz6/cnt/s001//documents/kanagawahandbook.pdf〕

4) 菊谷　武:チェアサイドオーラルフレイルの診かた―歯科医院で気づく, 対応する口腔機能低下症―, 第2版, 医歯薬出版, 2018.

5) Kikutani T, et al:Relationship between nutrition status and dental occlusion in community-dwelling frail elderly people. *Geriatr Gerontol Int*, **13**:50-54, 2013.

6) 菊谷　武:サルコペニアと口腔機能との関係に関する研究. 飯島勝矢(主任研究者)平成24年度厚生労働科学研究費補助金(長寿科学総合研究事業)虚弱・サルコペニアモデルを踏まえた高齢者食生活支援の枠組みと包括的介護予防プログラムの考案および検証を目的とした調査研究報告書, 2012.

7) Sagawa K, et al:Tongue function is important for masticatory performance in the healthy elderly. *J Prosthodont Res*, **63**(1):31-34, 2019.

8) Fukushima Y, et al:Evaluation of oral wetness using an improved moisture-checking device for the diagnosis of dry mouth. *Oral Science International*, **14**:33-36, 2017.

9) Peter FK, Margaret EW:A quantitative test for xerostomia―The Saxon test, an oral equivalent of the Schirmer test―. *Arthritis Rheum*, **28**:1128-1132, 1985.

10) Tanaka Y, Shiga H:Masticatory performance of the elderly as seen from differences in occlusal support of residual teeth. *J Prosthodont Res*, **62**(3):375-378, 2018. doi:10.1016/j.jpor.2018.01.007.

11) Nokubi T, et al:Validity and reliability of a visual scoring method for masticatory ability using test gummy jelly. *Gerodontology*, **30**(1):76-82, 2013.

MB Med Reha **No.240**：147-152, 2019

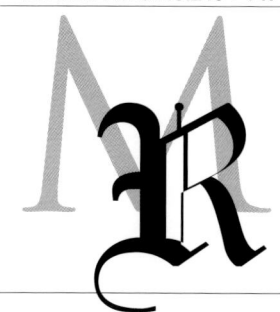

特集／これでナットク！摂食嚥下機能評価のコツ

Ⅴ．トピックス

食道機能の評価
―摂食嚥下障害に関連する食道機能の障害とその評価法を中心に―

栗林志行[*1]　　保坂浩子[*2]　　草野元康[*3]　　浦岡俊夫[*4]

Abstract 咽喉頭の障害だけではなく，食道がんなどの食道の器質的疾患や食道運動障害もつかえ感の原因となり得る．器質的疾患の鑑別には上部消化管内視鏡検査が有用であり，悪性腫瘍だけではなく，食道アカラシアや逆流性食道炎，好酸球性食道炎などのつかえ感をきたし得る疾患を診断することができる．食道運動障害の診断には食道内圧測定が行われている．近年では高解像度食道内圧測定（high-resolution manometry；HRM）と HRM を用いたシカゴ分類が開発され，食道運動障害の診断は大きく変化した．本邦でも，食道アカラシアに対する新しい内視鏡治療である per-oral endoscopic myotomy（POEM）の開発とともに，HRM を行う施設が増加している．食道運動障害の診断には食道内圧測定が必要であるが，HRM を行うことのできる施設は限られており，HRM を行うことができない施設では食道造影検査を行い，食道運動障害が疑われる場合には専門施設へ紹介する方針が望ましいのではないかと思われる．

Key words 食道内圧測定（esophageal manometry），高解像度食道内圧測定（high-resolution manometry），シカゴ分類（Chicago classification）

はじめに

食事のつかえ感を訴える場合，咽喉頭の機能異常により嚥下障害が原因となっているケースだけではなく，食道の運動障害が原因になっている場合も少なくない．本稿では，食道運動の評価法と食道運動障害の診断に的を絞って解説する．

嚥下に伴う咽喉頭および食道運動

1．口腔から上部食道括約部まで

食物を嚥下する際には，まず口腔内に食物を溜め，その後，舌により食物が咽喉頭に押し出される．咽喉頭に食物が到達すると，口蓋垂および声帯が気道を塞ぐ．咽喉頭の収縮により食物が押し出される際に，上部食道括約部（upper esophageal sphincter；UES）が弛緩することで，食物が食道に入る．これらの要素が関連して行われることで，正常な嚥下が可能となる．

2．上部食道括約部から食道胃接合部まで

嚥下後に食道内にボーラスが入ると，食道近位部から遠位部に伝播する 1 次蠕動波が認められ，この蠕動波によりボーラスは食道近位部から遠位部に運ばれる．通常食道胃接合部は高圧帯を呈しており，胃酸を含む胃内容物が食道内に逆流することを防いでいるが，嚥下に伴って食道胃接合部が弛緩し，食道下部に運ばれてきたボーラスが食道から胃へ流入する．

[*1] Shiko KURIBAYASHI，〒 371-8511 群馬県前橋市昭和町 3-39-15 群馬大学医学部附属病院消化器・肝臓内科／臨床試験部，助教
[*2] Hiroko HOSAKA，同病院消化器・肝臓内科
[*3] Motoyasu KUSANO，同科
[*4] Toshio URAOKA，同大学医学部附属病院消化器・肝臓内科／同大学大学院医学系研究科消化器・肝臓内科学，教授

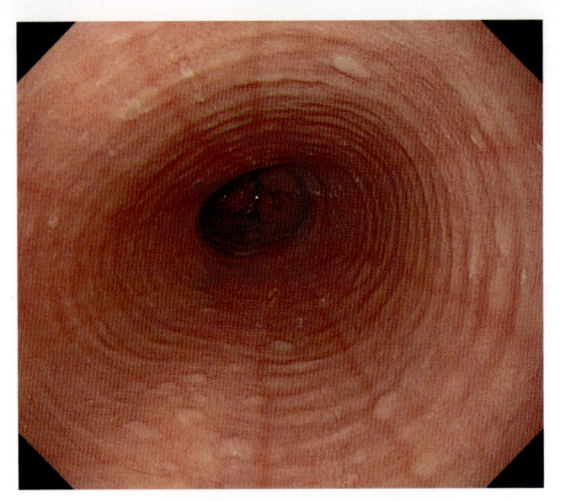

図 1. 好酸球性食道炎の内視鏡所見
縦走溝と輪状ひだが認められる.
（文献 5 より引用）

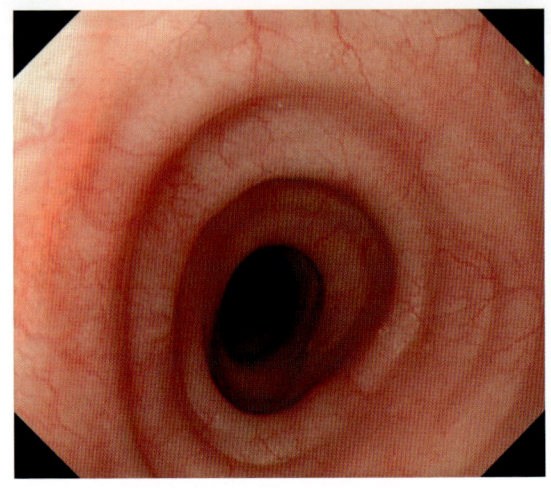

図 2. コークスクリュー様所見
食道がコークスクリュー様に収縮している.
食道運動障害を疑う所見である.
（文献 5 より引用）

食道機能評価法

1．上部消化管内視鏡検査

食道運動障害の診断では，食道がんなどの器質的疾患を除外することが非常に重要である．日本消化管学会から発刊されている「食道運動障害診療指針」[1]では嚥下困難に対する診断フローチャートが提示されているが，まずは上部消化管内視鏡検査を行うことが推奨されている．悪性腫瘍以外に嚥下障害をきたし得る器質的疾患としては，逆流性食道炎や好酸球性食道炎が知られており，こうした疾患の診断には内視鏡検査が必要である．逆流性食道炎ではつかえ感を訴える症例が少なくない．逆流性食道炎による炎症が粘膜だけではなく筋層にも及び，食道運動が障害されると考えられており[2,3]，こうした患者ではプロトンポンプ阻害薬などの酸分泌抑制薬を投与すると症状の改善がみられる．また，近年では好酸球性食道炎は高率に食道運動障害を伴うことが報告されており，注目されている[4]．好酸球性食道炎では典型的な内視鏡所見（**図 1**）を呈する場合には，内視鏡検査だけでも診断し得るが，特徴的な内視鏡所見を呈さない場合もあり，好酸球性食道炎の鑑別には内視鏡検査時に生検を行い，好酸球浸潤の評価をしなければならない．

器質的疾患の鑑別以外にも内視鏡検査で食道の運動異常を評価できる場合もある．典型的な食道アカラシアでは，食道の拡張や蛇行，食道胃接合部の狭窄が認められ，上部消化管内視鏡検査でも十分診断し得る[5]．また，食道体部の運動異常としては，コークスクリュー様所見（**図 2**）が知られており，内視鏡検査時に食道がコークスクリュー様に収縮する様子が観察できる．ただし，こうした所見がない食道運動障害も少なくないため，上部消化管内視鏡検査だけでは食道運動異常の存在を否定することはできない．

2．食道内圧測定

食道内の圧を測定することにより，食道運動を評価する検査である．測定方法として，カテーテルの side hole から微量の水を持続的に流し，その水の流れを妨げる力を測定する infused catheter 法と，カテーテルに直接圧トランスデューサーを配置して食道内の圧を測定する microtransducer 法がある．

1）Conventional manometry

食道胃接合部の位置は呼吸性に上下に変動することから，1 点での圧測定では食道胃接合部圧を持続的に測定することは困難であった．そこで，6 cm の受圧体の下に水を流すことにより，呼吸性変動があっても連続的に圧が測定できるようにした sleeve sensor が開発された[6]．下記の高解像度食道内圧測定（high-resolution manometry；HRM）が開発されるまでは，sleeve sensor を用い

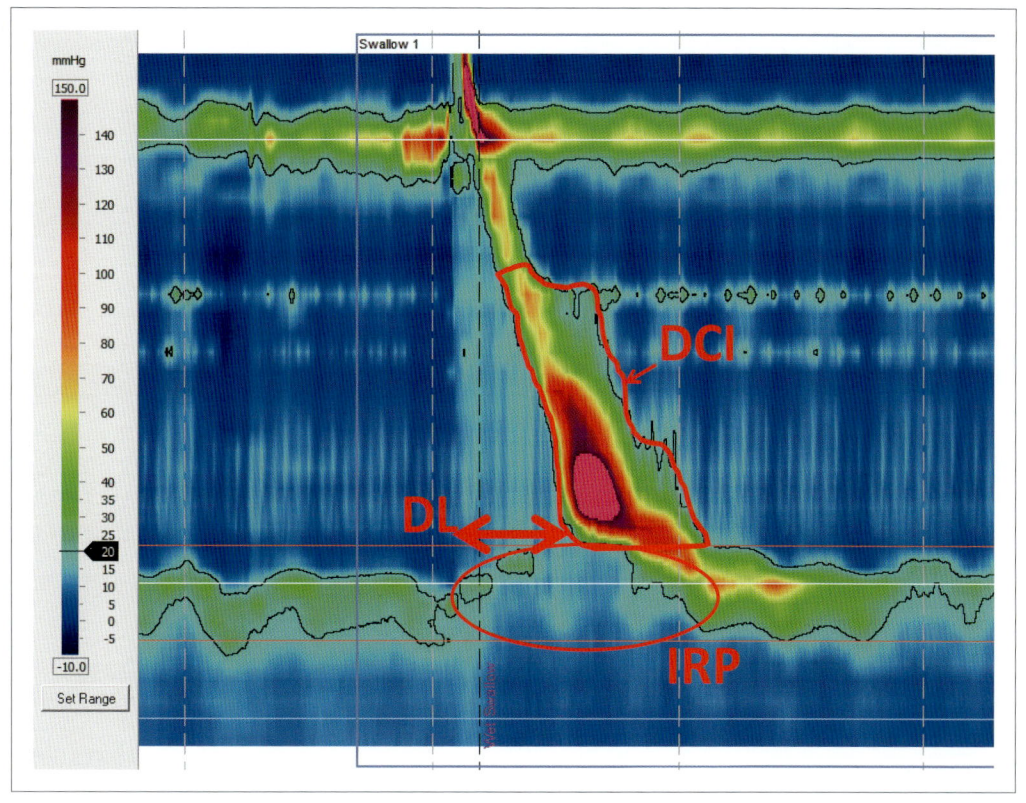

図 3. シカゴ分類の各パラメータ
DCI：distal contractile integral，DL：distal latency，IRP：integrated relaxation pressure
（文献 12 より引用）

た infused catheter 法での食道内圧測定が広く行われていた．従来の食道内圧測定では，通常 5～7 cm 間隔で 3～5 か所の食道体部圧を測定することが多く，HRM と比較して conventional manometry と呼ばれている．

Conventional manometry では，まず食道胃接合部を同定する必要がある．カテーテルを胃内に押し込んだ状態から，徐々に引き抜いてきて，その圧変化から食道胃接合部の高圧帯の位置を確認し，sleeve sensor を高圧帯に位置させなければならない．この作業には食道の生理学的な理解が必要であり，初心者にはやや困難であった．

Conventional manometry では使用するカテーテルにより，食道体部の測定ポイントが異なっており，1 次蠕動波を評価する各パラーメータを定量的に評価することは困難であった．Conventional manometry でも十分食道運動を評価することができるものの，conventional manometry を用いた食道運動障害の診断基準は各疾患に特徴

的な内圧所見が箇条書きになっており[7]，食道内圧測定に精通していなければ診断が難しかった．

2）高解像度食道内圧測定（HRM）

36 個の microtransducer を 1 cm 間隔でカテーテルに配置して，下咽頭から胃までまんべんなく内圧を測定する方法である．Microtransducer 法では呼吸性に位置が変動する食道胃接合部を持続的に測定できなかったが，任意の幅の最大圧を表示する e-sleeve 機能が開発され，HRM でも食道胃接合部圧を持続的に測定できるようになった．HRM ではカテーテルを挿入するだけで，高圧帯を認識することができ，conventional manometry のような作業を必要としない．

Conventional manometry では圧測定ポイント間にある程度の間隔があるため，ポイント間に限局した運動異常を捉えることは難しかった．一方，HRM ではこの死角がないため，狭い範囲に限局する運動異常も捉えることが可能となった．

HRM では圧測定ポイントが 1 cm 間隔に統一さ

Contraction vigor	
Failed	DCI<100 mmHg-s-cm
Weak	DCI>100 mmHg-s-cm, but<450 mmHg-s-cm
Ineffective	Failed or Weak
Normal	DCI>450 mmHg-s-cm, but<8000 mmHg-s-cm
Hypercontractile	≧8000 mmHg-s-cm
Contraction pattern	
Premature	DL<4.5 s
Fragmented	Large break in the 20 mmHg isobaric contour with DCI>450 mmHg-s-cm
Intact	Not achieving the above diagnostic criteria
Intrabolus pressure pattern	
Panesophageal pressurization(PEP)	Uniform pressurization of>30 mmHg extending from the UES to the EGJ
Compartmentalized esophageal pressurization	Pressurization of>30 mmHg extending from the contractile front to the EGJ
EGJ pressurization	Pressurization restricted to zone between the LES and CD in conjunction with LES-CD separation
Normal	No bolus pressurization>30 mmHg

DCI：distal contractile integral, DL：distal latency, PEP：panesophageal pressurization, EGJ：esophago-gastric junction, LES：lower esophageal sphincter, CD：crural diaphragm

（文献 8 より引用）

れたため，1 次蠕動波の各パラメータを定量化することができるようになった（**図 3**）．このパラメータを用いた新しい食道運動障害の分類であるシカゴ分類が提唱され[8]，広く使用されるようになっている．シカゴ分類は体系的に作成されており，診断フローチャートに自動計算されたパラメータの値を当てはめるだけで食道運動障害を診断できるようになった（**表 1**，**図 4**）．

シカゴ分類では食道運動を，食道胃接合部の弛緩不全と食道体部の運動障害を伴う食道アカラシア，食道胃接合部の弛緩不全はあるものの食道体部の運動が認められる esophago-gastric junction（EGJ）outflow obstruction，食道体部に spasm を認める distal esophageal spasm（DES），食道体部に異常強収縮を認める jackhammer esophagus，食道体部に収縮が認められないが食道胃接合部の弛緩不全を認めない absent contractility，食道体部の収縮力が低下している ineffective esophageal motility（IEM），1 次蠕動波が途絶している fragmented peristalsis，および上記の異常を認めない normal esophageal motility に分類している（**図 4**）．さらに，食道アカラシアを食道体部の圧変化により，食道体部に pressurization を認めない

type Ⅰ，pressurization を認める type Ⅱ，食道体部に spasm を認める type Ⅲ の 3 つのタイプに分類しており，このタイプにより治療予後が異なることが報告されている[9]．

近年では，食道内のインピーダンス測定を併用することにより，ボーラスの動きも評価することができるようになっている．食道にボーラスが残存している割合を示した esophageal impedance integral（EII）ratio や食道胃接合部のボーラスの動きを評価する bolus flow time（BFT）などが新しい評価法として提唱され，従来の圧測定のみに比べてこれらの評価法はつかえ感の診断に優れていることが報告されている[10]．

3．食道造影検査

食道の運動とボーラスの動きを実際に観察することができる．食道内圧測定機器は広く普及しているとは言い難く，検査を行うことのできる施設は限られているが，食道造影検査は一般の病院でも施行可能である．

食道アカラシアの診断には，一定量のバリウムを内服して撮影を行う timed barium esophagogram（TBE）[11]を行うことによって，バリウムの食道内の貯留量を定量的に評価することができる

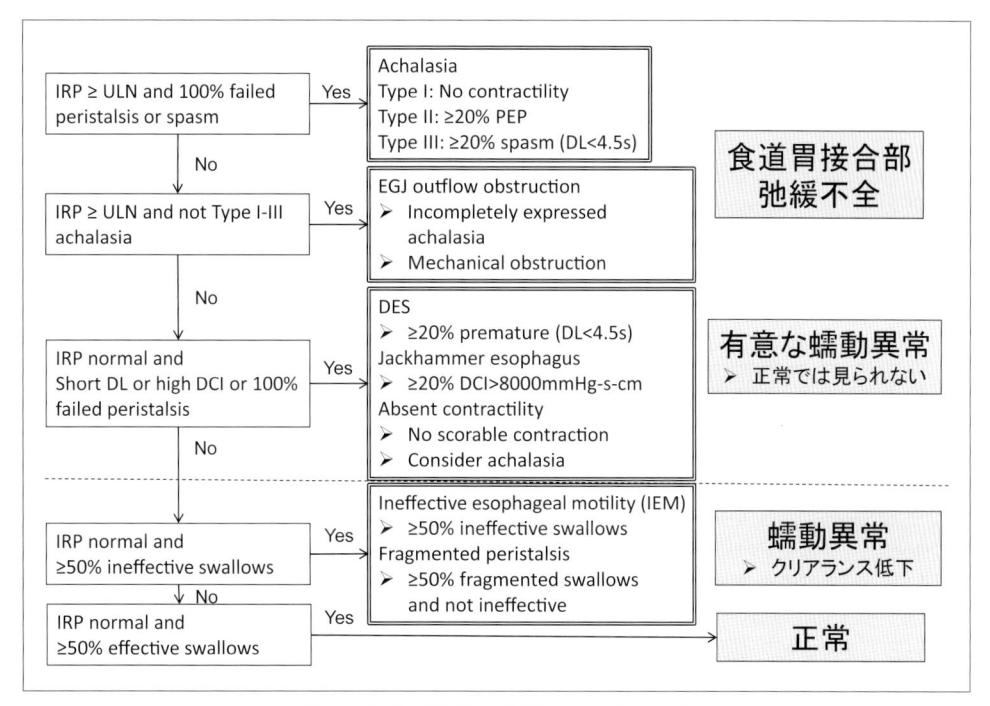

図 4. シカゴ分類の診断フローチャート
各ステップにおいて，自動計算されたパラメータの値を
当てはめることで，食道運動障害の診断ができる.

（文献 12 より引用）

が，1 次蠕動波の定量的な評価は困難である．し
かし，コークスクリュー様の所見や 1 次蠕動波の
途絶の有無，食道内のバリウム貯留の有無，バリ
ウムの食道の逆流，憩室の存在などの所見を評価
することができ，食道運動障害の検出には非常に
有用である[12].

4．伸展性の評価（EndoFLIP®）

1 次蠕動波では収縮する部位の肛門側の食道は
弛緩している[13]．この弛緩により，口側から運ば
れたボーラスが収縮している部位の肛門側で受け
止められている．食道の伸展性が低下するとボー
ラスが食道内につかえてしまうことが知られてお
り，伸展性が低下する代表的な疾患である好酸球
性食道炎では[14]，食べたステーキが食道につかえ
て緊急救命室を受診する症例が少なくないとされ
ている.

食道伸展性の評価は通常の内圧測定では評価す
ることができない．そこで，風船で食道を拡張し，
食道の伸展性を評価する方法が開発された[13]．近
年，風船内の圧とインピーダンスを測定すること
により，断面積と圧を表示することができる End-
oFLIP® が開発された．当初は伸展性の評価する

目的で使用されていたが，食道を伸展させたとき
に生じる反応性の収縮をみることにより，食道運
動障害の有無を評価することができることが報告
され，さらに通常の HRM より食道運動障害の検
出率が優れていることから，EndoFLIP® を用いた
新しい食道運動障害検出ストラテジーも提唱され
ている[15].

おわりに

HRM およびシカゴ分類が開発されたこと，食
道アカラシアや spastic esophageal motility disor-
ders に対する新しい内視鏡治療である per-oral
esophageal myotomy（POEM）が開発されたこと
により，本邦でも HRM を行っている施設が増加
しており，消化器内科医の間で食道運動障害に対
する理解は広まりつつある．しかし，耳鼻咽喉科
やリハビリテーション科の医師や理学療法士，作
業療法士との連携はほとんどないと言っても過言
ではない．嚥下障害では，これらの専門家が協力
して診断・治療を行うことが重要であり，高齢化
社会を迎えている本邦では，こうした連携がさら
に重要になっていくと考える.

文　献

1) 日本消化管学会(編). 食道運動障害診療指針. 2016.
　Summary 食道運動障害の診断・治療についてまとめられており, 初心者には必見.

2) Kahrilas PJ, et al：Esophageal peristaltic dysfunction in peptic esophagitis. *Gastroenterology*, **91**：897-904, 1986.

3) Kawamura O, et al. Endoscopic ultrasonographic abnormalities and lower esophageal sphincter function in reflux esophagitis. *Dig Dis Sci*, **40**：598-605, 1995.

4) 栗林志行ほか：好酸球性食道炎の食道運動障害. 胃と腸, **53**：305-316, 2018.

5) 栗林志行ほか：食道運動異常の内視鏡診断. 日本消化器内視鏡学会雑誌, **57**：2503-2512, 2015.

6) Dent J：A new technique for continuous sphincter pressure measurement. *Gastroenterology*, **71**：263-267, 1976.

7) 草野元康ほか：食道運動機能とアカラシア関連疾患. 日本消化器病学会雑誌, **100**：1095-1105, 2003.

8) Kahrilas PJ, et al：The Chicago Classification of esophageal motility disorders, v3.0. *Neurogastroenterol Motil*, **27**：160-174, 2015.
　Summary 最新のシカゴ分類を解説した論文.

9) Pandolfino JE, et al. Achalasia：a new clinically relevant classification by high-resolution manometry. *Gastroenterology*, **135**：1526-1533, 2008.
　Summary アカラシアの分類ついての臨床的意義を示した論文.

10) Carlson DA, et al. High-resolution impedance manometry parameters enhance the esophageal motility evaluation in non-obstructive dysphagia patients without a major Chicago Classification motility disorder. *Neurogastroenterol Motil*, **29**, 2017.

11) de Oliveira JM, et al. Timed barium swallow：a simple technique for evaluating esophageal emptying in patients with achalasia. *AJR Am J Roentgenol*, **169**：473-479, 1997.

12) 栗林志行ほか. 消化管機能検査からみた機能性消化管障害へのアプローチ. 日本消化器病学会雑誌, **113**：1692-1703, 2016.

13) Sifrim D, et al：A wave of inhibition precedes primary peristaltic contractions in the human esophagus. *Gastroenterology*, **103**：876-882, 1992.

14) Kwiatek MA, et al：Mechanical properties of the esophagus in eosinophilic esophagitis. *Gastroenterology*, **140**：82-90, 2011.

15) Carlson DA, et al：Evaluation of Esophageal Motility Utilizing the Functional Lumen Imaging Probe. *Am J Gastroenterol*, **111**：1726-1735, 2016.

MB Med Reha **No.240**：153-157, 2019

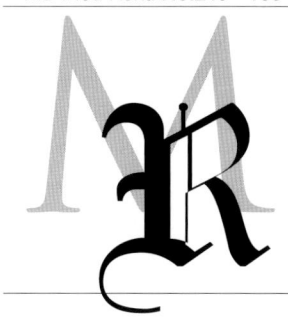

特集／これでナットク！摂食嚥下機能評価のコツ

Ⅴ．トピックス
海外で用いられる評価法

兼岡麻子*

Abstract　本稿では，海外でよく用いられる摂食嚥下障害の評価法の中から，The Volume-Viscosity Swallow Test(V-VST)，The Toronto Bedside Swallowing Screening Test(TOR-BSST©)，The Modified Barium Swallow Impairment Profile™©(MBSImP)について解説する．V-VSTは摂食嚥下障害のスクリーニングテストで，水の量ととろみの程度を統制した飲水テストである．TOR-BSST©は脳卒中後の摂食嚥下障害のスクリーニングテストで，飲水テスト，舌の自動運動，および声の異常の有無で複合的に評価する．MBSImPは嚥下造影検査のプロトコルで，口腔期から食道期までの嚥下動態を評価する．今後，これらの評価法が本邦に導入されれば，国際的に通用する指標として有用であると考える．

Key words　摂食嚥下障害(dysphagia)，評価法(assessment tools)，V-VST, TOR-BSST©，MBSImP

はじめに

　海外で用いられている摂食嚥下障害の評価法の一部は，近年，本邦にも導入されている．例えば，Belafskyが開発した摂食嚥下障害のスクリーニング質問紙票 the eating assessment tool(EAT-10)[1]や，Mann による脳卒中患者の包括的嚥下評価 the Mann assessment of swallowing ability (MASA)[2]などは，日本語に翻訳され，その妥当性・信頼性が検証されており，本邦での臨床や研究にも用いることができる．しかし，EAT-10 やMASA の他にも，摂食嚥下機能や経口摂取の状況，摂食嚥下障害に関連する QOL などを評価するための国際的な評価法があり，それらを指標とした臨床研究も盛んに行われている．日本語版が作成されていない海外の評価法をそのまま本邦の臨床や研究で用いることは適切ではないが，国際的に広く使われている評価法の概要を知ること

は，海外の研究論文を読む際の理解を助け，また臨床の参考にもなる．

　本稿では，海外でよく用いられる摂食嚥下機能の評価法の中から，The Volume-Viscosity Swallow Test(V-VST)，The Toronto Bedside Swallowing Screening Test(TOR-BSST©)，The Modified Barium Swallow Impairment Profile™©(MBSImP)について解説する．

The Volume-Viscosity Swallow Test(V-VST)

1．概　要

　V-VST は，2008 年にスペインの Clave ら[3]が発表した摂食嚥下障害のスクリーニングテストである．水の量ととろみの程度を統制した飲水テストで，様々な背景疾患により摂食嚥下障害が疑われる患者の嚥下効率の障害(impaired efficacy of swallow)と嚥下の安全性の障害(impaired safety of swallow)の有無を判定する．評価者は V-VST

＊　Asako KANEOKA，〒 113-8655 東京都文京区本郷 7-3-1　東京大学医学部附属病院リハビリテーション部，言語聴覚士

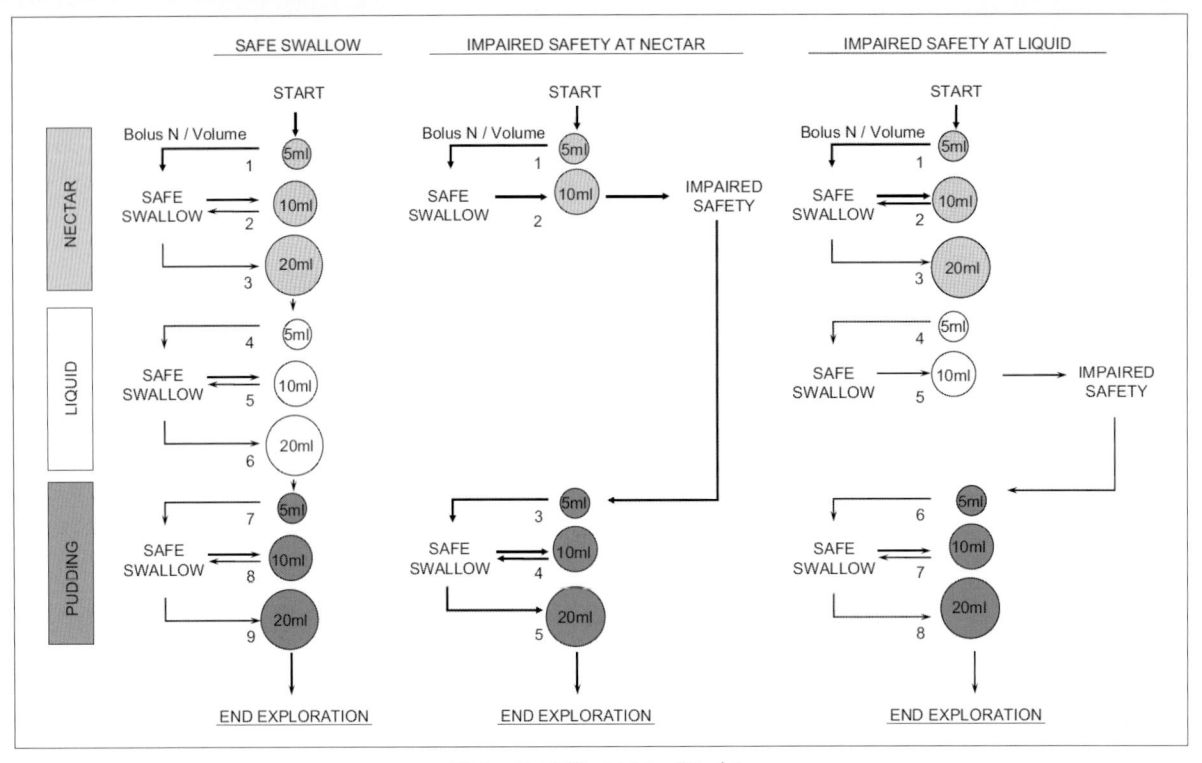

図 1. V-VST のアルゴリズム

（文献 3 より，著者本人の許可を得て転載）

を行うために特別なトレーニングを受ける必要は
なく，5〜10 分程度で行える簡便な検査である．

2．実施手順

V-VST では，5 m*l*，10 m*l*，20 m*l* の水，ネク
ター状とろみ水(nectar thick)，プリン状とろみ
水(pudding thick/extreme spoon-thick，非常に
濃いとろみ水)を用いる．まず，5 m*l* のネクター
状とろみ水を患者に嚥下させ，評価者はその様子
を観察して嚥下効率と嚥下の安全性を評価する．
嚥下効率については，口唇閉鎖，口腔残留，患者
の自覚的咽頭残留感，および分割嚥下の有無を，
また嚥下の安全性については，声の変化，咳，経
皮的動脈血酸素飽和度の 3% 以上の低下の有無を
評価する．嚥下の安全性に問題がなければ，ネク
ター状とろみ水の量を 10 m*l*，20 m*l* に増やし，同
様の手順で検査を続ける．さらに問題がなければ
水，プリン状とろみ水へと検査試料を変え，ネク
ター状とろみ水と同様の手順で評価する．嚥下の
安全性に問題があった場合には，プリン状とろみ
水を用いて検査を進める(**図1**)．評価項目のうち，
1 つでも問題があった場合には「摂食嚥下障害あ

り」と判定する．また，嚥下効率または嚥下の安全
性に関する評価項目に 1 つでも問題があった場合
には，それぞれ「嚥下効率に問題あり」，「嚥下の安
全性に問題あり」と判定する．

3．妥当性と信頼性

V-VST の内容的妥当性や構成概念妥当性に関
する報告は見当たらない．基準連関妥当性に関し
ては嚥下造影検査との比較がなされており，V-
VST が嚥下造影検査における誤嚥を検出する感
度は 0.88，特異度は 0.64[3)4)] と高い．また，V-VST
を用いた「摂食嚥下障害あり／なし」の判定は評価
者間でよく一致しており(kappa＝0.77)[5)]，V-
VST の高い信頼性が示されている．

4．留意点

V-VST は，簡便で信頼性の高いスクリーニン
グテストである．また，とろみを付加した少量の
水から開始し，段階的に水の量を増やして検査を
行うため，通常の水飲みテストに比べて検査中の
誤嚥リスクが低いという利点もある[3)]．一方で，
経皮的動脈血酸素飽和度の低下や患者の自覚的咽
頭残留感といった検査項目は，摂食嚥下障害を検

出するための評価項目としてエビデンスがあるとはいえず[6]，スクリーニングテストとしての内容的妥当性には疑問が残る．また，患者が誤嚥する場合，とろみ付加だけでなくchin-down posture[7]（顎引き姿勢）などの姿勢調整や，super-supraglottic maneuver[8]（喉頭閉鎖嚥下法）などの嚥下法が誤嚥の抑制に有効である場合もあるので，V-VST の結果から直ちにとろみ付加を推奨するのではなく，患者にとって最適な摂取条件を検討する必要がある．

The Toronto Bedside Swallowing Screening Test（TOR-BSST©）

1．概　要

TOR-BSST©は，2009 年にカナダの Martinoら[9]が開発した急性期から維持期にある脳卒中患者のための摂食嚥下障害のスクリーニングテストである．TOR-BSST©は，嚥下診療にあたる医療専門職が10分程度で行える簡便な検査であるが，評価者の質を一定に保つために，評価者は所定のDVD による 4 時間の有料トレーニングを事前に修了し，認定を受ける必要がある[10]．

2．実施手順

患者は座位で，50 ml の水をティースプーンで5 ml ずつ飲み，評価者は患者の声の変化やむせるかどうかを観察する．問題がなければ続いて患者は水をコップから一口飲み，評価者は同様に声の変化とむせの有無を評価する．舌の自動運動，全般的な声の異常の有無も併せて評価し，いずれかの項目に問題があれば「摂食嚥下障害の疑いあり」と判定する．

3．妥当性と信頼性

TOR-BSST©の内容妥当性，構成概念妥当性は十分に検証されている．Martino は自ら systematic review を行い[11]，脳卒中後の摂食嚥下障害を高い感度で検出するスクリーニング項目を過去の文献から抽出し，それらを組み合わせて TOR-BSST©を作成した．基準連関妥当性に関しては嚥下造影検査との比較がなされており，TOR-

BSST©が嚥下造影検査における誤嚥を検出する感度は，急性期の患者で 0.96，回復期の患者で0.80，特異度は急性期の患者で 0.64，回復期の患者で 0.68 といずれも高い[9]．また，TOR-BSST©を用いた「摂食嚥下障害の疑いあり／なし」の判定は評価者間でよく一致しており（ICC＝0.92）[9]，TOR-BSST©の高い信頼性が示されている．

4．留意点

TOR-BSST©は，妥当性と信頼性が検証された優れたスクリーニングテストである．ただし，TOR-BSST©は経鼻胃管が留置された患者を評価対象として想定していないこと，また，所定の研修を修了し，認定を受けた者でなければ実施できないことに留意する必要がある．

The Modified Barium Swallow Impairment Profile™©（MBSImP）

1．概　要

MBSImP は，2008 年にアメリカの Martin-Harris ら[12]が考案，標準化した嚥下造影検査のプロトコルである．MBSImP は摂食嚥下障害の背景疾患にかかわらず，嚥下造影検査を受けるすべての患者を対象としている．評価者は所定のプロトコル（後述）に従って嚥下造影検査を行い，口腔期から食道期までの嚥下動態を，全17項目について評価する．評価者の質を一定に保つために，評価者は事前に MBSImP のオンラインサイトで20〜25時間程度の研修を受け，練習用として提示される様々な患者の嚥下造影検査の動画で評価練習を行う[13]．研修終了後，同サイト上で MBSImP の評価試験を受け，正答率が 80% 以上であれば評価者として認定される．

2．実施手順

嚥下造影検査は，通常のバリウム，ネクター状とろみ付きバリウム，はちみつ状とろみ付きバリウム，プリン状とろみ付きバリウム各 5 ml，クッキー1/2 枚の順で行う．MBSImP の認定を受けた評価者は，口腔期から食道期までの嚥下動態を，全17項目について，所定の操作的定義を用いて，

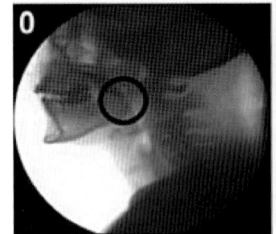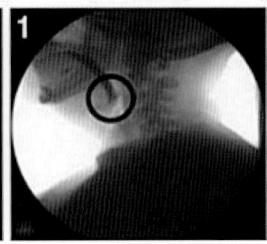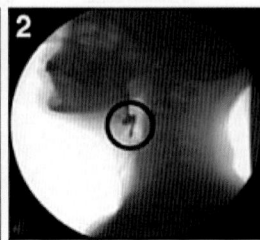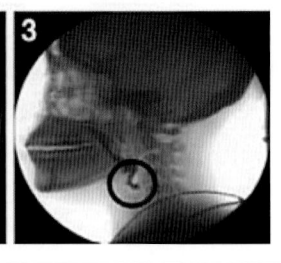

Component 6—Initiation of Pharyngeal Swallow
0 = Bolus head at posterior angle of ramus (first hyoid excursion)
1 = Bolus head at vallecular pit
2 = Bolus head at posterior laryngeal surface of epiglottis
3 = Bolus head at pit of pyriforms
4 = No appreciable initiation at any location

図 2. MBSImP　評価項目の例

（文献 12 より，著者本人の許可を得て転載）

3段階から5段階尺度で障害の程度を評価する（**図2**）．図2は，嚥下開始時の食塊の位置に関する評価項目である．

3．妥当性と信頼性

MBSImP の内容的妥当性は，文献的検索に加えて多職種の摂食嚥下障害専門家10名によって検証されている．構成概念妥当性については，300名の患者の嚥下造影検査動画を10名の言語聴覚士が MBSImP を用いて試験的に評価し，その結果解析により17の評価項目が最終的に収監された．基準連関妥当性については，MBSImP の得点が，The Penetration-Aspiration Scale の得点，食形態，栄養状態，健康状態，QOL の各指標と有意に相関することが示されている[13]．

4．留意点

MBSImP は，嚥下造影検査の標準化されたプロトコルで，摂食嚥下障害の臨床，研究に有用である．しかし，経口摂取の可否や適切な食物の形態，摂取方法などは，MBSImP の結果のみで決定するのではなく，患者の全身状態や臨床経過などを総合的に判断する必要がある[13]．また，MBSImP を用いて評価を行うためには，長時間の有料オンライン研修を受け，認定を取得する必要がある．

まとめ

以上，海外でよく用いられる摂食嚥下機能の評価法の中から，The Volume-Viscosity Swallow Test（V-VST），The Toronto Bedside Swallowing Screening Test（TOR-BSST），The Modified Barium Swallow Impairment Profile（MBSImP）について解説した．今後，これらの評価法が本邦でも普及すれば，国際的に共通する指標として有用であると考える．

謝　辞

本稿執筆にあたり，原文の転載を承諾頂きました，マタロ病院の Dr. Pere Clave，トロント大学の Dr. Rosemary Martino，ノースウエスタン大学の Dr. Bonnie Martin-Harris に感謝いたします．

文　献

1) Belafsky PC, et al：Validity and reliability of the eating assessment tool（EAT-10）. *Ann Otol Rhinol Laryngol*, 117（12）：919-924, 2008.
   Summary 摂食嚥下障害のスクリーニング質問紙票 EAT-10 の開発過程と妥当性，信頼性を示した論文．
2) Mann G：MASA, the Mann assessment of swallowing ability. Singular Thomson Learning, 2002.
   Summary 脳卒中患者の包括的嚥下評価 The Mann Assessment of Swallowing Ability（MASA）の成書．
3) Clave P, et al：Accuracy of the volume-viscosity

swallow test for clinical screening of oropharyngeal dysphagia and aspiration. *Clin Nutr*, **27**(6)：806-815, 2008.

Summary V-VST の基準連関妥当性を示した論文.

4) Rofes L, et al：Sensitivity and specificity of the eating assessment tool and the volume-viscosity swallow test for clinical evaluation of oropharyngeal dysphagia. *Neurogastroenterol Motil*, **26**(9)：1256-1265, 2014.

Summary V-VST の基準連関妥当性を示した論文.

5) Jorgensen LW, et al：Interrater reliability of the volume-viscosity swallow test；screening for dysphagia among hospitalized elderly medical patients. *Clin Nutr ESPEN*, **22**：85-91, 2017.

Summary V-VST の評価者間信頼性を示した論文.

6) Britton D, et al：Utility of pulse oximetry to detect aspiration：An evidence-based systematic review. *Dysphagia*, **33**(3)：282-292, 2018.

Summary パルスオキシメーターで計測された動脈血酸素飽和度の変化は，誤嚥との関連がないことを示したシステマティックレビュー.

7) Logemann JA, et al：A randomized study of three interventions for aspiration of thin liquids in patients with dementia or parkinson's disease. *J Speech Lang Hear Res*, **51**(1)：173-183, 2008.

Summary パーキンソン病患者および認知症患者に対して，chin-down posture ととろみ付加条件とで誤嚥の抑制効果を比較した初の RCT.

8) Ohmae Y, et al：Effects of two breath-holding maneuvers on oropharyngeal swallow. *Ann Otol Rhinol Laryngol*, **105**(2)：123-131, 1996.

Summary The supraglottic maneuver(SGM)と，the super supraglottic maneuver(SSGM)実施時の，健常成人における嚥下動態の違いを初めて明らかにした論文.

9) Martino R, et al：The toronto bedside swallowing screening test(TOR-BSST)：Development and validation of a dysphagia screening tool for patients with stroke. *Stroke*, **40**(2)：555-561, 2009.

Summary TOR-BSST の開発過程，妥当性，信頼性を示した初の論文.

10) TOR-BSST.〔https://swallowinglab.com/tor-bsst/.〕(Accessed 4/7, 2019.)

Summary TOR-BSST の概要，評価者トレーニングに関する情報が掲載されている.

11) Martino R, et al：Screening for oropharyngeal dysphagia in stroke：Insufficient evidence for guidelines. *Dysphagia*, **15**(1)：19-30, 2000.

Summary TOR-BSST の開発の基礎となった脳卒中の嚥下障害者のためのスクリーニング検査に関する systematic review.

12) Martin-Harris B, et al：MBS measurement tool for swallow impairment--MBSImp：Establishing a standard. *Dysphagia*, **23**(4)：392-405, 2008.

Summary MBSImP の開発過程，妥当性および信頼性が記載された論文.

13) MBSImP.〔https://www.northernspeech.com/mbsimp/.〕(Accessed 4/7, 2019.)

Summary MBSImP の概要，評価者トレーニングに関する情報が掲載されている.

MB Med Reha No.240 2019

157

MB Med Reha **No.240** : **158-163**, 2019

特集／これでナットク！摂食嚥下機能評価のコツ

V. トピックス
フレイル・サルコペニア

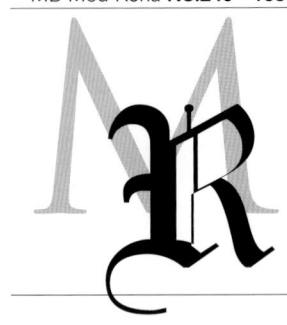

近藤和泉[*1]　尾崎健一[*2]

Abstract　フレイルは高齢者に限定した場合，多くの臓器の生理学的な冗長性が全般的に障害された状態と言える．フレイルに付随して疾病に対する抵抗性の低下，自分自身の体ないし環境に内在するストレス要因に対する脆弱性，生理学的および心理学的なホメオスターシスを維持する能力の制限などが起こってくる．最近，要介護になる高齢者の一定の比率がフレイルで占められることが明らかにされ，その対策が望まれている．さらに高齢者のフレイル，特に脳卒中後で嚥下障害を伴った場合，その予後を危うくする．フレイルはその原因であるサルコペニアおよび栄養障害が改善されれば基本的に回復可能であり，そこに嚥下障害に対する適切な評価とリハビリテーション治療が加われば，さらに回復を助長する．特に回復期のリハビリテーションでは栄養状態の評価が重要であり，最近，診療報酬で認められた回復期リハビリテーション病棟における栄養評価を十分に利用すべきである．

Key words　フレイル(frailty)，サルコペニア(sarcopenia)，栄養障害(malnutrition)，嚥下障害(dysphagia)

介護が必要となる原因とフレイル

図1に示したのは，平成28(2016)年度国民生活基礎調査[1)]で，介護が必要となった主な原因を，75歳以上と75歳未満で分けてみると，その8割以上が75歳以上の高齢者であり，全体の83.8%を占める．75歳以上での原因として最も多いのは認知症，続いて「高齢による衰弱」と骨関節疾患，骨折・転倒であり，75歳未満で最も多かった脳血管疾患は，75歳以上ではその比率を減らしている．

この「高齢による衰弱」であるが，海外ではこのような要介護の原因となるような高齢者の状態にはfrailtyという表現を使う．Frailtyに関して，2014年の老年医学会のステートメントでは，その日本語訳について，これまで「虚弱」が使われてきたが，「老衰」「衰弱」「脆弱」といった語訳も使われ

ていることがあり，"加齢に伴って不可逆的に老い衰えた状態"といった印象を与えてきた．しかし，frailtyには，しかるべき介入により再び健常状態に戻るという可逆性が包含されているとして，「フレイル」を使用する合意を得たとしている[2)]．

加齢に伴うフレイルと栄養障害

フレイルは様々な局面で使われる用語であるが，高齢者に限定した場合，多くの臓器の生理学的な冗長性が全般的に障害された状態と表現できる．このフレイルに関連して，疾病に対する抵抗性の低下，自分自身の体ないし環境に内在するストレス要因に対する脆弱性，生理学的および心理学的なホメオスターシスを維持する能力の制限などが起こってくる[3)]．75歳以上の高齢者の集団で

[*1] Izumi KONDO, 〒474-8511 愛知県大府市森岡町7-430　国立研究開発法人 国立長寿医療研究センター，副院長
[*2] Kenichi OZAKI, 同センター

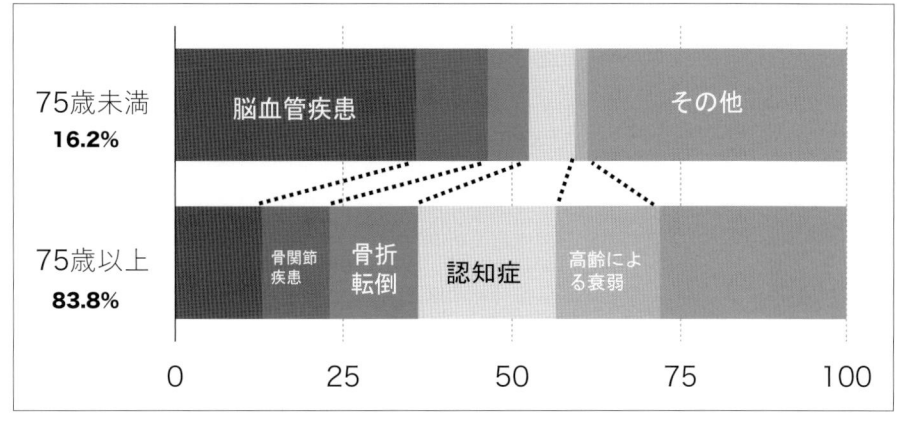

図 1. 要介護の原因となる疾病の比率
要介護となる 8 割以上が，75 歳以上の高齢者であり，75 歳以上での原因として
最も多いのは認知症，続いて「高齢による衰弱」である．

（文献 1 より）

は，その 20〜30％がフレイルであると言われ，その割合は高齢化するに従って高くなっていく[3)4)]．フレイルは高齢者に特有の疾患の発症リスクの増大，周囲に対する依存，様々な障害，長期入院，施設入所および死亡率の増大などの高齢者の生活全般に影響を与える重大な帰結につながるとする多くの報告がある[3)5)〜8)]．

したがって，この年代を対象として嚥下障害の評価を実施する場合には，このフレイルの概念を理解しておく必要がある．フレイルを引き起こす要因は，完全に解明されたわけではないが，最も可能性の高いものを 2 つ挙げるとすると，サルコペニア（筋量の低下）と栄養障害とされている．特に後者は消化吸収自体の問題と嚥下障害が関与している．このため嚥下障害を伴い，なおかつリハビリテーション医療の対象となる病態は，当然フレイルの原因となる．フレイルの前段階をプレフレイルと表現することが多いが，栄養障害（またはサルコペニア）→プレフレイル→フレイルと線形の進行が認められ，また可逆性も期待できる[9)]ことから，栄養障害へのアプローチがフレイルの予防に大きな役割を果たすことになる．特に嚥下障害に対するリハビリテーション医療は，このことに大きく寄与できる可能性を持っている．

高齢者の脳血管障害とフレイル

脳卒中は，我が国において悪性新生物および冠動脈疾患，肺炎に続いて 4 番目の死亡の要因となる疾患である[10)]．全世界では毎年，1,500 万人が発症し，500 万人が死亡，500 万人になんらかの障害を残しているとされており[11)]，嚥下障害もその 1 つとなっている．主要なリスクファクターは，高血圧，心房細動，高脂血症，糖尿病などであり，これらの有病率が年齢とともに高くなることから，脳卒中の発症率も加齢に伴って上昇していく[12)]．

脳卒中後のサルコペニアにかかわる要因として，主要なものは脱神経，栄養障害および活動性の低下である．栄養障害は脳卒中の患者では一般的であり[13)]，3 kg 以上の体重低下は，死亡率を高くする[14)]．非麻痺側にもサルコペニアが起こることから[15)]，炎症性のサイトカインおよびフリーラディカルによる障害およびインシュリン抵抗性を介した蛋白分解経路の活性化なども関与するとされている[16)]．脳卒中後の交感神経系の活動亢進および細菌感染は，いずれも蛋白異化を促進する．サルコペニアはその原因にかかわらず，フレイル，回復遅延および長期的予後の悪化を惹起するとされている．

フレイルはその原因となるサルコペニアおよび栄養障害などの要因が複層的に関与して，比較的簡単に悪性サイクルに陥って死に至るとされている[2)]．このため脳卒中後の高齢者では，嚥下障害に対する適切なリハビリテーション医療と綿密な

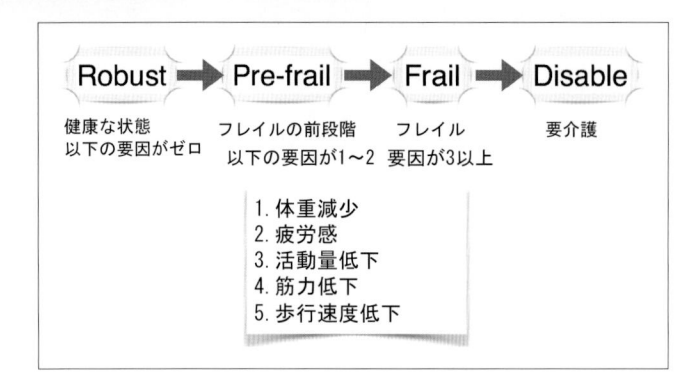

図 2. フレイルの進行過程

表 1. J-CHS 基準

1）体重減少 「6 か月間で 2〜3 kg 以上の（意図しない）体重減少がありましたか？」に「はい」と回答した場合
2）倦怠感 「（ここ 2 週間）わけもなく疲れたような感じがする」に「はい」と回答した場合
3）活動量 「軽い運動・体操（農作業も含む）を 1 週間に何日くらいしていますか？」および「定期的な運動・スポーツ（農作業を含む）を 1 週間に何日くらいしていますか？」の 2 つの問いのいずれにも「運動・体操はしていない」と回答した場合
4）握力（利き手における測定） 男性 26 kg 未満，女性 18 kg 未満の場合
5）通常歩行速度（測定区間の前後に 1 m の助走路を設け，測定区間 5 m の時間を計測する） 1 m／秒未満の場合

上記で，1 つ当てはまるとプレフレイル，3 つでフレイルとする

（文献 27 より）

栄養管理が必要となる.

加齢に伴う嚥下機能低下

　口腔内や咽頭の感覚は加齢とともに減少し，嚥下反射の閾値は上昇するとされている[17].　その原因として Mortelliti らは喉頭の感覚神経である上喉頭神経の有髄神経が加齢により減少していると報告している[18].　Fujii ら[19]は，固体では食塊咽頭進行位置が加齢とともに深達することを明らかにし，早期の食塊咽頭進行と喉頭の感覚低下が関連して，高齢者において咀嚼中に不顕性誤嚥が起こる可能性を指摘している.　高齢者における感覚低下は，当然のことながら反射性の咳の閾値を高くしてしまうので，上記の脳卒中後の不顕性誤嚥を起こしやすくする.

　感覚機能だけではなく，食塊の口腔→咽頭→食道の移送能力も高齢者では低下しているが[20)〜23)]，Feldman ら[24)]は歯牙の喪失が，咀嚼時間の延長と食塊の大きさが増加すると報告している.　また，

Shaker ら[25)]は咀嚼と呼吸の協調性も加齢とともに失われると述べている.

フレイル・サルコペニア診断

　ここまで，高齢者のフレイル，特に脳卒中後で嚥下障害を伴った場合，その予後を危うくすることが理解できたことと思う.　嚥下障害に伴うリスクを評価する場合，その人がフレイル・サルコペニアであるかないかを知る必要がある.　残念ながら，フレイルとするための国際的に統一された基準はまだない[26)].　高齢者のフレイルの最初の提唱者である Fried は，その特徴である活動の減少，筋力の低下，体重減少，疲労感などを表現形（phenotype）と呼び，それに当てはまるかどうかで操作的な定義を行っており，いくつ当てはまるかによって，その進行過程も評価できるようになっている（**図 2**）[2)].　ただし，この定義は，対象となった大規模研究集団のデータを基準としているため，他での適用が難しい.　このため，日本では佐竹ら

表 2. 生化学検査による栄養評価

	半減期	基準値	増　加	減　少
アルブミン	21日	3.9〜4.9	脱水など	タンパク欠乏性栄養障害，肝障害，ネフローゼ症候群，慢性炎症，輸液過剰時など
プレアルブミン	2日	男：23〜42 女：22〜34 (mg/dl)	甲状腺機能亢進症，妊娠後期，高カロリー輸液時など	低蛋白栄養状態，タンパク欠乏性栄養障害，高度の肝障害時，炎症，家族性ポリアミロイドーシスⅠ型・Ⅱ型など
レチノール結合タンパク(RBP)	0.5日	男：3.6〜7.2 女：2.2〜5.3	慢性腎不全，過栄養性脂肪肝など	ビタミンA欠乏症，タンパク欠乏性栄養障害，肝障害や閉塞性黄疸，甲状腺機能亢進症，外傷など

が Fried の定義に準拠した基準を作っている（**表1**）[27].

　サルコペニアは基本的には筋量の減少だが，加齢が原因で起こる「一次性サルコペニア」と加齢以外にも原因がある「二次性サルコペニア」とに分類される．EWGSOP（European Working Group on Sarcopenia in Older People）の定義[28]では，加齢によって起こる筋量低下を裏付ける証拠に加えて「筋力の低下」あるいは「身体機能の低下」がある場合に，サルコペニアと診断している．他にもいくつかの定義（ESPEN2010，International Working Group2011，AWGS2014，NIH Sarcopenia Project2014）があるが，定義が変われば当然，有病率は異なる[29].最近，EWGSOP では改定基準[30]を出しているが，そこでは確実に診断するために DXA，BIA，CT，MRI などの検査が必要であるとし，さらに歩行速度，SPPB，TUG，400 m 歩行などの検査で機能低下が認められたものを重度のサルコペニアとするとしている．

フレイル・サルコペニアを前提とした栄養評価

　実際にフレイル・サルコペニアであると診断できた場合に，どのような栄養評価をするべきなのであろうか？　栄養障害の存在を知るうえで頻用されているのが，Mini Nutritional Assessment（MNA）高齢者の栄養アセスメントに用いられるスクリーニングテストである．簡便性があり，他の栄養指標との相関が高い[31]，考案されてから30年以上も経過しており，感度が過剰であるとの批判があるものの再評価され，特に短縮版（MNA-SF）が臨床現場で使われている．生化学的指標としては，**表2**に示したように血中蛋白が使われることが多い[32]．Controlling Nutritional Status（CONUT）は，総コレステロール，アルブミン，総リンパ球数の検査値を点数化して，入院中の栄養低下を検出する目的で作られ[33]，これまで悪性腫瘍や消耗性疾患の予後予測指標の1つとして使われてきたが，その有用性のため回復期リハビリテーション病棟でもサルコペニアにかかわる栄養評価として，使われ始めている[34].

高齢者の嚥下障害の背景にあるフレイル

　高齢者の嚥下障害の背景にフレイルがあった場合，その病像を悪化させることは容易に理解できる．ただし，フレイルはその原因であるサルコペニアおよび栄養障害が改善されれば基本的に回復可能である点に留意しなければならない．つまり，高齢で嚥下障害が重度であっても，十分な栄養補給および嚥下リハビリテーションが行われれば，回復が期待できる．したがって背景にフレイルがあった場合，VE，VF で正確な嚥下機能が評価でき，リハビリテーションの資源が十分に投入できる状況であれば，栄養補給のために胃瘻増設を行うことは，例え高齢者であっても許容されるべきである．そのためには，フレイル・サルコペニアの診断と栄養状態の評価が必要であり，最近，診療報酬で認められた回復期リハビリテーション病棟における栄養評価を十分に利用して欲しいと考えている．

文　献

1) 厚生労働省：平成 28 年国民生活基礎調査の概況.〔https://www.mhlw.go.jp/toukei/saikin/hw/k-tyosa/k-tyosa16/index.html〕(2019 年 6 月 27 日閲覧)
2) 大内尉義：フレイルの関する日本老年医学会から

のステートメント.〔https://www.jpn-geriat-soc.or.jp/info/topics/pdf/20140513_01_01.pdf〕（2019年6月23日閲覧）

3) Fried LP, et al：Untangling the concepts of disability, frailty, and comorbidity：implications for improved targeting and care. *J Gerontol A Biol Sci Med Sci*, **59**(3)：255-263, 2004.

4) Fried LP, et al：Cardiovascular Health Study Collaborative Research Group. Frailty in older adults：evidence for a phenotype. *J Gerontol A Biol Sci Med Sci*, **56**(3)：M146-156, 2001.

5) Abellan van Kan G, et al：Gait speed at usual pace as a predictor of adverse outcomes in community-dwelling older people an International Academy on Nutrition and Aging(IANA)Task Force. *Nutr Health Aging*, **13**(10)：881-889, 2009.

6) Mitnitski AB, et al：Frailty, fitness and late-life mortality in relation to chronological and biological age. *BMC Geriatr*, **2**：1, 2002.

7) Ferrucci L, et al：Interventions on Frailty Working Group. Designing randomized, controlled trials aimed at preventing or delaying functional decline and disability in frail, older persons：a consensus report. *J Am Geriatr Soc*, **A52**(4)：625-634, 2004.

8) Morley JE, et al：Frailty. *Med Clin North Am*, **90**(5)：837-847, 2006.

9) Topinkova E：Aging, disability and frailty. *Ann Nutr Metab*, **52**(Suppl 1)：6-11. 2008. doi：10.1159/000115340

10) 厚生労働省：平成23年度人口動態統計月報年計（概数）の概況.〔http://www.mhlw.go.jp/toukei/saikin/hw/jinkou/geppo/nengai11/kekka03.html〕(2015年1月2日閲覧)

11) WHO：Global burden of stroke.〔http://www.who.int/cardiovascular_diseases/en/cvd_atlas_15_burden_stroke.pdf?ua=1〕(2015年1月2日閲覧)

12) Devroey D, et al：Registration of stroke through the Belgian sentinel network and factors influencing stroke mortality. *Cerebrovasc Dis*, **16**：272-279, 2003.

13) Jönsson AC, et al：Weight loss after stroke：a population-based study from the Lund Stroke Register. *Stroke*, **39**：918-923, 2008.

14) Yoo SH, et al：Undernutrition as a predictor of poor clinical outcomes in acute ischemic stroke patients. *Arch Neurol*, **65**：39-43, 2008.

15) Jørgensen L, Jacobsen BK：Changes in muscle mass, fat mass, and bone mineral content in the legs after stroke：a 1 year prospective study. *Bone*, **28**：655-659, 2001.

16) Hafer-Macko CE, et al：Skeletal muscle changes after hemiparetic stroke and potential beneficial effects of exercise intervention strategies. *J Rehabil Res Dev*, **45**：261-272, 2008.

17) Shaker R, et al：Effect of aging, position, and temprature on the threshold volume triggering pharyngeal swallow. *Gastroenterology*, **107**：396-402, 1994.

18) Mortelliti AJ, et al：Ultrastructural changes with age in the human superior laryngeal nerve. *Arch Otolaryngol Head Neck Surg*, **116**：1062-1069, 1990.

19) Fujii W, et al：Examination of chew swallow in healthy elderly persons：Does the position of the leading edge of the bolus in the pharynx change with increasing age? *Jpn J Compr Rehabil Sci*, **2**：48-53, 2011.

20) Tracy JF, et al：Preliminary observations on the effects of age on oropharyngeal deglutition. *Dysphagia*, **4**：90-94, 1989.

21) Shaw DW, et al：Influence of normal aging on oral-pharyngeal and upper esophageal sphincter function during swallowing. *Am J Physiol*, **268**：G389-396, 1995.

22) Logemann JA, et al：Temporal and biomechanical characteristics of oropharyngeal swallow in younger and older men. *J Speech Lang Hear Res*, **43**：1264-1274, 2000.

23) Logemann JA, et al：Oropharyngeal swallow in younger and older women：videofluoroscopic analysis. *J Speech Lang Hear Res*, **45**：434-445, 2002.

24) Feldman RS, et al：Aging and mastication：changes in performance and in the swallowing threshold with natural dentition. J Ame Geriatr Soc, **28**：97-103, 1980.

25) Shaker R, et al：Coordination of deglutition and phases of respiration：Effect of aging, tachypnea, bolus volume, and chronic obstructive pulmonary disease. *Am J Physiol*, **263**：G750-G755, 1992.

26) Kojima G, et al：Frailty syndrome：implications

and challenges for health care policy. *Risk Manag Healthc Policy*, **12**：23-30, 2019. doi：10.2147/RMHP. S168750.

27) 佐竹昭介：フレイルの進行に関わる要因に関する研究. 長寿医療研究開発費平成 27 年度総括研究報告.〔https://www.ncgg.go.jp/ncgg-kenkyu/documents/27/25xx-11.pdf〕(2019 年 6 月 27 日閲覧)

28) Cruz-Jentoft AJ, et al：European Working Group on Sarcopenia in Older People. Sarcopenia：European consensus on definition and diagnosis：Report of the European Working Group on Sarcopenia in Older People. *Age Ageing*, **39**：412-423, 2010. doi：10.1093/ageing/afq034.

29) Sipers WM, et al：Impact of Different Diagnostic Criteria on the Prevalence of Sarcopenia in an Acute Care Geriatric Ward. *Frailty Aging*, **3**：222-229, 2014. doi：10.14283/jfa. 2014.28.

30) Vellas B, et al：The Mini Nutritional Assessment（MNA）and its use in grading the nutritional state of elderly patients. *Nutrition*, **15**：116-122, 1999.

31) Cereda E：Mini nutritional assessment. *Curr Opin Clin Nutr Metab Care*, **15**：29-41, 2012. doi：10.1097/MCO. 0b013e32834d7647.

32) Keller U：Nutritional Laboratory Markers in Malnutrition. *J Clin Med*, **8**. pii：E775, 2019. doi：10.3390/jcm8060775.

33) Ignacio de Ulíbarri J, et al：CONUT：a tool for controlling nutritional status. First validation in a hospital population. *Nutr Hosp*, **20**：38-45, 2005.

34) Pongpipatpaiboon K, et al：Preliminary Study on Prevalence and Associated factors with Sarcopenia in a Geriatric Hospitalized Rehabilitation Setting. *J Frailty Aging*, **7**：48-50, 2018. doi.org/10.14283/jfa. 2017.40

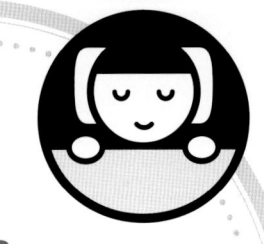

読めばわかる！

臨床不眠治療

—睡眠専門医が伝授する不眠の知識—

著 **中山明峰** 名古屋市立大学睡眠医療センター長

2019 年 6 月発行　B5 判　96 頁　　定価（本体価格 3,000 円＋税）

睡眠専門医の中山明峰先生による、不眠治療のノウハウがこの 1 冊に！

2018 年度診療報酬改定に伴って、睡眠薬処方に大きな変化が生まれた今、知っておくべき不眠治療の知識が凝縮されています。
不眠治療に関わるすべての医師に必要な不眠の知識を、中山信一氏のイラストとともにわかりやすく解説！

新刊

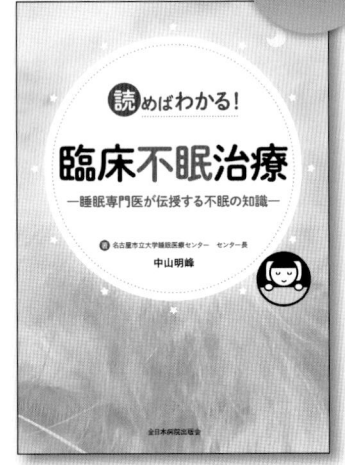

CONTENTS

1. はじめに
2. 睡眠の基礎知識
3. 不眠症（不眠障害）とは
4. 睡眠薬の過去～現在
5. ベンゾジアゼピン製剤の問題点と離脱
6. ガイドラインが意図するところ
7. 睡眠薬の現在～未来
8. 症例提示
- 巻末付録

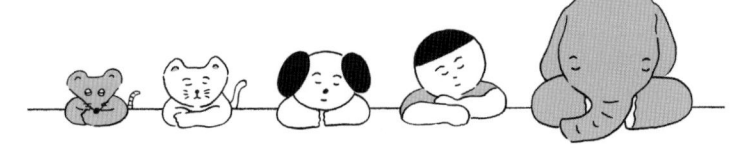

 全日本病院出版会　〒113-0033 東京都文京区本郷 3-16-4　Tel：03-5689-5989
www.zenniti.com　　Fax：03-5689-8030

MB Med Reha **No.240**：165–168, 2019

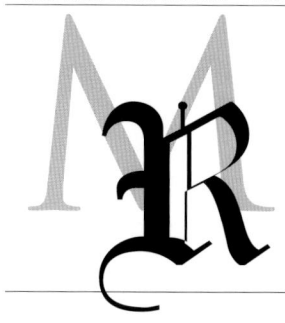

Ⅵ. 評価とアプローチの実際：症例報告

頭頸部がん治療後の摂食嚥下障害
—評価とアプローチの実際—

二藤隆春[*1]　佐藤　拓[*2]　荻野亜希子[*3]

Abstract　頭頸部がんは外科的治療や放射線治療により摂食嚥下障害が生じることが多いため，早期からの適切な機能評価と対応が必要である．治療前から評価と説明を行い，介入することが望ましい．口腔がんや咽頭がんの外科的治療では嚥下関連筋や神経の切除，筋皮弁による再建で重度障害が生じ得る．術創部の回復に合わせて，VF や VE も用いて詳細な機能評価を行い，残存機能を高める間接訓練を行うとともに代償的な嚥下法の指導に努める．放射線治療中から終了直後では唾液分泌減少による口腔乾燥や粘膜炎による疼痛により経口摂取が困難となるため，嚥下機能維持を目的とした間接訓練や食形態の調整を行う．抗がん剤を併用する場合は消化管症状や骨髄抑制にも注意する必要がある．経口摂取再開後も，頸部皮膚や嚥下関連筋の線維化，粘膜浮腫などの不可逆的変化が生じる晩期障害の予防を目的に間接訓練を継続して実施する．

Key words　頭頸部がん(head and neck cancer)，手術(surgery)，放射線治療(radiotherapy)，嚥下障害(dysphagia)，リハビリテーション(rehabilitation)

はじめに

頭頸部がんの多くは嚥下に関連する部位で発生するため，治療による嚥下機能への影響を常に考慮する必要がある．がんのリハビリテーションガイドライン(2013)において，口腔がん術後の摂食嚥下障害に対する機能評価と摂食嚥下訓練，代償手段の指導は，経口摂取が可能となる時期を早めるため推奨されており(グレード B)[1]，近年は多職種で対応する施設が多くなっている．本稿では，頭頸部がんの治療中・後の嚥下障害の評価および対応について概説する．

症例呈示

【症例1】50 歳代，女性．舌がん．舌の腫瘍を主訴に受診．舌の右側縁部から口腔底にかけて隆起性病変を認め，生検で扁平上皮がんと診断された．入院後，可動部舌亜全摘術，両側頸部郭清術，遊離前外側大腿皮弁による再建，喉頭挙上術，気管切開術を施行した．POD(術後日数)3 から経管栄養や口腔ケアを開始し，POD7 から言語聴覚士(ST)によるリハビリテーションを開始した．POD10 に嚥下造影検査(VF)を実施し(詳細は後述)，翌日よりゼリーによる直接訓練を開始した．2 日後にペースト食，2 週間後にとろみ付きのきざみ食を摂取可能となった．POD30 で退院．退院後の食形態の向上には限界があり，舌接触補助床(PAP)の作成を検討中である．

嚥下器官の評価(POD7)：開口幅は 1.5 横指．可動部舌の右 2/3 および口腔底は皮弁に置換され

[*1] Takaharu NITO, 〒 350-8550 埼玉県川越市鴨田 1981　埼玉医科大学総合医療センター耳鼻咽喉科, 准教授／東京大学医学部耳鼻咽喉科・頭頸部外科
[*2] Taku SATO, 東京大学医学部耳鼻咽喉科・頭頸部外科, 助教
[*3] Akiko OGINO, 東京大学医学部附属病院リハビリテーション部

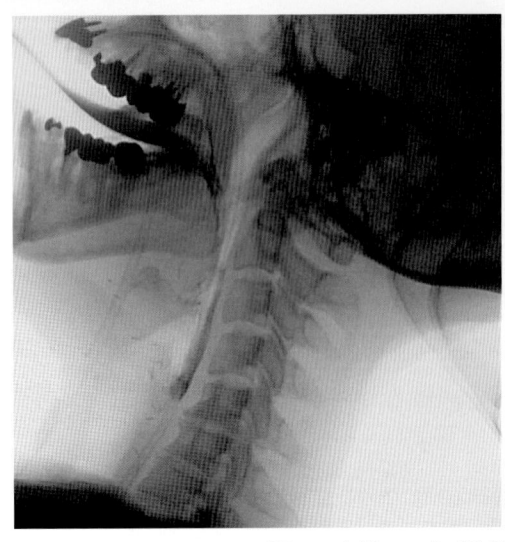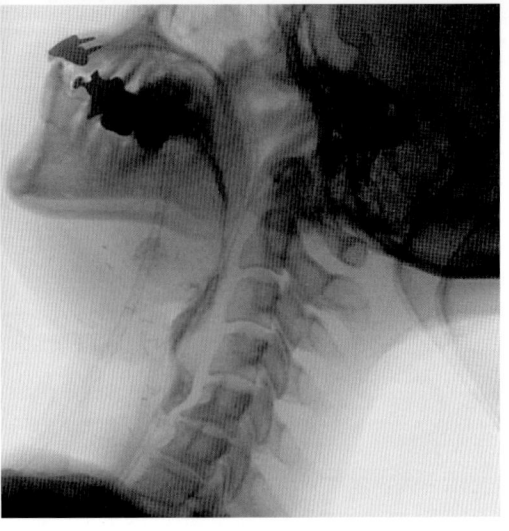

a | b

図 1. 症例 1 の嚥下造影検査所見(体幹角度 45°)
a：舌根付近にバリウム添加粥食を留置している.
b：舌による送り込みは困難だが,少量ずつ咽頭に落下し,嚥下反射が惹起された.

ており,舌の可動域は著しく制限されていた.舌根は残存.咽頭には少量の唾液貯留あるが,気道流入なし.気管切開術後でボタン型カニューレ(レティナ®)が留置されていた.

VF(POD10)：口腔での食塊移送はほとんど不能であり,体幹角度 45°で,舌根付近にとろみ付き造影剤を留置すると,残存舌の運動と重力で咽頭内に食塊が少しずつ落下し,嚥下反射が惹起された(**図 1**).喉頭挙上と咽頭収縮も不良で咽頭残留が生じたが,液体以外では誤嚥を認めなかった.

嚥下リハビリテーション：ドレーンが抜けた POD7 より,開口訓練,舌の可動域拡大訓練,筋力増強訓練および頚部の可動域拡大訓練を開始した.POD11 より体幹角度 45°で,舌根部付近にゼリーを置き,嚥下させる直接訓練を開始した.訓練器具として柄が長く,すくう部分が小さい K スプーンを使用した.咽頭の残留を確認しながら,毎回嚥下後の咳払いを促した.肺炎徴候がなく,代償嚥下法に習熟して短時間で実施できるようになってから,ペースト食に変更した.

【症例 2】 40 歳代,女性.中咽頭前壁(舌根)がん.嚥下困難感,頚部腫瘤を主訴に受診.舌根部腫瘤および頚部腫大リンパ節を認めた.気道狭窄により気管切開術を施行した.舌根部腫瘤の生検で扁平上皮がん(p16 陰性)と診断され,舌喉頭全

摘を提示したが患者が希望せず,化学放射線療法(CRT)を選択することとなった.CRT 開始前に胃瘻造設し,歯科で口腔内の評価を行った.また VF で嚥下機能を評価したが,誤嚥は認めなかった.初回の抗がん剤(シスプラチン)投与とともに放射線治療を開始した.早期から口腔乾燥感が出現するも普通食を摂取していたが,3 週目頃(30 グレイ)から口内炎による疼痛の影響でヨーグルトやスープのみしか経口摂取できなくなり,5 週目頃(50 グレイ)から胃瘻から経管栄養を行った(**図 2-a**).VF では喉頭挙上,咽頭収縮の軽度障害と喉頭侵入を認めた.口腔ケアは治療期間中,継続して行った.放射線治療終了後 1 か月経過した頃から軟食の経口摂取を再開し,徐々に食上げをして普通食を摂取できるようになった.喉頭の粘膜浮腫が生じたが気道狭窄なく(**図 2-b**),気管孔と胃瘻を閉鎖した.

嚥下リハビリテーション：放射線治療による嚥下機能低下および治療中の絶飲食期間に備え,嚥下機能維持を目的に,治療開始前から頚部ストレッチ,舌のストレッチ,開口訓練,前舌保持嚥下訓練,努力嚥下訓練を指導した.また治療による有害事象の出現に応じて訓練の負荷量を調整した.

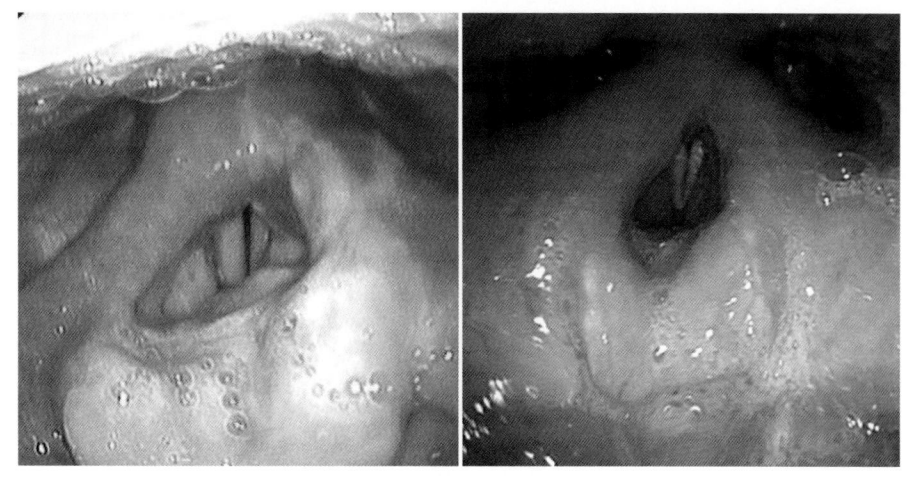

図 2. 症例 2 の喉頭所見
a：放射線治療終了時：広範囲の粘膜炎を認める.
b：放射線治療終了後 5 か月目：声門上部の著明な浮腫を認める.

頭頚部がん治療後の嚥下障害

1．外科的治療

　がんの部位や切除範囲，再建法，放射線治療の有無，合併症，年齢などにより術後の嚥下機能は大きく異なる．一般的に口腔がんや中咽頭がんでは術後に嚥下障害が生じやすいが，切除部位の一期的縫縮や吸収性組織補強材（ネオベール® など）による被覆が可能な場合の嚥下障害は比較的軽度である．切除が広範囲に及び，欠損部を筋皮弁で再建した場合は重度障害が生じ，可動部舌の大部分が切除されると食塊形成と移送が問題となり，舌根や扁桃では咽頭内圧形成が不十分となる．舌の再建において隆起型としたほうが，平坦型と比較し有意に嚥下（と構音）機能が良好であるとされており[2]，一般的にある程度筋皮弁にボリュームがあったほうが嚥下にとって有利である．筋皮弁は経時的に萎縮し得るため，後日，PAP が必要とされることもある．頭蓋底や頚部の腫瘍切除，頚部郭清により，下位脳神経麻痺が生じる場合もある．必要に応じて，喉頭挙上術や輪状咽頭筋切断術などの嚥下機能改善手術を同時または二期的に行う．

2．放射線治療

　放射線治療を開始して 2～3 週目頃に生じる有害事象は急性炎症であり，多くが治療終了後数か月で回復する．口腔領域では唾液分泌減少による口腔乾燥や粘膜炎による疼痛が生じ，咀嚼と食塊移送が障害される．味覚低下が生じることも多い．咽頭領域では粘膜炎による嚥下痛，咽頭収縮や喉頭挙上の障害による咽頭残留，感覚障害による嚥下反射惹起遅延や不顕性誤嚥が生じる．放射線治療終了後半年程度経過すると，照射野の末梢循環障害により，皮膚や嚥下関連筋群の線維化や粘膜浮腫，末梢神経障害による感覚障害，唾液腺の萎縮など不可逆的な変化が生じ得る．放射線治療と抗がん剤の併用（CRT）は，相互作用による局所効果の増強が期待される反面，有害事象も重度となる可能性がある．抗がん剤投与により，嘔気などの消化器症状，骨髄抑制による易感染などが生じ得る．

評価とアプローチ

　可能な限り，治療開始前に嚥下・構音機能の評価を行い，治療によって障害される機能やリハビリテーションの進め方について患者や家族に説明する．

　外科的治療後は，全身状態や術創部が落ち着くのを待ち，早期から機能評価と間接訓練を開始する（**表1**）．術者から手術内容の説明を聞いたり，手術記載を確認し，おおよその機能障害を推測し，機能評価の結果との矛盾点や回復可能性を明らかにしておくと方針決定の参考になる．間接訓練としては，頚部の可動域訓練，舌の可動域訓

表 1. 頭頸部がんの切除部位に応じた対応

切除部位		障害される嚥下機能	観察される現象	間接訓練	代償的手法
口腔	口唇, 頰粘膜	捕食, 食塊保持・形成(咀嚼)・移送	流涎, 食塊流出, 食塊形成不全	口唇閉鎖訓練, 口唇・頰のストレッチ	
	硬口蓋(上顎)	食塊形成・移送	食塊形成不全, 鼻咽腔逆流		義歯・プロテーゼ作成
	下顎, 顎関節	捕食, 食塊保持・形成・移送	食塊形成不全, 口腔残留	開口・閉口訓練	
	可動部舌, 口腔底	食塊形成・移送, 喉頭挙上	食塊形成不全, 口腔残留	舌可動域訓練・筋力増強訓練, 開口訓練, 頭部挙上訓練, メンデルソン手技, 構音訓練	体幹角度調整, PAP作成
中咽頭	舌根	食塊保持・形成・移送, 咽頭内圧上昇, 喉頭閉鎖	早期咽頭流入, 咽頭残留		頚部回旋, 反復嚥下, 交互嚥下, 咳による喀出
	扁桃, 咽頭側壁	食塊保持, 咽頭内圧上昇		頭部挙上訓練, メンデルソン手技	
	軟口蓋	鼻咽腔閉鎖, 咽頭内圧上昇	鼻咽腔逆流, 咽頭残留	ブローイング訓練	プロテーゼ作成
喉頭	喉頭蓋, 声帯	喉頭閉鎖	喉頭侵入・誤嚥	息こらえ嚥下法, プッシング・プリング訓練	息こらえ嚥下法, 頭引き嚥下, 咳による喀出
下咽頭	梨状陥凹, 咽頭後壁, 輪状後部	咽頭内圧上昇, 食道入口部開大	咽頭残留, 食道入口部通過障害	頭部挙上訓練, メンデルソン手技, バルーン法	頚部回旋, 反復嚥下, 交互嚥下, 顎突出嚥下法, 咳による喀出
部位にかかわらず適用				頚部可動域訓練	食形態調整

練・筋力増強訓練, 開口訓練など負荷の小さいものから開始し, 徐々に範囲と負荷を拡げていく. 気管切開が行われている場合, 誤嚥が軽度ならば, スピーチカニューレやボタン型カニューレに変更する. POD7～10 頃に, VF や嚥下内視鏡検査(VE)により, 咽頭や喉頭の解剖と機能, 嚥下機能評価を行い, 最も嚥下しやすい姿勢や食形態を探索する. 直接訓練開始後は, 肺炎徴候がなく, 代償嚥下法に習熟して短時間で実施できるようになったら, VF や VE で確認しながら, 食形態や姿勢を変更していく.

放射線治療中は, 口腔乾燥と粘膜炎による疼痛が徐々に悪化していき, 経口摂取が困難となる時期があるため, 嚥下機能維持を目的として照射部位に応じた間接訓練を指導していく. 口腔ケアや経管栄養による栄養管理も重要である. 治療終了後に発生し得る晩期障害を少しでも軽減させるために, 訓練を継続することが望ましい. 近年, 治療効果が強力である反面, 副作用も大きい CRT が行われることが多くなったが, 嚥下訓練("pharyngocise")が舌骨上筋群の萎縮予防, 嚥下機能維持に有用であったという報告[3]もあり, 以前にも増して, 積極的な介入は重要視されている.

文 献

1) 日本リハビリテーション医学会(編):がんのリハビリテーションガイドライン. 金原出版, 2013.
2) Kimata Y, et al：Postoperative complications and functional results after total glossectomy with microvascular reconstruction. *Plast Reconstr Surg*, **106**：1028-1035, 2000.
3) Carnaby-Mann G, et al："Pharyngocise"：randomized controlled trial of preventative exercises to maintain muscle structure and swallowing function during head-and-neck chemoradiotherapy. *Int J Radiat Oncol Biol phys*, **83**：210-219, 2012.

MB Med Reha **No.240**：**169**-**172**, 2019

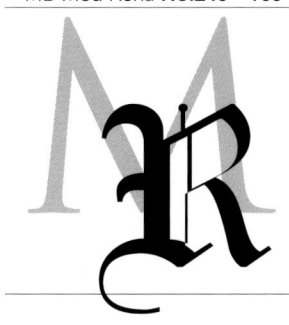

特集／これでナットク！摂食嚥下機能評価のコツ

Ⅵ. 評価とアプローチの実際：症例報告
高解像度マノメトリーによる評価が有効であった Wallenberg 症候群の 1 例

蛭牟田　誠[*1]　大橋美穂[*2]　粟飯原けい子[*3]　青柳陽一郎[*4]

Abstract　上部食道括約筋（UES）部の食塊通過に変化を認めた Wallenberg 症候群患者に対し，高解像度マノメトリーを含めた評価を行い，評価に基づいたリハビリテーション治療を実施した．発症 32 病日の高解像度マノメトリー，嚥下造影検査では，嚥下反射時に UES 部が弛緩せず，UES 部の食塊通過が困難であった．UES 部の弛緩を目的にバルーン拡張法，頭部挙上訓練を，咽頭収縮力の強化を目的に舌根後退訓練，舌前方保持嚥下を行った．46 病日には，患側優位に食塊通過した．健側頭部回旋位での UES 弛緩圧の低下を確認したうえで，健側頭部回旋位で直接訓練を開始した．67 病日には，健側優位の通過に変化し，患側頭部回旋位での UES 弛緩圧の低下を確認したため，患側頭部回旋位に切り替えた．81 病日には全量経口摂取が可能となった．Wallenberg 症候群患者の優位通過側を含めた嚥下動態は急性期から慢性期にかけて変化し得るため，マノメトリーによる経時的な評価が有効である．

Key words　Wallenberg 症候群（Wallenberg syndrome），高解像度マノメトリー（high-resolution manometry；HRM），嚥下造影検査（videofluoroscopic examination of swallowing；VF），上部食道括約筋（upper esophageal sphincter；UES）

はじめに

Wallenberg 症候群の急性期には 51〜94％ が嚥下障害を合併する[1)2)]．嚥下障害を呈した Wallenberg 症候群では咽頭収縮や上部食道括約筋（upper esophageal sphincter；UES）部の食塊通過に左右差があることが知られている[3〜5)]．これら左右差の評価は，訓練法や代償法を検討するうえで重要である．

嚥下障害の評価は，嚥下造影検査（videofluoroscopic examination of swallowing；VF），嚥下内視鏡検査（videoendoscopic examination of swallowing；VE）が標準的である．しかし，VF・VE は嚥下障害の原因や神経生理学的側面を評価するには必ずしも十分ではない場合がある[6)]．嚥下障害の神経生理学的側面を評価する代表的なツールとして高解像度マノメトリー（high-resolution manometry；HRM）がある．

UES 部の食塊通過が困難で，咽頭収縮および UES 部の食塊通過に左右差がみられた急性期の重度 Wallenberg 症候群を経験した．VF に加え HRM を実施し，正中位と頭部回旋位で咽頭内圧と UES 圧を評価することで，咽頭と UES の病態生理を把握した．VF と HRM の情報をもとに訓練法や代償法を検討し，全量経口摂取が可能となった．その経過について評価を中心に報告する．

[*1] Makoto HIRUMUTA，〒 454-8509 愛知県名古屋市中川区尾頭橋 3-6-10　藤田医科大学ばんたね病院リハビリテーション部，認定言語聴覚士
[*2] Miho OHASHI，同部，副主任
[*3] Keiko AIHARA，藤田医科大学病院リハビリテーション部，副主任
[*4] Yoichiro AOYAGI，同大学医学部リハビリテーション医学Ⅰ講座，准教授

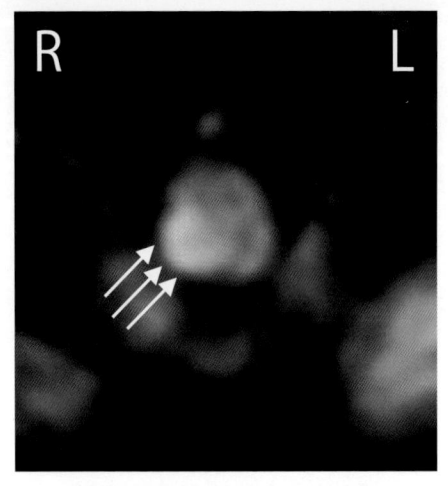

図 1. 頭部 MRI（拡散強調画像）
右延髄外側部（白矢印）に高吸収域領域が
みられる.

症　例

47 歳，男性

【診断名】 右 Wallenberg 症候群（延髄外側梗塞）

【現病歴】 気分不良と右半身のしびれ，脱力を自覚して救急要請され入院となった.

【既往歴】 高血圧，糖尿病，心房細動

【画像所見】 頭部 MRI の拡散強調画像で，右延髄外側部に高吸収域領域を認めた（図 1）.

【入院時所見】 軟口蓋は，右側で挙上が弱くカーテン徴候を認めた. 湿性嗄声があり，唾液嚥下が困難なため自己喀出していた. 反復唾液嚥下テスト（repetitive saliva swallowing test；RSST）は 1回/30 秒で，臨床的重症度分類（dysphagia severity scale；DSS）は 1（唾液誤嚥），摂食状態（eating status scale；ESS）は 1（経管のみ）であった.

経　過

発症 2 病日より言語聴覚士が介入し，リハビリテーション評価・治療を開始した. 23 病日の VE では，右声帯麻痺を認め，両側梨状窩に泡沫状の唾液が貯留しており，披裂間切痕から喉頭への唾液流入がみられた. とろみ摂取では，正中位，頭部回旋位ともに両側梨状窩に残留がみられ UES 部の弛緩障害が疑われた. 嚥下後誤嚥のリスクが高いと考えられたため，経鼻経管栄養を継続した. 舌根後退訓練，舌背挙上訓練，綿チップ押し

つぶし嚥下，舌前方保持嚥下，頭部等尺性収縮手技，バルーン拡張法，Mendelsohn 手技の間接訓練を実施した（図 2）.

32 病日評価：VF で正中位，頭部回旋位ともに食塊通過はみられず，梨状窩に残留し，嚥下後誤嚥を認めた. VF 中にバルーン拡張法を施行したが，バルーン拡張法後も UES 部の食塊通過は困難であったため，直接訓練は不可と判断した. HRM では最大咽頭内圧の顕著な低下がみられ，嚥下反射時の UES 圧は健側，患側ともに低下せず，高まる傾向にあった（図 3-a）. バルーン拡張法後の HRM ではすべての施行で UES 弛緩圧は若干低下した. VF と HRM の結果より，咽頭収縮力の低下，UES 部の弛緩障害を認めたため，咽頭収縮力の強化，UES 部の弛緩を目的に間接訓練を継続した.

46 病日評価：VF では，正中位でとろみ水の食塊通過はみられなかったが，頭部回旋位では少量の食塊通過が確認された. 特に健側頭部回旋位では，患側の食塊通過がスムースであった. HRM では健側頭部回旋位で UES 弛緩圧の低下がみられた. 正中位では健側，患側ともに UES 弛緩圧は依然高かったが，患側のほうが低かった. 以上を踏まえて，バルーン拡張法後に健側頭部回旋位でとろみ水を用いた直接訓練を開始した.

67 病日評価：VF では，正中位でとろみ水の食塊通過が健側で可能となったが，梨状窩残留は依然多かった. 患側頭部回旋位では，梨状窩残留が減少した. HRM では 46 病日と比べ，すべての姿位で UES 弛緩圧が低下し，特に健側の UES 弛緩圧が低下していた. さらに患側頭部回旋位では，咽頭内圧の上昇がみられた. これらより，バルーン拡張法後に患側頭部回旋位で咀嚼調整食，とろみ水を用いた直接訓練を開始した. 81 病日には，全量経口摂取へ移行した.

140 病日評価：VF では，患側も食塊通過が可能となり，梨状窩残留はあるものの追加嚥下で減少した. HRM では，UES 弛緩圧の低下は不十分であったが，上咽頭部最大圧，舌根部最大圧は大幅

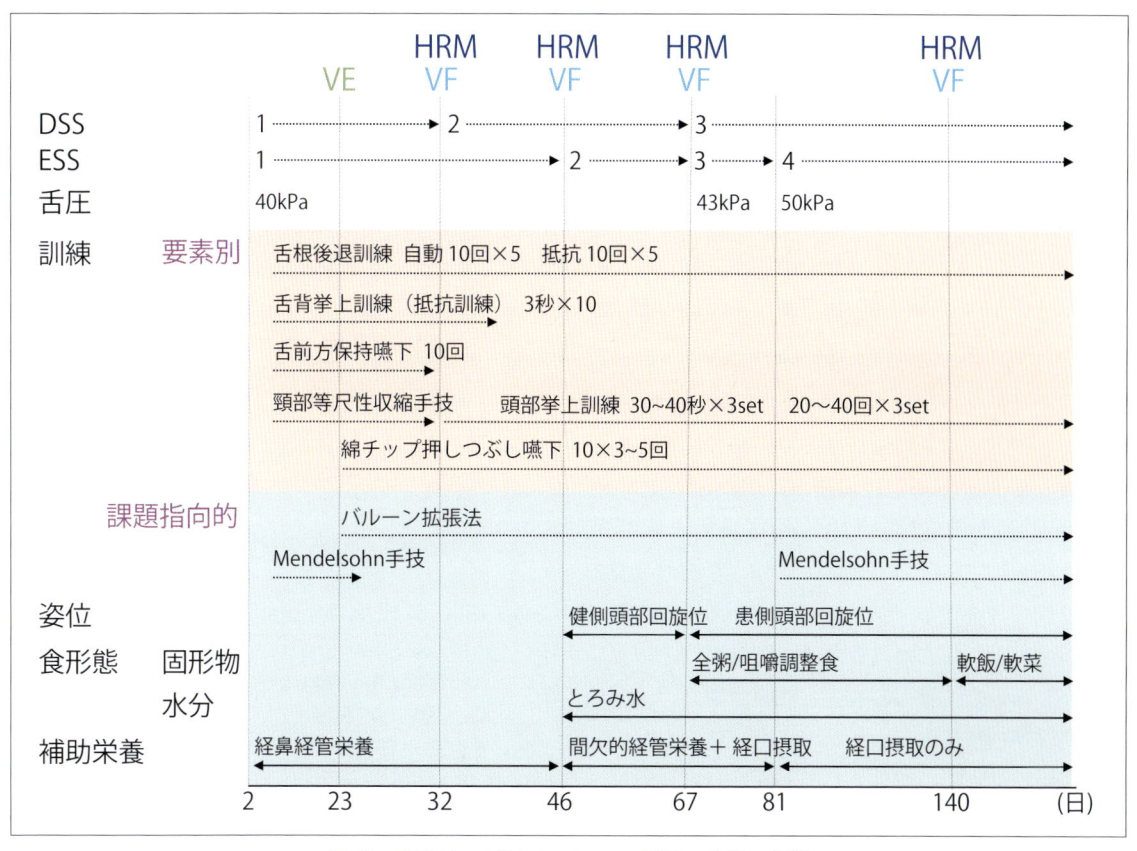

図 2. 嚥下リハビリテーション評価・治療の経過
DSS：dysphagia severity scale　ESS：eating status scale

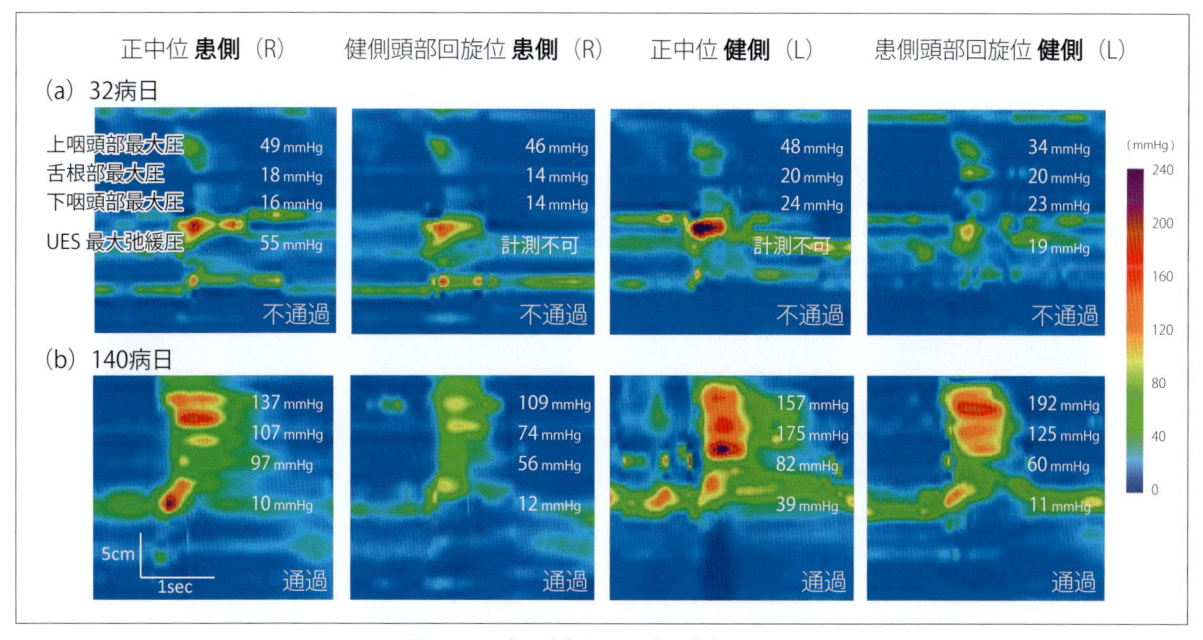

図 3. 32 病日（a）と 140 病日（b）の HRM
32 病日は嚥下時の咽頭内圧が低下し，UES 弛緩がほとんどみられなかった．
140 病日には咽頭内圧の大幅な向上がみられ，UES は不十分ながらも弛緩した．

に向上していた(**図3-b**). 患側頭部回旋位で軟飯,軟菜の摂取が可能となった.

考 察

本症例は発症当初, UES 部の食塊通過が不可能であった. 初回の HRM では嚥下反射時に UES 圧が低下せず逆に上昇する輪状咽頭筋弛緩障害[7]がみられた. また, 上咽頭部最大圧, 舌根部最大圧は概ね 100 mmHg あれば問題ない[6]とされるが, 発症当初, 最大咽頭内圧は 50 mmHg 以下であり, 顕著に低下していた. これらより, UES 部の食塊通過を阻害する要因として, 輪状咽頭筋弛緩障害, 咽頭内圧の低下の両方が考えられた. そのため, UES 部の弛緩障害の改善と咽頭収縮力の強化を目的にリハビリテーション治療を実施した.

本症例の興味深い所見として, 46 病日には食塊が患側優位に通過し, 67 病日には健側優位に通過した. 三石ら[8]も, 患側優位から健側優位に変化する症例があることを報告している. 本症例でHRM を行った結果, 46 病日では患側のほうが健側よりも UES 弛緩圧は低かった. 67 病日では, 依然, 輪状咽頭筋弛緩障害を認めたものの健側のほうが UES 弛緩圧は低かった. バルーン拡張法や頭部挙上訓練などの訓練効果と自然回復の相乗効果で, 健側優位に UES 弛緩圧が低下したと考えられた. 140 病日には健側の咽頭内圧の大幅な向上を認め, 軟飯, 軟菜の摂取まで到達できた.

VF に加え, HRM カテーテルを左右別々に挿入し評価することで, 詳細に病態生理を捉えることが可能となり, 適切な訓練法や代償法の選択に繋げることができた. Wallenberg 症候群患者の嚥下動態とその生理学的現象は急性期から慢性期にかけて変化し得るため, 左右差を含めた HRM による評価が有効であると考えられた.

文 献

1) Norrving B, et al：Lateral medullary infarction：prognosis in an unselected series. *Neurology*, **41**：244-248, 1991.
2) Sacco RL, et al：Wallenberg's lateral medullary syndrome. Clinical-magnetic resonance imaging correlations. *Arch Neurol*, **50**：609-614, 1993.
3) 北条京子ほか：輪状咽頭嚥下障害に対するバルーンカテーテル訓練法—4 種類のバルーン法と臨床成績—. 日摂食嚥下リハ会誌, **1**：45-56, 1997.
4) 谷口 洋ほか：ワレンベルグ症候群における食塊の下咽頭への送りこみ側と食道入口部の通過側の検討. 日摂食嚥下リハ会誌, **10**：249-256, 2006.
5) Mikushi S, et al：Laterality of bolus passage through the pharynx in patients with unilateral medullary infarction. *J Stroke Cerebrovasc Dis*, **23**：310-314, 2014.
6) 青柳陽一郎ほか：マノメトリーで分かること. *MB Med Reha*, **212**：107-112, 2017.
   Summary マノメトリーで得られる所見を症例を提示してわかりやすく解説している.
7) 青柳陽一郎ほか：重度の嚥下障害を呈した Wallenberg 症候群患者の筋電図所見. 耳鼻と臨, **55**：S158-S163, 2009.
8) 三石敬之ほか：Wallenberg 症候群における食塊の輪状咽頭部優位通過側. リハ医, **42**：412-417, 2005.
   Summary Wallenberg 症候群における食塊の輪状咽頭部優位通過側の経時的変化について述べている.

MB Med Reha **No.240**：**173-177**, 2019

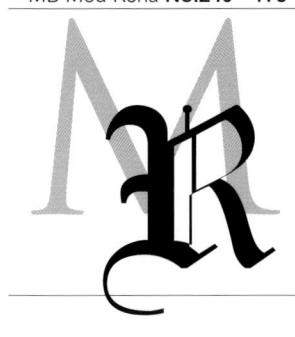

特集／これでナットク！摂食嚥下機能評価のコツ

Ⅵ. 評価とアプローチの実際：症例報告
慢性期嚥下障害

粟飯原けい子[*1]　稲本陽子[*2]

Abstract　発症から半年以上経過しても経口摂取を獲得できなかった慢性期重度嚥下障害患者においても，正確な評価と適切な訓練を十分量施行することで嚥下機能は改善し得る．症例は 60 歳代の男性，左延髄外側と橋内側に脳梗塞により嚥下障害を認め，225 病日に当院へ入院した．初回の嚥下造影，高解像度マノメトリー，嚥下 CT にて梨状窩残留が重大所見であり，その病態として咽頭収縮の低下と食道入口部の開大不全を特定できた．また梨状窩残留の軽減には姿勢調整と食形態の調整，さらにバルーン拡張法が有効であることを確認し，課題指向的訓練を積極的に実施した．同時にメンデルソン手技や頭部挙上練習などの要素別訓練を立案し実施した．定期的な評価にて難易度を調整しながら段階的に訓練を進めた結果，約 2 か月後には咽頭収縮・食道入口部開大の改善によって梨状窩残留の軽減を認め，座位での 3 食経口摂取を獲得した．

Key words　嚥下障害(dysphasia)，慢性期(chronic phase)，評価(evaluation)，訓練(exercise)

はじめに

重度嚥下障害を呈する患者では，発症から半年以上経過しても経口摂取を獲得できない場合がある．しかし，このような慢性期かつ重度な嚥下障害患者でも評価に基づいた適切な訓練を十分量行うことで，嚥下機能を改善させることができる．本稿では VF(嚥下造影検査)や HRM(高解像度マノメトリー)，嚥下 CT を用いた治療指向的評価によって正確な問題抽出から段階的訓練が奏功した慢性期重度嚥下障害患者の一例を紹介する．

症　例

60 歳代，男性．突然のめまいで救急受診され，MRI で左延髄外側と橋内側に脳梗塞(**図 1**)を認め，A 病院に入院．回復期リハビリテーション病

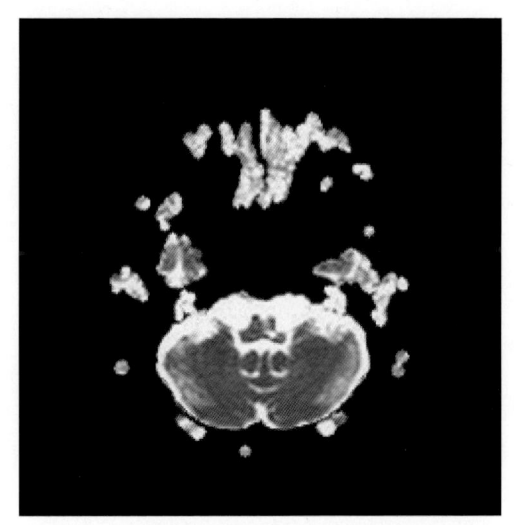

図 1．症例の MRI 画像

院へ転院後，VF を複数回実施し直接訓練を試みたが，誤嚥性肺炎を二度発症し経口摂取獲得に至

[*1] Keiko AIHARA, 〒 470-1192 愛知県豊明市沓掛町田楽ヶ窪 1-98　藤田医科大学病院リハビリテーション部，副主任
[*2] Yoko INAMOTO, 藤田医科大学保健衛生学部リハビリテーション学科，教授

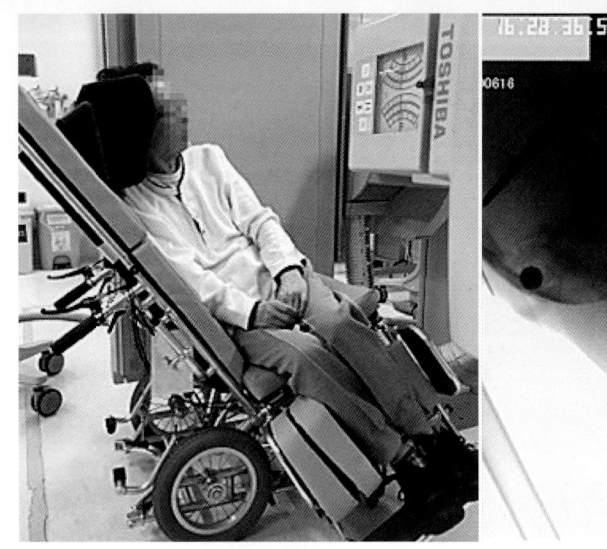

a．実際の様子　　　　　　　　　　b．透視像

図 2．右体幹回旋・リクライニング 60° の姿勢

らなかった．嚥下機能改善術も視野に 225 病日に当院へ転院となった．

初回評価

1．当院入院時所見（226 病日）

意識清明．認知機能は問題なし．右上肢に失調，右上下肢表在深部感覚・温痛覚低下を認めた．栄養手段は経鼻経管栄養法であった．嚥下スクリーニングでは左顔面麻痺，左軟口蓋麻痺，カーテン徴候を認めた．RSST は 0 回，喉頭挙上が 1 横指以下と低下を認めた．舌圧は 27.2 kPa（JMS 舌圧測定器® ジェイ・エム・エス社製，広島）と舌筋力の低下を認めた．

2．画像所見

1）VF 所見（228 病日）

濃いとろみ 2 ml リクライニング 60° の所見は，嚥下反射が惹起するも食塊は食道入口部（UES）を通過せず，病巣側である左梨状窩に残留し 2 回目の嚥下中に誤嚥を認めた．正面像による咽頭の左右差の確認にて，左側の咽頭収縮不良を認め，食塊を右咽頭に移送させることが有効と判断された．右側の咽頭・UES へ食塊を誘導し，残留と誤嚥を軽減させ得る姿勢として右体幹回旋・リクライニング位を用い（**図 2**），濃いとろみ 2 ml を再度施行すると，食塊は効率良く右側の咽頭に誘導され，UES 通過量が改善した．しかし梨状窩残留を

完全に除去することはできず，嚥下後誤嚥を認めた．咽頭収縮だけでなく UES 開大にも問題があると判断し，バルーン拡張法を施行した．バルーン施行後は UES を通過する食塊量が増加し残留が軽減し，誤嚥は消失した．

2）HRM 所見

VF と同期して行った HRM では右側の上咽頭圧・舌根部圧・UES 安静時圧がそれぞれ 132, 17, 38 mmHg，左側がそれぞれ 14, 22, 7 mmHg であり，右側の上咽頭圧は正常範囲であったが[1]，舌根部圧は左右ともに顕著な低下を認めた．UES 安静時圧は左右ともに低下を認め，UES 弛緩時最下圧と UES 弛緩時間は解析困難であり輪状咽頭筋の機能不全を認めた（**図 3-a**）．

3）嚥下 CT 所見（231 病日）

VF から 3 日後に嚥下 CT を撮影した．濃いとろみ 2 ml の所見は咽頭腔の縮小が不十分であり，特に左側で顕著な低下を認めた（**図 4-a**）．UES 開大面積は 41.5 mm² と健常の 1/3 以下であった．舌骨運動距離は上方に約 1 cm，前方に 0.3 cm と上方・前方ともに健常者に比べ低下を認めた[2]．

3．画像所見のまとめ，方針決定

VF，HRM，嚥下 CT の結果から，梨状窩残留が問題所見であり，その病態として咽頭収縮の低下と食道入口部の開大不全が以下の点から示された．咽頭収縮の低下は，①VF で嚥下中に左側の

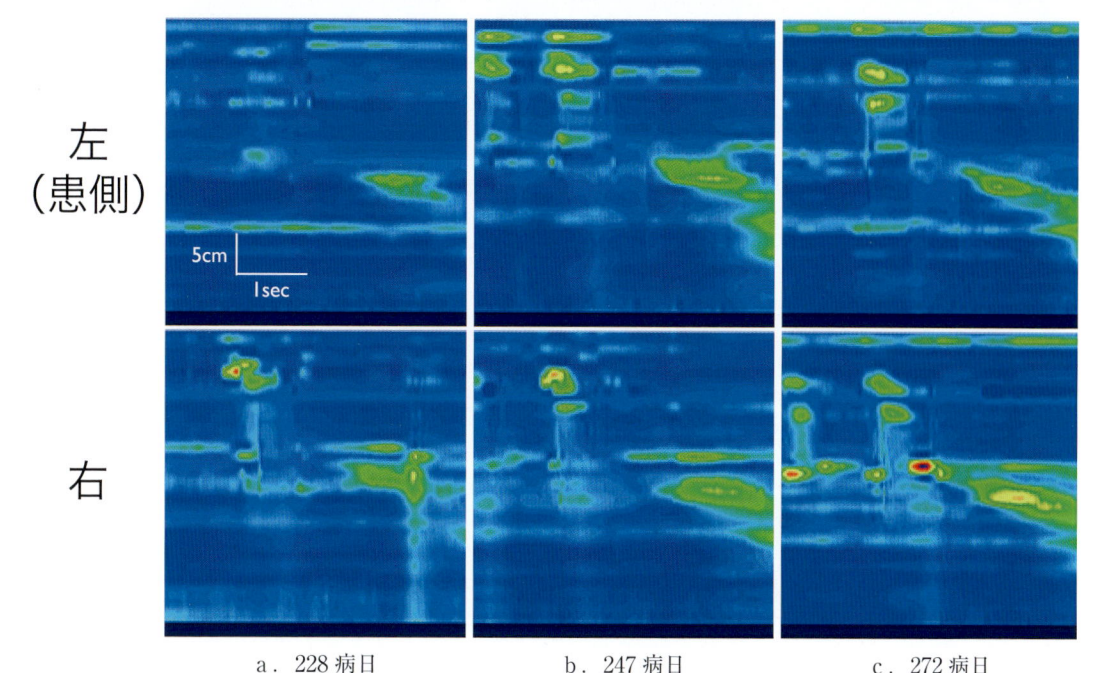

a．228 病日　　　　b．247 病日　　　　c．272 病日

図 3．症例の HRM 圧トポグラフィー（唾液嚥下時）
上段はセンサーカテーテルが左咽頭・UES を通過させ計測したもの.
下段は右咽頭・UES を通過させ計測したもの.

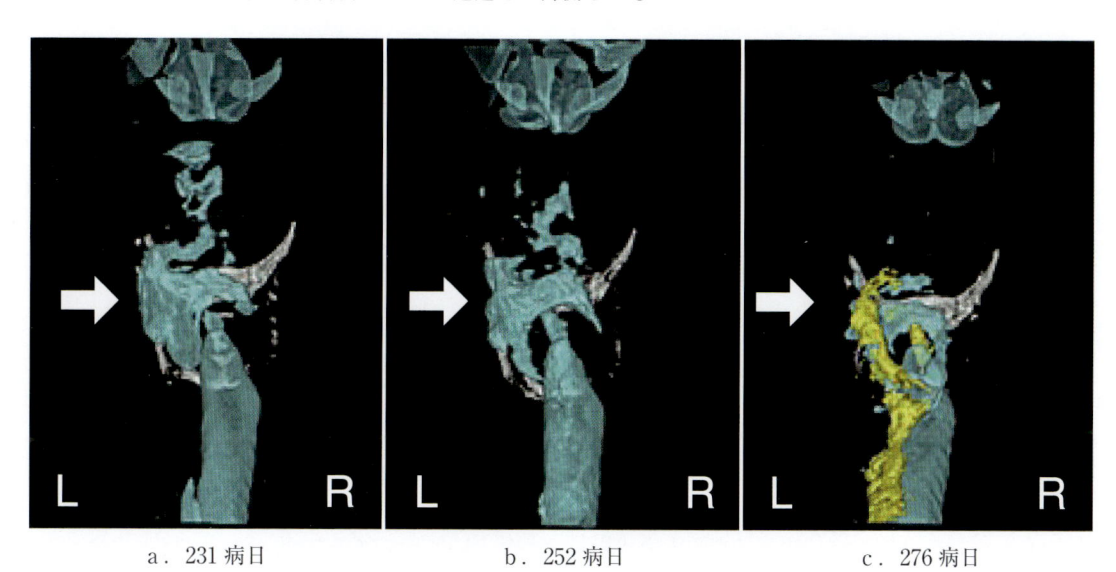

a．231 病日　　　　b．252 病日　　　　c．276 病日

図 4．最大縮小時の咽頭腔（嚥下 CT 後方像）
a，b は唾液嚥下，c は薄いトロミ 4 ml を用いて撮影した.
矢印で示した部分が咽頭腔，黄色は食塊を示している.

咽頭収縮不良を認めた点，②HRM で左側の上咽頭圧，両側の舌根部圧が低下している点，③嚥下 CT で左優位に咽頭腔の縮小が不良である点から示された. 食道入口部の開大不全は，①VF で食塊の UES 通過が不良であった点，②HRM で UES 安静時圧の低下から輪状咽頭筋の機能不全が認め

られた点，③嚥下 CT で食道入口部開大面積が低下している点から示された. また嚥下 CT より UES 開大不全は舌骨の前上方移動低下も関与していることが示された.

これらの結果から，咽頭収縮に対してメンデルソン手技・舌根後退運動を，食道入口部開大不全

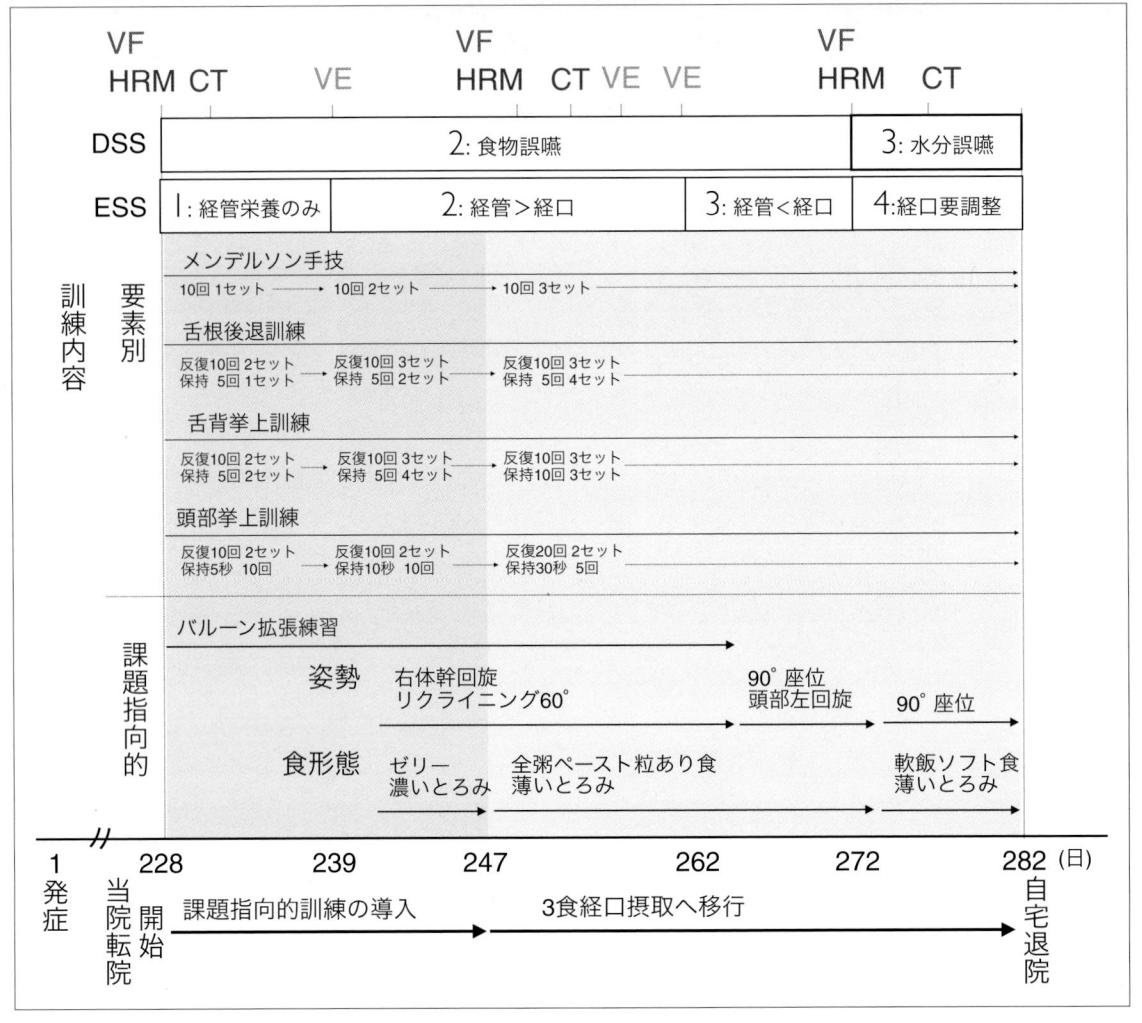

図 5. 症例のリハビリテーション経過

に対して頭部挙上練習を行い，嚥下機能のベースアップをはかることとした（要素別訓練）．同時に評価から有効と判断された姿勢調整と食形態（右体幹回旋・リクライニング位で濃いとろみとゼリー）を用いて摂食練習を実施することとした（課題指向的訓練）．

経　過（図 5）

入院中に VF，HRM，嚥下 CT をそれぞれ計 3 回，また VE（嚥下内視鏡検査）を行い，評価結果をもとに随時訓練内容を変更しながら訓練を継続した．訓練時間は 80 時間に及び，訓練期間は 60 日にわたった．嚥下機能の変化から経過を 2 期に分け呈示する．

1．課題指向的訓練の導入（226～247 病日）

ST 介入 2 日目から積極的な要素別訓練を開始した．漸増的に負荷量を上げながら，計 3 時間/日（ST 100 分，PT 40 分，OT 40 分）の個別リハビリテーションを実施した．さらに自主訓練（20～30 分/回，3 回/日）を指導し，実施状況を適宜 ST が確認した．要素別訓練開始から 10 日後の VE 検査で安全性を確認し，右体幹回旋・リクライニング 60° で濃いとろみ 4 ml とスライスゼリーの課題指向的訓練を開始した．段階的に摂取量は増加し，濃いとろみ 80 ml とゼリー 30 g を 20～30 分で摂取できるようになった．

247 病日の VF では，濃いとろみ 4 ml は誤嚥を認めず，食塊の UES 通過が改善した．しかし，全粥や薄いとろみでは梨状窩に残留し，誤嚥を認め

た．HRM では左右ともに舌根部圧の上昇を認め
た（**図 3-b**）．UES 部に変化はなく弛緩時最下圧・
弛緩時間の計測は依然不可能であった．嚥下 CT
（252 病日）では咽頭縮小の程度に若干の改善を認
めたが，UES 開大面積や舌骨移動距離には変化を
認めなかった（**図 4-b**）．以上から，舌根部圧や咽
頭収縮の増加により咽頭内の食塊推進力が向上
し，UES 通過が改善したと評価された．

2．3 食経口摂取への移行（248〜281 病日）

食塊の UES 通過に改善を認めたことから，課
題指向的訓練の比重を増やし，同姿勢で全粥ペー
スト粒あり食の摂取を 1 食 ST 介助下で開始した．
この期間は課題指向的訓練を 1 時間，要素別訓練
を 1 時間の割合で行い，自主練習も継続した．定
期的な VE 検査にて，段階的に 3 食へ移行，40 分
間で全量摂取が可能となった．さらに姿勢調整の
必要がなくなり，座位での摂取が可能となった．
最終的には，座位で軟飯ソフト食の摂取が可能と
判断され，10 日間の観察期間の後，自宅退院と
なった．

最終 VF（272 病日）の所見は，90°座位・頭部正
中位で食塊が左右の UES を通過するようになり，
追加嚥下にて残留は除去された．HRM では舌根
部圧がさらに上昇，UES は弛緩時最下圧・弛緩時
間の計測が可能となった（**図 3-c**）．嚥下 CT（276
病日）では咽頭縮小に改善を認め（**図 4-c**），UES
開大面積は最大面積 83.7 mm^2，舌骨移動距離は
上方約 2 cm，前方約 1 cm となり，いずれも初回
に比し改善を認めた．

最終評価での最大の変化は，主要な問題点で
あった梨状窩残留が除去できるようになったこと

である．これは，1 期からみられていた舌根部圧
と咽頭収縮の向上にて食塊推進力がさらに改善さ
れたことに加え，2 期では，輪状咽頭筋の機能不
全がわずかに改善したこと，また舌骨喉頭移動距
離の改善による UES 開大面積の拡大など，UES
にも改善も認めたことが寄与したといえる．2 か
月にわたる集中的なリハビリテーションを通し，
咽頭収縮と UES 開大の双方の機能に改善を認め
た．

まとめ

本症例は VF や HRM，嚥下 CT の結果から，梨
状窩残留の原因が咽頭収縮の低下と食道入口部の
開大不全であると特定し，それに応じた訓練を個
別リハビリテーション，自主練習にて積極的に実
施した．再評価を定期的に行い，病態の変化を定
量的に捉え，段階的に条件を変更しながら訓練を
進めたことで 3 食経口摂取の獲得に繋がった．慢
性期かつ重度嚥下障害患者においても詳細な病態
評価に基づいた適切な訓練を段階的かつ十分量行
うことで嚥下機能を改善することができると示さ
れた．

文　献

1）原　稔ほか：高解像度マノメトリーを用いた健常
人の嚥下圧動態の評価．嚥下医学，1(1)：159-
168，2012.
2）Wattanapan P, et al：Evaluation of Pharyngo-
esophageal Segment Using 320-row Area
Detector Computed Tomography. *Ann Otpl Rhi-
nol Laryngol*, 12：888-894, 2018.

第 6 回日本サルコペニア・フレイル学会大会

会　期：2019 年 11 月 9 日（土）・10 日（日）
会　場：朱鷺メッセ 新潟コンベンションセンター
　　　　〒 950-0078　新潟市中央区万代島 6-1
テーマ：百寿のためのサルコペニア，フレイル，ロコモ対策
大会長：遠藤直人（新潟大学大学院医歯学総合研究科整形外科学分野教授）
Ｈ　Ｐ：https://admedic.co.jp/jasf6/
お問い合わせ先：
　＜事務局＞
　新潟大学大学院医歯学総合研究科 整形外科学分野
　〒 951-8510　新潟市中央区旭町通 1 番町 757
　TEL：025-227-2272　FAX：025-227-0782
　＜運営事務局＞
　株式会社アド・メディック内 担当：東海林 豊／川崎芽衣
　〒 950-0951　新潟市中央区鳥屋野 310
　TEL：025-282-7035　FAX：025-282-7048
　E-mail：jasf6@admedic.co.jp

第 9 回日本リハビリテーション栄養学会学術集会

会　期：2019 年 11 月 23 日（土）
会　場：アクロス福岡
大会長：西岡心大（長崎リハビリテーション病院 人材開発部副部長・栄養管理室室長）
Ｈ　Ｐ：https://jarnfukuoka1123.wixsite.com/home
お問い合わせ先：
　学術事務局
　〒 869-1106　熊本県菊池郡菊陽町曲手 760
　熊本リハビリテーション病院（担当　嶋津さゆり）
　TEL/FAX 096-232-5435（栄養管理部直通）

FAX 専用注文書

ご購入される書籍・雑誌名に〇印と冊数をご記入ください

〇	書 籍 名	定価	冊数
	読めばわかる！臨床不眠治療―睡眠専門医が伝授する不眠の知識― 新刊	¥3,240	
	骨折治療基本手技アトラス―押さえておきたい10のプロジェクト― 新刊	¥16,200	
	グラフィック リンパ浮腫診断―医療・看護の現場で役立つケーススタディ― 新刊	¥7,344	
	足育学　外来でみるフットケア・フットヘルスウェア 新刊	¥7,560	
	四季を楽しむビジュアル嚥下食レシピ 新刊	¥3,888	
	病院と在宅をつなぐ 脳神経内科の摂食嚥下障害―病態理解と専門職の視点― 新刊	¥4,860	
	ゼロからはじめる！ Knee Osteotomy アップデート	¥11,880	
	イラストからすぐに選ぶ　漢方エキス製剤処方ガイド	¥5,940	
	ここからスタート！睡眠医療を知る―睡眠認定医の考え方―	¥4,860	
	髄内釘による骨接合術―全テクニック公開，初心者からエキスパートまで―	¥10,800	
	カラーアトラス　爪の診療実践ガイド	¥7,776	
	睡眠からみた認知症診療ハンドブック―早期診断と多角的治療アプローチ―	¥3,780	
	肘実践講座　よくわかる野球肘　肘の内側部障害―病態と対応―	¥9,180	
	医療・看護・介護で役立つ嚥下治療エッセンスノート	¥3,564	
	こどものスポーツ外来―親もナットク！このケア・この説明―	¥6,912	
	野球ヒジ診療ハンドブック―肘の診断から治療，検診まで―	¥3,888	
	見逃さない！骨・軟部腫瘍外科画像アトラス	¥6,480	
	パフォーマンス UP！　運動連鎖から考える投球障害	¥4,212	
	医療・看護・介護のための睡眠検定ハンドブック	¥3,240	
	肘実践講座 よくわかる野球肘　離断性骨軟骨炎	¥8,100	
	これでわかる！スポーツ損傷超音波診断 肩・肘＋α	¥4,968	
	達人が教える外傷骨折治療	¥8,640	
	ここが聞きたい！スポーツ診療 Q & A	¥5,940	
	見開きナットク！フットケア実践 Q & A	¥5,940	
	高次脳機能を鍛える	¥3,024	
	最新　義肢装具ハンドブック	¥7,560	
	訪問で行う 摂食・嚥下リハビリテーションのチームアプローチ	¥4,104	

バックナンバー申込（※ 特集タイトルはバックナンバー 一覧をご参照ください）

❀メディカルリハビリテーション(No)

No_____	No_____	No_____	No_____	No_____
No_____	No_____	No_____	No_____	No_____

❀オルソペディクス(Vol/No)

Vol/No_____	Vol/No_____	Vol/No_____	Vol/No_____	Vol/No_____

年間定期購読申込

❀メディカルリハビリテーション		No.		から
❀オルソペディクス		Vol.	No.	から

TEL：	（　　　　）		FAX：	（　　　　）	
ご住所	〒				
フリガナ					
お名前		要捺印	診療科目		

FAX 03-5689-8030 全日本病院出版会行

年　　月　　日

住 所 変 更 届 け

お 名 前	フリガナ	
お客様番号		毎回お送りしています封筒のお名前の右上に印字されております8ケタの番号をご記入下さい。
新お届け先	〒　　　　　都　道 　　　　　　府　県	
新電話番号	（　　　　　）	
変更日付	年　　月　　日より	月号より
旧お届け先	〒	

※ 年間購読を注文されております雑誌・書籍名に✓を付けて下さい。

☐ Monthly Book Orthopaedics（月刊誌）

☐ Monthly Book Derma.（月刊誌）

☐ 整形外科最小侵襲手術ジャーナル（季刊誌）

☐ Monthly Book Medical Rehabilitation（月刊誌）

☐ Monthly Book ENTONI（月刊誌）

☐ PEPARS（月刊誌）

☐ Monthly Book OCULISTA（月刊誌）

2019 年　年間購読のご案内

年間購読料　39,570 円(消費税込)

年間 13 冊発行

(通常号 11 冊・増大号 1 冊・増刊号 1 冊)

送料無料でお届けいたします！

各号の詳細は弊社ホームページでご覧いただけます.
☞www.zenniti.com/

※各号定価(本体価格 2,500 円＋税)(増刊・増大号を除く)

次号予告

認知症早期診断・発症進行予防と
リハビリテーション

No. 241（2019 年 10 月号）

編集／国立長寿医療研究センター病院副院長
近藤和泉

認知症の発症予防の現状………玉岡　晃
認知症の MRI 診断………………松田　博史
認知症，MCI，プレクリニカル
　ステージの概念について………和田　健二
認知症・神経変性疾患診療における
　次世代タウ PET プローブの可能性
　―プロティノパチーイメージングの
　時代を迎えて―………………伊東　大介
認知症の危険因子と防御因子……杉本　大貴ほか
MCI のスクリーニング…………中村　桂子ほか
BPSD の非薬物療法による予防と
　治療………………………………數井　裕光
初期の認知症に対するリハビリテーション
　医療………………………………大沢　愛子ほか
認知症予防運動プログラム
　―コグニサイズ―……………牧迫飛雄馬

AD 早期診断のための血液バイオマーカー
　………………………………………大道　卓摩ほか
モデル動物から考察するアルツハイマー
　病予防……………………………笹栗　弘貴
認知症予防―病態指標と進行予防―
　………………………………………浦上　克哉
久山町研究からみた認知症予防…小原　知之ほか
老化に関わる要因と認知症………鈴木　隆雄

Monthly Book Medical Rehabilitation　No.240

2019 年 9 月 15 日発行　（毎月 1 回 15 日発行）
定価は表紙に表示してあります．
Printed in Japan

発行者　　末　定　広　光
発行所　　株式会社　全日本病院出版会
〒 113-0033　東京都文京区本郷 3 丁目 16 番 4 号 7 階
　　　　　電話　（03）5689-5989　Fax　（03）5689-8030
　　　　　郵便振替口座 00160-9-58753

印刷・製本　三報社印刷株式会社　　　　電話　（03）3637-0005
広告取扱店　㈱日本医学広告社　　　　　電話　（03）5226-2791